ÉLÉMENTS D'HYGIÈNE.

PARIS. — IMPRIMERIE DE E.-B. DELANCHY,
Rue du Faubourg-Montmartre, 11.

ÉLÉMENTS D'HYGIÈNE

DE M. THOUVENEL,

ANCIEN DÉPUTÉ DE LA MEURTHE,

Docteur en Médecine,

MEMBRE CORRESPONDANT DE LA SOCIÉTÉ LINNÉENNE DE PARIS, ET DE CELLE DE LA
MORALE CHRÉTIENNE DE LA MÊME VILLE ; DE CELLE DE MÉDECINE
DE METZ, DE CELLE DES ARTS ET DES SCIENCES
DE LA MÊME VILLE, ET DE LA SOCIÉTÉ
D'AGRICULTURE DE NANCY ;

PUBLIÉS

Par le Docteur MÉNESTREL,

SON PARENT.

Tome Deuxième.

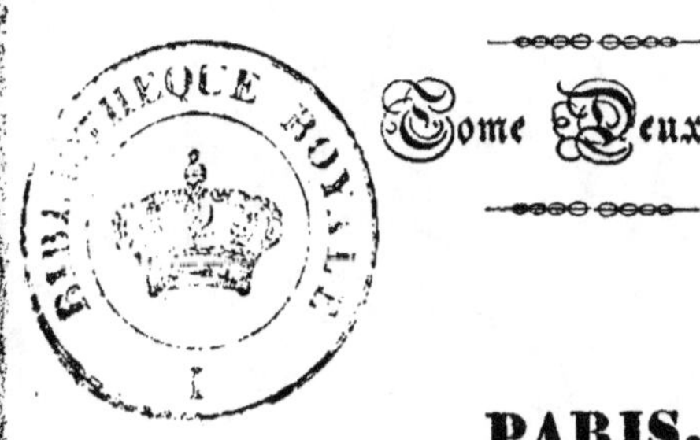

PARIS.

GERMER BAILLIÈRE, LIBRAIRE-ÉDITEUR,
RUE DE L'ÉCOLE-DE-MÉDECINE, 17.

LONDRES.	**LYON.**
H. Baillière, 219, Regent Street.	Savy, 49, quai des Célestins.
LEIPZIG.	**FLORENCE.**
Brockhaus et Avenarius, Micheleen.	Ricordi et Cie, libraires.

MONTPELLIER, Castel, Sevalle.

1840.

ÉLÉMENTS D'HYGIÈNE.

LIVRE QUATRIÈME.

HYGIÈNE PRIVÉE.

CHAPITRE PREMIER.

Hygiène des fonctions de la vie intellective.

Nous voici arrivé aux fonctions les plus nobles de l'être humain, à celles qui par leur but, leur ensemble, leur développement et leur activité, le distinguent essentiellement des animaux et font de lui une espèce à part dans la création.

Par sa vie nutritive, vie presque toute d'instinct, il a un certain nombre de désirs, de penchants, d'appétits, qui le poussent à rechercher la lumière, le calorique, un air pur, des abris, et surtout à se procurer des aliments, des boissons et autres objets, qui peuvent être en rapport avec la nature assez bornée des besoins tout physiques qui appartiennent à ce premier mode de son existence. Par sa vie affective, il est susceptible d'éprouver les sentiments de répulsion ou d'attraction pour des êtres qui l'environnent, c'est-à-dire qu'il est excité de diverses manières à les aimer ou à les haïr, à avoir pour eux ce qu'on appelle des sympathies ou des antipathies, suivant, au reste, la nature des émotions qu'il éprouve à leur aspect ou à leur souvenir. Par ce second mode d'existence, l'homme fait un premier pas dans le domaine de la nature matérielle, pour entrer dans celui de la nature morale;

mais c'est par sa vie intellective ou rationnelle , et surtout par l'extension qu'il est capable de lui donner, qu'il entre tout-à-fait dans le monde moral , qu'il peut y régner en maître, et qu'il apprend à s'y conduire en sage.

Par ce troisième mode d'existence il est soumis à des penchants différents , et parfois tout opposés à ceux dont nous venons de parler ; il est entrainé à multiplier ses perceptions, à chercher à distinguer ; il a soif de connaître , c'est le premier et le plus grand des désirs de sa vie mentale. Il faut à son principe intellectif des faits nombreux pour servir de base à ses opérations. Ce n'est pas assez de connaître, il faut qu'il agisse ; pour agir il faut vouloir , mais la volonté d'un être raisonnable ne peut être déterminée que par des motifs pesés , examinés. Sans cesse il éprouve donc le désir ou d'entendre ou de toucher , ou de voir, de réfléchir et de juger pour arriver à la satisfaction du besoin de connaître avant de vouloir, parce qu'il est dans son essence que ses actes soient des résultats logiques bons ou mauvais. (Nous examinerons plus tard son quatrième mode d'existence , celui par lequel il est appelé à se perpétuer et à consacrer une partie de sa vie à celle de sa progéniture.) De là souvent le besoin de réfléchir, de comparer avant de se livrer à d'importantes actions ; c'est ici que le principe intelligent manifeste sa perspicacité, montre sa puissance ; il juge , il voit le bien , il voit le mal ; en réagissant sur toutes les impressions du dehors, il peut tirer de sa propre activité le principe de ses déterminations , il fait preuve de sa spontanéité.

Si notre espèce était, comme la classe la plus infime des animaux (*Voy.* nos considérations *d'histoire naturelle.*), réduite à vivre selon ce premier mode , elle n'aurait pour se conduire que l'instinct, impulsion interne dont elle éprouverait nécessairement les effets sans en connaître la cause ; si elle réunissait seulement le deuxième mode, elle serait de plus excitée par des émotions , entrainée par des sentiments ; avec le troisième, s'il était prépondérant sur les autres , elle aurait pour principal guide la raison, pour loi suprême la conscience,

Mais, avec les modifications organiques que nous avons subies par l'effet d'une civilisation anti-harmonique, extra-naturelle, qui depuis si long-temps pèse sur nos pères, elle a cessé d'être pour nous un guide toujours sûr. Dans beaucoup de circonstances le sentiment nous égare par ses excès ou nous vicie par sa perversion. La raison n'est qu'une lumière qui souvent éclaire peu, et la conscience une loi exposée à fléchir en face des passions, d'où il suit qu'il est d'une extrême importance de s'efforcer par une bonne éducation, commencée dès l'âge le plus tendre, à régler tous les penchants, à bien diriger les sentiments, et surtout à donner à notre vie intellective tout le développement hygiénique qu'elle comporte, à bien la coordonner dans tous ses éléments, la fortifier dans tous ses organes, l'harmoniser dans tous ses actes, la purifier dans toutes ses habitudes, afin qu'elle acquierre et conserve la puissance et la rectitude nécessaires pour servir de frein aux appétits honteux, de régulatrice à nos sentiments.

Une fois l'intellect de l'homme parvenu à ce point de développement, il lui devient facile de s'élever ensuite non-seulement à la connaissance des êtres dont les relations lui importent sous le rapport de la santé et du bonheur, à celle des lois qui les régissent, des propriétés qui les distinguent, des avantages ou des peines qu'ils peuvent lui causer, mais encore d'apprendre à réagir sur lui-même, à modifier ses anciennes idées par des idées nouvelles, à rectifier ses jugements, à méditer ses actions, à prévoir leurs bons et mauvais résultats, et à régler ses déterminations en conséquence.

Les animaux des classes supérieures possèdent aussi, à l'instar de l'espèce humaine, des facultés intellectives, mais elles sont moins nombreuses, moins actives, elles ne sont pas susceptibles d'arriver au même degré de développement. Jamais, quelle que soit l'instruction qu'on leur donne, ils ne peuvent se livrer comme nous à des travaux intellectuels, abstraits, ni se former une langue articulée ; ce qui surtout complète l'énorme différence qui existe entre eux et nous, c'est que nous avons le sentiment du juste, la notion du devoir, la faculté de nous imposer des freins et de nous soumettre à des sacrifices, quand notre raison, la conscience ou nos affections le commandent.

Il nous paraît hors de doute, 1° que notre vie intellective est multiple, bien qu'elle soit régie par un seul principe ; 2° que plusieurs facultés qu'on en avait séparées en font partie. Telles sont celles qu'on a appelées sensoriales. En effet, ce n'est pas l'œil qui voit, l'oreille qui entend ; c'est le principe intellectif, ces organes n'en sont que les instruments. 3° Il nous paraît aussi démontré que ce principe a pour organe des principales facultés par lesquelles il manifeste sa puissance, diverses parties de notre cerveau ; 4° que c'est à l'aide des lobes antérieurs qu'il conçoit, raisonne et veut ; 5° que la partie antérieure de ces mêmes lobes sert aux mouvements qui constituent la parole, ou plutôt préside à l'émission régulière des sons et à l'ordre des idées que ces mêmes sons servent à peindre (*Voy*. Gall.) ; 6° que la faculté du souvenir, de la mémoire, siège essentiellement à leur partie inférieure. Quant à la partie postérieure du cerveau et le cervelet, ils ont d'autres fonctions à remplir, celles, selon de célèbres physiologistes, de présider à divers sentiments, selon d'autres aux mouvements d'équilibration. La moelle épinière à son tour sert par deux ordres distincts de nerfs à transmettre la sensibilité et le mouvement aux muscles de l'extrémité du tronc. Ce qui est constant pour tous, c'est que le *moi* ou *principe mental* se sert de la pulpe cérébrale et médullaire pour arriver à la connaissance de ce qui se passe au dedans comme au dehors de nous, et prendre des déterminations en conséquence.

C'est par le moyen de cette même substance qui, sous la forme de nerfs, s'insinue dans les replis les plus intimes de nos viscères, entre comme partie composante dans tous leurs tissus, se ramifie à la surface de toutes leurs enveloppes internes et externes, qu'il est averti de leurs besoins, de leurs souffrances, et qu'il réagit sur eux pour y voir. Au dehors, cette même substance allant s'épanouir en réseaux sensibles sous la peau, ou en cordons nerveux ou membranes de même nature, dans chacun de nos sens, contribue à former la partie la plus essentielle, la partie impressionnable de ces appareils importants.

Ces appareils sensitifs des sens sont au nombre de cinq. Chacun d'eux se trouve placé, par ces liens nerveux dont nous venons de parler, sous la dépendance et la direction du principe intellectif. Ils sont destinés à lui servir en quelque façon de moniteur et de messager, dont les fonctions sont de lui transporter les matériaux nécessaires à ses opérations. C'est ainsi qu'on a pu les considérer comme les premiers instruments de la vie intellectuelle. C'est pourquoi il est nécessaire de nous occuper de l'hygiène de leurs fonctions avant celle de l'intellect.

CHAPITRE II.

De l'hygiène des fonctions sensoriales.

Des sens internes.

Lorsque nous avons traité de l'hygiène de la vie nutritive, nous avons déjà fait entrevoir comment, par une admirable prévoyance de la nature, nous étions avertis des modifications importantes qui pouvaient avoir lieu au dedans de notre corps. Il n'y a qu'un instant que nous avons cru devoir rappeler que nous avions des membranes très-sensibles qui tapissent tous nos viscères, et que ces membranes avaient entre autres fonctions, celle de transmettre à notre *principe sentant* tous les besoins que ces viscères peuvent éprouver, de lui faire connaître les altérations qui peuvent opérer dans leurs tissus et dans leurs fonctions des dérangements essentiels. C'est ainsi, par exemple, que lorsque notre arrière-bouche et notre œsophage sont échauffés, desséchés, la membrane muqueuse dont ils sont tapissés nous donne la sensation de la soif; que lorsque notre estomac souffre par lui-même, et par les organes avec lesquels il est en relation, de l'absence de la matière nutritive ou de son état de vacuité, nous éprouvons celle de la faim ; que si notre vessie est trop pleine, nous en éprouvons un autre genre d'indisposition pénible qui indique le besoin d'expulser le liquide qui la distend. Dans ces cas divers l'instinct indique lui-même et commande ce que l'hygiène conseille.

Si la vie rationnelle s'avisait ici de vouloir primer sur la vie instinctive et la faire taire dans l'expression de ses besoins, elle s'arrogerait un despotisme qui serait contre les vues de la nature, l'on serait exposé à en être puni par la souffrance et la maladie. Ainsi donc, vouloir jeûner quand on a faim, ne pas boire quand on a soif, ou, ce qui est à peu près aussi inconvenant, se tourmenter pour boire ou manger ce qui répugne, c'est là une tyrannie de l'esprit sur l'instinct, qui n'est pas tolérable. Il existe cependant encore des médecins du corps et de l'âme assez barbares pour exiger de pareils sacrifices de ceux qui sont assez simples pour avoir confiance en eux.

Nos organes sont-ils malades ou enflammés, nous en sommes encore avertis par d'autres modes de sensations, par une douleur plus ou moins vive, par de l'accablement, un sentiment de fatigue, de chaleur désagréable, sensations diverses qui font désirer la diète, le repos, les boissons rafraîchissantes. Ici encore nous répéterons qu'il faut suivre les avertissements de nos sens internes et satisfaire avec prudence aux divers besoins qu'ils expriment. Ainsi, il faut prendre avec mesure des boissons fraîches, puisqu'ils en font naître l'appétit, garder le repos, puisqu'ils le commandent par la manifestation du sentiment de courbature, de fatigue, jeûner, puisqu'ils font sentir de la répugnance pour toute espèce d'aliments, se priver de toutes sortes d'excitations, puisqu'il y a perte de force, inertie, et par conséquent besoin de tranquillité et de sommeil.

Pour que nos sens internes soient de fidèles sentinelles de ce qui se passe en nous, il faut les ménager dès l'enfance, ne point les exposer à des impressions fortes et répétées qui pourraient blaser leur sensibilité, l'exalter ou la pervertir. Il ne faut donc ni vivre en glouton, ni en ivrogne, ni en libertin, car ces trois sales et dégoûtantes manières de se donner momentanément du plaisir sont précisément ce qu'il y a de plus capable de détériorer notre instinct et de rendre trompeurs les sens internes qui sont les principaux instruments d'expression. Une fois que ces organes ont cessé d'être à l'état normal, ils agissent d'une manière plus ou moins fâcheuse sur d'autres systèmes d'organes ; de là souvent des goûts bizarres, des désirs sans frein, des changements d'humeur et de caractère, et quelquefois des penchants criminels.

CHAPITRE III.

Hygiène des sens externes.

Pour que notre esprit puisse connaître le milieu dans lequel nous sommes appelés à vivre, et entrer en rapport avec les divers objets qui en font partie, nous sommes pourvus, avonsnous dit, d'appareils organiques que l'on nomme sens. Ces sens sont au nombre de cinq. Chacun d'eux a son utilité spéciale.

Du tact.

Celui qu'on désigne sous ce nom est un sens général dont les autres semblent n'être que des modifications. Il est répandu sur toute la surface du corps ; il a pour siége la peau qui le recouvre, ou plutôt les papilles nerveuses dont cette membrane est pourvue. Ce sens ne peut être parfaitement exercé que par chaque extrémité supérieure et intérieure de nos doigts, non-seulement parce que c'est là que se trouve le plus de parties nerveuses, mais aussi à cause de la faculté de fléchir ces extrémités et de les appliquer sur plusieurs points de l'objet qu'on veut palper.

Ce sens, quand il est exercé par les doigts, est appelé *toucher* ; l'action par laquelle on touche est appelée *palpation*. Cette action a pour but de nous faire connaître d'une manière toute particulière la forme, la température, la pesanteur des corps. leur état de *repos* ou de *mobilité*, leur surface unie ou rugueuse, leur consistance, leur nombre, etc. Notre intellect peut acquérir beaucoup d'idées par le moyen de ce sens, et rectifier une partie de celles qui nous viennent par le ministère de quelques autres. Chez les aveugles de naissance, le toucher étant continuellement en exercice, acquiert, comme chacun sait, une finesse extraordinaire. C'est au point que beaucoup d'entre eux peuvent par son moyen, non distinguer les couleurs comme on le dit, mais indiquer par l'état de la surface d'un corps qu'il doit être pour les clairvoyants coloré de telle ou telle manière. Plusieurs marchent sans se heurter, parce que le tact exercé par leur visage leur permet de reconnaître le degré de résistance de l'air, le voisinage et la nature de certains obstacles, tandis que leurs pieds leur servent à en reconnaître d'autres ; alors leur esprit, dont l'attention est toujours fixée, sait prendre, à l'aide de ces avertissements, les précautions nécessaires pour les éviter. C'est ce qui fait que quelques-uns sont d'une adresse qui a droit de nous surprendre. J'en ai connu qui distinguaient toutes les herbes qu'on peut manger, d'autres qui allaient cueillir des cerises et des fraises. Avec des caractères en relief, les aveugles, à l'aide de leur faculté tactile, peuvent lire, apprendre la géographie, la musique, les mathématiques, etc.

S'il est vrai que la palpation remplace, ou plutôt supplée, sous quelques rapports seulement, la faculté visuelle, il est hors de doute qu'elle en devient l'auxiliaire dans beaucoup de cas. Aussi, pour tous ceux qui veulent bien s'enquérir des propriétés extérieures d'un objet, ce n'est point assez de le voir, ils veulent aussi le toucher. Chez les enfants, la tendance à exercer cette faculté est si grande, qu'on peut la mettre au rang des premiers besoins de leur vie intellectuelle et affective ; car journellement ils sont excités et entraînés à palper tout ce qu'ils veulent connaître, comme tout ce qu'ils désirent. Satisfaire à ce besoin est une nécessité qu'il faut surveiller, sans doute, mais point contrarier, autrement ils resteraient dans l'ignorance de beaucoup de propriétés des corps.

Ce sens doit donc être, comme tous les autres, développé par un exercice souvent répété; il doit être ménagé et soigné dans ses organes, c'est-à-dire qu'on prendra des précautions convenables pour ne point trop endurcir la peau du bout des doigts, qu'on l'entretiendra proprement. On évitera surtout ce qui peut y faire naître des inflammations et y développer ces dépôts douloureux qu'on nomme *panaris*. Quand on en est menacé, il faut sans retard recourir aux bains chauds, aux cataplasmes calmants, aux sangsues; et si cela ne suffit pas, aux incisions profondes.

Il est un âge où l'influence du toucher peut être dangereuse; l'instinct et l'imagination pourraient s'en servir d'une manière pernicieuse à la santé; cet instant doit appeler la sollicitude des parents, et leur faire prendre toutes les précautions propres à empêcher les fâcheux effets qui résulteraient d'une incurie coupable. (*Voyez* l'article *Éducation*) (1).

(1) On a établi une distinction entre le toucher et le tact; on a même voulu faire de celui-ci un sixième sens. Qu'on ait regardé le premier comme une modification du second, c'est peut-être plus spécieux que fondé; mais qu'on ait voulu nous enrichir de ce sixième instrument, nous ne croyons pas qu'on ait grandi le champ de nos perceptions. Quelques physiologistes ont borné la fonction du tact à nous donner la notion de la température. C'est évidemment une erreur; il nous donne aussi la notion de dureté, de mollesse, d'humidité, de sécheresse. Ce qui les différencie, selon M. Adelon, c'est que le tact s'étend aux qualités générales des corps, et que le toucher s'applique plus particulièrement à leur forme et à leur mesure. D'abord, l'un et l'autre donnent l'idée des objets extérieurs, n'importe avec quelle partie du corps ils soient mis en contact; voilà une première notion qui leur est commune. Si l'on veut déterminer la température d'un liquide ou d'un solide, qu'on l'approche du bout des doigts, ou de toute autre partie de l'enveloppe tégumentaire, on aura, dans ces deux cas, un fait général de sensibilité et d'appréciation, de chaleur ou de froid. Si l'on cherche à déterminer la figure d'un corps, on reconnaîtra qu'elle est quadrilatère ou sphéroïdale en la mettant dans le creux de la main, ou sous les aisselles; seulement, dans ce dernier mode de toucher, il pourrait arriver qu'on ne comptât pas exactement le nombre des angles; mais observez que si ce corps était un dodécagone, par exemple, on n'arriverait pas non plus, avec le secours de la main, sans celui des yeux, à trouver le nombre de ses saillies. Dans ce cas encore, nous avons un résultat de tact ou de toucher, un

Généralités sur le sens de l'odorat et du goût.

Parmi les autres sens que nous allons successivement passer en revue, il en est deux, celui de l'olfaction et de la gustation, qui servent beaucoup plus à la vie nutritive, ou d'assimilation, qu'à la vie intellective. En effet, leurs fonctions ont principalement pour but de nous avertir des bonnes ou mauvaises qualités des substances que nous devons introduire dans notre estomac, et de nous faire apprécier celles de l'air et d'autres fluides aériformes que nous devons respirer, etc. Ces deux sens doivent s'entr'aider, se suppléer réciproquement ; aussi sont-ils placés près l'un de l'autre. Par celui de l'olfaction, nous pouvons d'avance reconnaître la mauvaise qualité d'un aliment, et déterminer *à priori* sa saveur sans l'avoir exploré par celui du goût, ce qui serait quelquefois dangereux. De même, quand ce dernier sens nous a fait reconnaître tel genre de saveur, nous pouvons, après quelques expériences, en induire qu'elle a telle ou telle odeur.

Pour que nos organes possèdent une somme de force vitale nécessaire à exécuter leurs fonctions, il faut non-seulement

peu plus parfait seulement dans une région que dans l'autre, mais c'est toujours la même action. Du reste, pour qu'il y ait différence dans la fonction, il faudrait, physiologiquement parlant, qu'il y en eût une dans les appareils ; et la main, qui est l'organe du toucher, n'a qu'une sensibilité qui lui est commune avec la peau et les membranes muqueuses ; elle reçoit, comme elles, un grand nombre de ramifications nerveuses, soit du cerveau, soit de la moelle allongée, soit des branches postérieures des nerfs spinaux, qui président à la sensibilité, selon M Magendie, et les branches antérieures au mouvement. Le toucher n'est donc que le tact exercé par la main, c'est-à-dire par la partie du corps la plus mobile par la multitude de ses os et de ses muscles, et la plus sensible par le grand nombre de papilles qu'on y remarque. C'est à tort qu'on a décoré ce sens du nom de *géométrique*, de *régulateur* ; il se trompe souvent, et il n'accorde aux autres sens que ce qu'ils lui rendent. Ils se rectifient mutuellement. Qu'aurait dit Helvétius, qui plaçait l'intelligence dans la main, si on lui avait fait voir un manchot distinguant les couleurs artificielles avec son pied ? Comment Condillac avait-l été mettre une grande partie de nos connaissances acquises dans la perfection de notre tact ? Buffon lui-même a sacrifié à cette erreur. Mais Gall est venu enlever au toucher ses attributs psychologiques.   M.

qu'ils aient en quantité suffisante les éléments réparateurs dont ils ont besoin, mais aussi que ces éléments aient subi toutes les modifications qui doivent les convertir en un sang rouge parfait par la respiration d'un air pur, c'est-à-dire non chargé d'émanations pernicieuses ; c'est une condition de rigueur. Vainement ferait-on une bonne digestion des substances alimentaires, si la respiration était gênée ou rendue imparfaite par un air vicié.

Ces sens sont modifiés, dans leur manière de sentir, par la disposition des organes digestifs. Ces organes sont-ils malades, par exemple, ou seulement dans un état de plénitude, alors la saveur des aliments est trouvée désagréable, ainsi que leur odeur ; on sent de la répugnance à les flairer et à les goûter. A leur tour, ces deux sens réagissent sur ces mêmes organes. C'est ainsi qu'il suffit de l'odeur d'une substance alimentaire pour provoquer la faim, si l'on est dans l'état de santé ; des nausées et même des vomissements, dans l'état opposé. Dans des circonstances pareilles, des effets identiques ont lieu pour la dégustation ; parfois même il suffit de les apercevoir ou d'en rappeler le souvenir pour que les mêmes effets aient lieu.

L'odorat et le goût servent beaucoup à l'éducation des animaux ; c'est par eux surtout qu'ils acquièrent l'instruction et l'expérience qui leur sont nécessaires. En agissant convenablement sur ces sens, un homme adroit et patient arrive à les civiliser avec facilité ; il suffit, par exemple, d'avoir attisé la faim ou la soif, par un jeûne prolongé, chez un herbivore, de lui présenter ensuite les aliments et les boissons qu'il aime de prédilection, de les lui faire flairer ou manger, pour que bientôt il s'apprivoise, d'autant plus vite qu'on le caresse davantage. Il faut, au contraire, rassasier les carnivores avant de chercher à les discipliner par de bons traitements ; l'appétit chez eux irrite les nerfs, et les dispose à la fureur.

Ces faits peuvent être appliqués à l'enfance de l'homme, car à cet âge il ressemble beaucoup aux animaux, sous le rapport de ses appétits instinctifs et de la faiblesse de son intelligence.

Nous sommes persuadé que les maîtres exerceraient une grande influence sur leurs élèves, s'il leur était possible de leur distribuer avec impartialité et convenance quelques douceurs alimentaires. Mais plus tard c'est sur d'autres sens qu'il faut agir; c'est en flattant l'oreille par des sons affectueux, auxquels on attache les idées qu'on veut faire naître, et dont le sens soit clair et significatif pour l'esprit; c'est en montrant les objets sous une forme et des couleurs qui plaisent à l'œil; c'est, quand on le peut, en les faisant sentir par l'organe du toucher, qu'on éveille et qu'on stimule l'intellect, qu'on lui fait acquérir les premières notions des choses, qu'on lui fait concevoir certains rapports qu'elles ont entre elles, sentir quelques-unes des différences qui les distinguent. Il faut renouveler ces impressions en les variant, en les rendant plus vives et plus agréables, tantôt par le moyen des sons harmonieux qui s'y rapportent, tantôt par des gravures coloriées ou par des formes qui plaisent; c'est forcer l'esprit à y faire attention, la mémoire à se rappeler, l'imagination à modifier ces impressions, le jugement à les comparer.

Les sens, qui sont la première cause de ce travail mental, sont donc avec raison considérés comme des instruments intellectuels. Quel est le sens le plus utile, et qui fournit le plus de matériaux à l'intelligence? Cela dépend des individus : ceux qui lisent plus qu'ils n'entendent acquièrent plus d'idées par la vision, comme les sourds-muets; ceux, au contraire, qui entendent plus qu'ils ne lisent, en acquièrent davantage par l'audition et le toucher, comme les aveugles.

Du sens de l'odorat.

La faculté olfactive, celle qui a pour mission de reconnaître les corps à distance par l'action de les flairer, est, pour le plus grand nombre des animaux, l'une des plus importantes de l'économie. Elle a pour principal organe la membrane pituitaire, qui tapisse les fosses nasales; c'est par elle que les herbivores distinguent les plantes poisons de celles qui ne le sont pas; que les carnivores, quand la faim les tourmente (alors l'organe de l'odorat jouit de toute sa puissance), sont attirés à plusieurs lieues de distance par les subtiles émanations des corps qui doivent servir à leur pâture. C'est par cette même faculté que les insectes vont trouver à d'énormes distances les sucs dont ils ont besoin.

Ce sens n'est pas mis en action seulement pour nourrir l'individu, mais aussi pour le préserver et le pousser à se perpétuer ; c'est par lui que beaucoup d'espèces sont averties de l'approche de leurs ennemis, qu'elles peuvent suivre leurs traces, éviter leurs embûches, ou les surprendre dans leurs retraites ; c'est par lui encore que d'autres sont excitées à se rechercher, à se grouper en famille, et à devenir aptes à la vie générative.

Chez l'homme, la faculté olfactive est aussi un moyen de nutrition et de conservation, puisqu'elle l'aide dans le choix des substances nutritives, qu'elle l'excite à fuir les foyers d'infection, et va jusqu'à lui faire reconnaître la présence d'un ennemi caché. Les sauvages, qui sont excités par le besoin à développer leur odorat, sentent au loin ceux dont ils ont à redouter l'approche, et, comme le chien, ils peuvent par ce sens en suivre la piste. Cette faculté n'est pas exclusivement consacrée aux besoins que nous venons d'indiquer, elle sert encore à quelques-uns de ceux qui tiennent à la vie sympathique et intellectuelle.

Influence des odeurs.

L'odeur de certaines résines, l'encens, la myrrhe, excitent l'imagination. Les parfums d'une nature aromatique et alcoholique aident au travail de l'esprit, le stimulent, provoquent même, chez quelques individus, l'appareil générateur ; tandis que les odeurs qui sont fétides, nauséeuses, l'assoupissent, le stupéfient. Il y a beaucoup d'odeurs qui excitent une action dangereuse sur le système nerveux ; telles sont celles qu'exhalent les violettes, les lys, les tubéreuses, et même les roses. Il faut surtout se mettre en garde contre celles qui sont fétides, nauséeuses, assoupissantes ; fuir toutes celles qui se dégagent des fumiers, des marais, des égoûts, et de tous les lieux où il y a des substances en fermentation, des entassements de végétaux et d'animaux en putréfaction.

Les femmes sensibles, vaporeuses, hystériques, ont à redouter toute espèce d'odeurs, quelles qu'elles soient, à l'exception peut-être de celles qui proviennent de quelques plantes aromatiques, du vinaigre, de la corne et des plumes qu'on brûle. Elles sont exposées à se trouver mal partout où l'air n'est pas suffisamment renouvelé, rafraîchi, comme dans les églises, les théâtres, et dans d'autres réunions trop nombreuses.

Usage utile des odeurs.

En médecine, l'on emploie avec succès celles qui sont stimulantes, piquantes, comme l'eau de Cologne, celles des sels, du vinaigre, pour dissiper l'assoupissement, faire cesser les syncopes, etc. ; celles de l'éther, du chlore, de l'ammoniaque, conviennent dans certaines asphyxies. L'hygiène du sens olfactif se réduit à quelques règles bien simples :

1° Éviter l'action du froid humide, et tout ce qui peut donner le coryza, espèce de rhume qui, en attaquant la membrane pituitaire, lui enlève la propriété qu'elle a de recevoir l'impression des corps odorants ;

2° Ne point contracter l'habitude du tabac, ni faire usage d'odeurs trop fortes et capables d'émousser la sensibilité du nerf olfactif ;

3° Faire l'éducation de ce sens, par un exercice varié et soutenu des principales odeurs qu'il importe de connaître sous le rapport de notre santé. On sait qu'il est possible à notre espèce de pousser ce développement jusqu'au point de pouvoir distinguer un homme d'un autre, et surtout les différentes variétés de gibier (1).

(1) Ce sens, comme les autres, est susceptible d'éducation ; il acquiert un haut degré de puissance chez les parfumeurs, les chimistes, les minéralogistes. Il serait curieux de savoir si, dans la race hyperboréenne, la finesse est due au plus grand développement des parties qui le constituent, ou

Sens du goût, faculté de juger les corps sapides.

Le sens du goût a pour siége principal la face supérieure et la pointe de la langue; il est pour ainsi dire sous la dépendance immédiate des organes digestifs. A l'état sain, comme à l'état maladif, il se trouve constamment en sympathie avec eux, il devient le régulateur de leurs besoins. Ces organes sont-ils malades, ou simplement saturés d'aliments, ce sens alors est affecté désagréablement par le contact de toute substance alimentaire; l'idée seule, ou la proposition de manger, produit le même effet; il avertit par là de s'abstenir. La raison doit ici respecter l'instinct, sous peine d'aggraver la maladie si elle existe, ou de la faire naître si elle n'existe pas. Quelquefois la faim subsiste, bien qu'il y ait nécessité de ne pas manger; c'est une faim trompeuse qu'il ne faut pas satisfaire, elle est due à un état d'irritation; on doit lui opposer non des aliments, mais des boissons gommeuses. Le gourmand est le seul être dans la nature assez bête pour manger quand il n'a pas faim, et boire quand il n'a pas soif.

à son plus grand exercice. Le P. Charlevoix, qui accorde une grande perfection de sens aux habitants de l'Amérique septentrionale, dit que, malgré la neige qui les tourmente pendant six mois de l'année, leur vue ne s'affaiblit pas; ils ont l'ouïe subtile et l'odorat si fin, qu'ils sentent le feu avant de le découvrir : de là, sans doute, leur aversion pour les odeurs fortes, comme le musc, etc. Ce sens, chez eux, paraîtrait ne se rapporter qu'à l'odeur des aliments. Les nerfs olfactifs, selon M. Magendie, ne sont pas doués de la sensibilité générale; on peut les piquer, les dilacérer, sans que l'animal en témoigne de la douleur; ils n'ont que la sensibilité relative aux odeurs; il y a plus, c'est qu'on peut en faire la section sans que l'olfaction soit abolie; qu'au contraire, si l'on fait la section des nerfs de la cinquième paire, on détruit la sensibilité générale de la membrane pituitaire et sa faculté de percevoir les odeurs. Rousseau appelle ce sens *le sens excitant de l'imagination*. S'il est faible et presque nul dans l'enfance, c'est moins à son peu de développement qu'on doit attribuer cet effet qu'au défaut de sympathies qu'il rencontre dans l'organisme, sympathies qui, réagissant sur lui dans l'adulte, le mêleront à la sensibilité, à l'imagination. Qui n'a éprouvé, au milieu d'un bosquet, ce bien-être général qui s'empare du promeneur? C'est une douce excitation qui le parcourt; ses idées prennent quelque chose du parfum des fleurs, elles sont douces et riantes; l'avenir paraît s'embellir.   M,

Les substances que ce sens trouve fades, douces, d'un goût peu relevé, insipides, quoique la faim se fasse sentir, sont peu nourrissantes ; elles conviennent aux personnes dont l'estomac est irrité. Celles au contraire qui possèdent des principes gras, excitants, de haut goût, qui sont enfin très-sapides, sont stimulantes ; elles augmentent l'énergie de l'estomac à l'état sain ; elles conviennent à ceux qui travaillent ou exercent beaucoup, aux tempéraments lymphatiques ; elles nuisent aux individus qui sont disposés aux inflammations, aux pléthoriques. Le sens de la gustation se pervertit par l'abus des liqueurs alcoholiques, des mets trop excitants ; il se développe, comme celui de l'olfaction, par un exercice gradué et varié (1).

(1) Si l'on étudie le sens du goût dans les divers âges de la vie, on le trouve peu développé dans l'enfance et dans la jeunesse. Les enfants, en général, aiment les aliments doux et sucrés. Dans la jeunesse, il est en rapport avec d'autres sens dont l'activité prédominante limite singulièrement son action. Mais si les autres organes affaiblissent ses sensations, le temps les affaiblit eux-mêmes ; au contraire, les modifications qu'il apporte au goût augmentent sa perfection : son règne commence quand celui des autres finit. La nature, prévoyante, en le donnant à l'homme pour présider à la vie de nutrition, n'a pas voulu qu'il mourût avant lui. Si le vieillard, dans sa sensualité, ne semble vivre que par cet organe, il est peut-être un peu excusable, puisque c'est le seul qui lui reste.

Acquérant de l'extension par le jugement et l'habitude, il est convenable de le diriger dans l'enfance. Rousseau ne blâme pas la gourmandise ; il pense qu'on peut conduire par la bouche les enfants : il est certain qu'elle est souvent l'expression d'un grand besoin ; qu'elle nuit plus à l'activité des fonctions digestives qu'au goût. Dans ce cas, il y aurait peut-être des inconvénients à vouloir l'étouffer. Les enfants se contentent assez facilement des mets qu'on leur donne, si l'on n'a pas eu la faiblesse de satisfaire à toutes leurs fantaisies : l'appétit, dans cet âge, est le meilleur assaisonnement. Il ne faut donc pas les écouter quand ils disent : *Je n'aime pas cela*, si c'est un mets sain et nourrissant qui fasse partie de l'alimentation usuelle. Il faut les obliger, par la privation de ce qui flatte leur goût, à en manger. On ne voit guère cette prédilection pour quelques substances, cette exclusion pour quelques autres, que chez les enfants du riche, dont la table est surchargée de mets, mais l'enfant du pauvre trouve tout excellent ; il suit la nature. Nous exceptons ces aversions prononcées qu'on remarque dans certaines idiosyncrasies, et qui iraient jusqu'à déterminer le vomissement. Mais encore l'enfant nous paraît tellement modifiable, qu'avec du temps et des pré-

Sens de l'ouïe.

L'oreille, qui est l'organe de ce sens, se divise en deux parties, l'une externe et l'autre interne ; la première a pour but de recueillir et de rassembler les ondes sonores pour les diriger vers la seconde qui les modifie et en reçoit une impression résultant de l'ébranlement du nerf acoustique. Cet ébranlement se communique au cerveau qui le transforme en perception. Pour qu'il y ait production et perception de sons, il faut nécessairement trois choses : 1° un corps solide, élastique, et qui soit tel que la percussion, le frottement ou l'extension puisse faire éprouver aux molécules de ce corps des trémoussements ou vibrations sensibles et prolongées, comme cela se remarque dans les cordes tendues du violon, dans une cloche ; 2° un milieu comme l'air qui soit propre à recevoir la communication de cet ébranlement et à le transmettre ; 3° un appareil sensible destiné à le recevoir. Cet appareil a reçu le nom générique d'oreille. Chez les animaux peureux, l'ouïe est un instrument presque toujours en action, il semble n'avoir été créé que pour servir d'avertissement au moindre danger ; aussi voyez comme cet organe est toujours tendu chez le lièvre. Chez les animaux musiciens, à l'aide de ce sens, il y a communication des sentiments les plus sympathiques, par le moyen des modulations harmonieuses de leur voix, et la disposition de leurs oreilles à être agréablement ébranlées par ces modulations. Dans l'espèce humaine, le sens de l'audition a un but tout-à-fait social, il contribue puissamment à rapprocher les hommes, il donne de la valeur à la voix. Il y a par le moyen des nerfs des rapports sympathiques entre l'oreille et l'organe de la parole, aussi est-il nécessaire d'entendre pour parler. Il est un des plus grands moyens de relations affectives et intellectuelles entre tous les

cautions, on viendrait à bout de guérir ces anomalies, plus rares qu'on ne le croit généralement. Ne sait-on pas que les mères aiment mieux gâter leurs enfants que de les contrarier, et dire, pour excuser leur faiblesse, que tel mets leur est contraire.   M.

hommes, il leur sert en effet à se faire comprendre mutuellement leurs sentiments, leurs passions, leurs pensées et leurs
intérêts. A l'aide de certaines modulations de la voix, d'intonations variées de la parole, l'homme parvient à peindre à
l'ouïe toutes les nuances du sentiment et les formes de la pensée, comme tous les secrets de son industrie; la musique
pour ce sens est une langue particulière, qui sert à faire naître et à exprimer une multitude de sentiments, à rappeler
des idées si on les rattache à des tons; elle vient au secours
de la mémoire, ajoute aux sensations, excite les muscles,
fait naître la gaîté; aussi les sourds-muets sont-ils les
plus tristes et les plus à plaindre des hommes; d'où il résulte
que l'ouïe est le sens le plus intellectif et le plus nécessaire à
l'âme humaine, et que nous ne saurions trop admirer la prévoyance suprême qui a pris les soins les mieux calculés pour
abriter le mécanisme interne et délicat de ce sens, des chocs
extérieurs, en le renfermant, dès le principe de la formation
du *fœtus*, dans une boîte osseuse et dure comme un rocher
auquel on l'a comparé.

Si le toucher remplace jusqu'à un certain point les yeux,
comme le prouve l'instruction que reçoivent les aveugles par
ce sens, il n'en est point de même de l'ouïe. Aussi il a fallu
tout le génie d'un abbé de l'Épée pour trouver le moyen
d'arriver à l'esprit, sans le secours de ce sens.

Ceux qui ont l'avantage d'en jouir dans toute son intégrité
doivent le préserver des ébranlements trop forts et trop aigus,
comme ceux qui résultent des coups de canon, en mettant
dans le conduit auditif externe du coton huilé, précaution
qu'on doit aussi prendre lorsqu'on veut plonger la tête dans
l'eau, la préserver du grand froid, de l'humidité, de l'insolation, causes qui peuvent produire des inflammations d'o-
reilles. La tête doit être tenue proprement, et mise à l'abri des
chocs rudes et des coups.

L'altération de l'audition peut tenir à une sensibilité trop
vive ou trop faible. Dans le premier cas, il faut éviter avec
soin tout ce qui pourrait impressionner cet organe, éviter le

bruit, les conversations un peu hautes, la musique, rechercher le silence. Dans le second, il faut agir sur l'oreille par des sons gradués, agréables, la tenir en activité, la mettre par conséquent dans des conditions opposées à celles dont nous venons de parler.

Le sens de l'ouïe est tellement lié aux facultés intellectuelles, qu'une légère surdité dans l'enfance peut conduire au mutisme ; alors le langage se perd peu à peu, et l'intelligence s'affaiblit ; malheureusement les causes de la surdité congéniale et acquise étant aussi variées et aussi nombreuses que les parties qui entrent dans la composition de l'appareil auditif, laissent sans succès le traitement le plus rationnel. M. Itard, qu'il faut citer quand on parle des affections de l'oreille, rapporte à cinq degrés toutes les altérations de l'audition qui constituent la surdité congéniale. Dans le premier, il y a possibilité d'entendre la parole, mais il faut qu'elle soit plus lente et plus forte ; dans le deuxième, l'audition de la voix et la perception de quelques sons articulés sont encore possibles ; dans le troisième, le malade ne saisit que les sons simples, appelés voyelles ; dans le quatrième, il perçoit seulement les bruits intenses ; dans le cinquième, il y a abolition complète du sens de l'ouïe. La diminution des facultés morales et intellectuelles est en raison du degré de la surdité.

M. Itard a essayé de faire *parler* et *entendre* les sourds-muets par une éducation spéciale, en les faisant passer par une série d'exercices patients et gradués qui vont de la perception d'un ton simple au langage articulé. Pour cela il cherche à vaincre la paresse de cet organe par la répétition des sons les plus forts dont il diminue progressivement l'intensité.

M. le docteur Deleau a pratiqué avec succès dans la caisse du tympan, par la trompe d'Eustachi, des injections liquides ou gazeuses, qu'il appelle *douches d'air*; on en a fait aussi par la membrane tympanique perforée à cet effet.

Pour remédier à la faiblesse de l'ouïe, principalement chez les vieillards, on a recours à des cornets acoustiques, propres à augmenter l'intensité des sons. On se sert aussi d'une espèce de porte-voix, dont une des extrémités, en forme d'anche de clarinette, est saisie par les dents, et dont l'autre est terminée par un pavillon tourné du côté de la personne qui parle. On peut modifier ces instruments à l'infini, et l'habitude apprend à s'en servir.

De la vision.

Le sens de la vision, qui manque à beaucoup d'animaux, est cependant plus répandu que celui de l'ouïe et d'un usage plus général. Ce sens est différemment placé chez les divers animaux : il a pour but de nous diriger dans l'espace, de nous faire connaître les corps qui s'y trouvent, apprécier leur forme, leurs couleurs, leur distance, et juger de leurs rapports entre eux et avec nous. Quand ce sens vient à s'exercer sur des figures représentatives des idées, et que la valeur de ces signes est bien comprise par l'esprit, alors il devient un instrument puissant de connaissances.

La faculté visuelle ne peut agir qu'au milieu d'un fluide impondérable, transparent, incolore, élastique, invisible, se déplaçant en lignes directes et sous forme de rayons convergents, qu'on appelle lumière et qu'on ne peut saisir qu'à l'aide d'un organe très-compliqué qu'on nomme œil, instrument qu'il faut bien connaître anatomiquement et physiologiquement pour expliquer la vision. De grands philosophes ont calculé que le fluide lumineux parcourt l'espace avec une vitesse qui est neuf cent mille fois plus considérable que celle du son ; qu'il nous arrive d'une étoile fixe, l'une des plus voisines de notre planète, en trois ans, et du soleil en huit minutes treize secondes, ce qui prouve qu'il parcourt soixante-dix mille lieues par seconde. Newton est parvenu à décomposer la lumière, à l'aide d'un prisme de cristal, en sept rayons qui ont chacun une couleur particulière : le rouge, l'orange, le jaune, le vert, le bleu, l'indigo et le violet. La réunion de ces couleurs constitue celle qu'on nomme blanche, et leur absence donne lieu à celle qu'on nomme noire. Les couleurs qui se rapprochent le plus du noir stimulent le moins l'œil, celles au contraire qui peuvent l'irriter sont, après le rouge et le blanc, celles qui contrastent le plus entre elles.

La lumière se répand dans toute l'atmosphère, les cachots les plus obscurs n'en sont pas entièrement privés. Aussi, ceux qu'on y renferme finissent par y voir clair, quand leur pupille a eu le temps de se dilater assez. La partie de la physique qui nous fait étudier ce fluide dans les corps qui le produisent, connaître les phénomènes auxquels il donne lieu dans son passage de ces corps à ceux qu'il traverse et qui le reçoivent, a reçu le nom générique d'*optique*, branche de la science physique qui se sous-divise en deux autres, dont l'une traite de la lumière réfléchie ou catoptrique, et l'autre de la lumière réfractée ou dioptrique.

L'œil est un instrument d'optique d'une extrême perfection qui fait tout à la fois les fonctions de chambre obscure, de lunette dioptrique et achromatique, etc. On sait que par les densités différentes et gradatives de ses humeurs, il fait converger ces mêmes rayons, de manière qu'ils viennent tomber sur la rétine, et y peindre l'image de l'objet dont ils sont émanés.

Hygiène de la vue.

Un organe d'une structure aussi délicate et aussi merveilleux que l'œil doit être soumis à un nombre d'affections d'autant plus grand que les parties solides et liquides qui le composent sont plus diverses et leurs altérations difficilement appréciables. Il y a des vues naturellement faibles, bien que les différents milieux de l'œil conservent leur transparence, comme dans l'amaurose simple, sans qu'on puisse en assigner la cause ; d'autres fois cette faiblesse tient à ce que les yeux ont été fatigués et affaiblis par une lumière trop vive, par l'éclat des métaux en incandescence, par la chaleur ardente du feu, par la réflexion de la lumière dans des pays couverts de neige, des rayons solaires, par des sables brûlants, par des travaux microscopiques prolongés, par des vapeurs âcres, etc.; d'autres fois, par un épuisement du système nerveux à la suite d'excès en tous genres, à la suite de profonds chagrins. Énumérer ces causes, c'est dire qu'il faut s'y soustraire pour remédier aux effets qu'elles produisent.

Les personnes qui ont la vue faible ou irritée doivent éviter avec soin de la fatiguer par des travaux de nuit. L'éclairage au gaz donne une lumière vive et scintillante à laquelle on doit préférer celle que fournit l'huile, le suif et la cire; elles doivent faire usage de verres plans bleus ou verts, dont la teinte varie selon la sensibilité de l'œil; ils adoucissent la lumière naturelle et artificielle; portés avec persévérance, ils procurent de bons effets.

Une personne a la vue saine quand elle aperçoit d'une manière très-distincte les objets placés à environ vingt-deux centimètres de l'œil. Cette distance étant prise pour terme de comparaison, il en résultera que tous ceux qui n'auront la vision distincte qu'à une distance moindre ou plus grande que vingt-deux centimètres seront myopes ou presbytes.

La *myopie* ou vue courte consiste dans l'excès du pouvoir réfractif des humeurs ou des membranes de l'œil. Pour que la vision soit complète, il faut que le rayon émané d'un point lumineux forme un cône dont la base appuie sur la cornée, et subisse en traversant l'œil une suite de réfractions convergentes, à la suite desquelles le sommet de ce même cône vienne se placer sur la rétine, et comme la lumière est d'autant plus réfractée qu'elle passe d'un milieu moins dense dans un plus dense, il arrive qu'en traversant des humeurs et un cristallin d'une densité et d'une convexité trop grandes, les rayons lumineux trop disséminés ne tomberont pas exactement sur la rétine et la vision sera troublée.

La myopie est naturelle aux enfants, elle disparaît avec l'âge; elle est due souvent à la mauvaise habitude de regarder de trop près. Il faut dans ce cas les surveiller, leur placer à une distance convenable les objets qu'ils cherchent à voir, et ne pas leur permettre de s'en approcher pour les examiner.

Toutes les personnes qui ont, par état, les yeux fixés sur

des objets très-petits, comme les horlogers, les graveurs, etc., sont exposés à cette imperfection de la vision.

Ils y remédient en s'approchant des objets, en resserrant les paupières pour ne pas laisser un trop grand nombre de rayons passer par la pupille, et peut-être pour diminuer la convexité de la cornée en la comprimant. L'usage des verres sphériques concaves est le meilleur moyen de rendre à la vue sa portée normale. Si à la myopie se joint une grande irritabilité de l'œil, il faudra se servir de verres de couleurs, en commençant par les numéros les plus bas, en ayant soin de les tenir toujours à la même distance de l'œil, et de se rappeler que plus la vue est défectueuse, plus la lentille doit être concave. L'âge fait cesser ce défaut de la vision, par la diminution des humeurs de l'œil et l'aplatissement de la cornée.

La disposition vicieuse de la vue opposée à celle-là est la *presbytie* ou *vue longue*, elle consiste dans l'insuffisance du pouvoir réfractif des humeurs de l'œil, défaut qui est causé par un aplatissement du cristallin et de la cornée, dont la convexité diminue avec l'âge. Les presbytes ne peuvent voir que les objets éloignés, parce que leurs yeux ne réfractent pas assez fortement les rayons lumineux pour que le sommet du cône oculaire tombe sur la rétine. Pour remédier à ce défaut de réfraction, ils éloignent de leurs yeux les objets qu'ils considèrent, pour recevoir sur la cornée des rayons très-peu divergents ; alors le cristallin a assez de force réfringente pour les rassembler au-devant de la rétine.

L'impossibilité de distinguer les objets de près est dû quelquefois chez les jeunes sujets à l'habitude de les regarder de loin ; il faut de bonne heure s'opposer à cette tendance.

Des différences tranchées se remarquent dans la conformation des yeux et l'habitude extérieure des presbytes et des myopes. Les premiers ont ordinairement les yeux enfoncés et les cornées transparentes très-plates ; ils renversent la tête en arrière pour mettre plus de distance entre eux et les objets.

Les seconds, au contraire, ont les yeux gros et saillants; ils portent la tête en avant pour se rapprocher des objets et les voir distinctement.

Pour remédier à la faiblesse de leur vue, les personnes affectées de presbytie porteront des verres convexes, et plus elle sera faible, plus la lentille devra avoir de convergence; elles prendront les mêmes précautions que pour la myopie.

Une disposition vicieuse des yeux assez commune est celle que l'on appelle *strabisme* ou *vue louche*; elle tient au défaut de simultanéité d'action dans les deux yeux, parce que le muscle d'un côté a plus de force que son antagoniste. C'est une erreur de croire qu'on louche des deux yeux. Le strabisme essentiel dépend donc ou d'une inégalité dans la force des moteurs oculaires, ou de celle de la faculté visuelle. L'habitude de regarder les objets de trop près, les efforts imitatifs que font les enfants pour apprendre à loucher, en sont des causes fréquentes. Il faut y joindre la direction vicieuse dans laquelle les enfants au berceau reçoivent la lumière. On doit éviter qu'elle ne les frappe de côté; pour cela on la dérobe à leurs regards par des rideaux épais.

Pour remédier à ce défaut d'accord entre les yeux, qui donne une expression choquante aux traits de la physionomie et devient une véritable difformité, il faut s'efforcer d'exercer l'œil le plus faible et de le diriger simultanément avec le plus fort sur les objets, couvrir même celui-ci pour l'affaiblir et fortifier l'autre. Si une volonté ferme et persévérante n'est pas couronnée de succès, on aura recours aux masques et aux hémisphères concaves, qui consistent en un corps opaque dans lequel on pratique un trou vis-à-vis la pupille, de manière qu'elle reçoit les rayons lumineux en ligne droite. Il faut une longue persistance dans ces moyens, et n'y renoncer que quand les yeux ont perdu leur habitude vicieuse. Un célèbre chirurgien de Berlin vient de pratiquer avec succès la section des muscles moteurs oculaires.

CHAPITRE IV.

Facultés intellectuelles.

Par l'intermédiaire de nos sens nous recevons diverses impressions des objets et de leurs attributs extérieurs. Ces impressions, transmises au siége de l'entendement, sont perçues et s'y transforment en idées des objets qui les ont fait naître. Ces idées varient suivant la nature des qualités des objets et selon l'espèce de sens qui en a reçu l'impression. Elles y deviennent tout à la fois cause et sujet d'opérations du principe intellectif qui préside à nos relations. Quand l'activité de ce principe est stimulée et mise en jeu par l'impression présente, ou le souvenir d'une impression passée, on dit qu'il y a *attention* de sa part. Cette direction de son activité sur une chose a été érigée en une des premières facultés de l'entendement. Quand cette activité s'exerce sur plusieurs objets, et qu'il en résulte des notions de rapports de différences, on dit qu'il y a *comparaison*, autre mode d'agir de ce même principe, dont on a fait la seconde de ses facultés. Si par suite de cette comparaison, des déductions, des conséquences sont tirées, on dit qu'il y a *jugement*; cette propriété qu'a notre esprit de tirer des inductions, de juger, est la troisième faculté. Se rappeler les images des objets dont on a reçu les impressions, les jugements qu'on en a portés, est une autre faculté qu'on a appelée *mémoire*. Enfin, réagir sur ces impressions, se les représenter sous d'autres formes, et selon des combinaisons, de manière à en avoir des images toutes différentes, c'est imaginer, c'est avoir de *l'imagination*. La réunion de ces facultés forme tout notre *entendement*.

Selon le docteur Gall, nous avons vingt-sept facultés intellectuelles et autant de parties du cerveau qui en sont les organes ; selon Spurzhein, nous en possédons onze de plus.

D'après la doctrine de ces savants, les facultés admises et reconnues depuis long-temps par les anciens philosophes, et par Locke, Condillac, Destud-Tracy, Laromiguière, ne seraient que des attributs de chacun des organes particuliers, que des *modalités* de quantité, d'activité, d'énergie ; ainsi, l'organe de la musique a son attention, son jugement, sa mémoire, etc. Quant à nous, nous croyons pouvoir admettre que ce qu'on appelle facultés, et qu'on désigne sous le nom d'attention, de comparaison, de mémoire, d'imagination, de jugement, ne sont que des manières d'être du principe intellectif, des facultés primaires générales, susceptibles de s'appliquer à toutes les impressions, quel que soit l'organe qui les ait transmises, et à toutes les opérations de ce principe. Nous pensons enfin que les organes décrits par l'école de Gall n'agissent que comme des sens internes ; si tous pouvaient avoir la faculté de faire attention, de comparer, etc. , il y aurait anarchie dans l'entendement ; mais la preuve que cela n'est pas ainsi, c'est que nous ne pouvons être occupés que d'un objet à la fois. Notre intellect a la puissance de s'appliquer plus ou moins à toutes les impressions qui lui sont transmises par les sens, ou rappelées par la puissance réflective, car ce principe est essentiellement actif, et c'est alors que les métaphysiciens sensualistes l'ont fait passif. Que ce même principe peut, par la force active dont il est doué, réagir sur ces impressions, les modifier et s'en servir comme de matériaux pour diverses combinaisons intellectuelles.

Nous ne pouvons adopter entièrement la doctrine de Gall et de ses sectateurs. Au surplus, une discussion plus étendue sur ce point de doctrine métaphysique serait plus du ressort de la physiologie que de l'hygiène. Il nous suffit donc pour notre objet de savoir que l'homme intellectuel a (n'importe en ce moment dans quel principe et quel organe) la faculté d'être impressionné, de percevoir ces impressions, d'y être attentif, d'en avoir la conscience ; il a celle de pouvoir sentir les différences qui existent entre ces impressions, de les comparer, d'en tirer des inductions, de les juger.

Pour exprimer à nos semblables ce résultat de nos opérations intellectuelles ou mentales, c'est-à-dire pour leur communiquer nos impressions, nos pensées, nos projets et nos volontés, nous avons été dotés par un privilége exclusif d'une admirable faculté, *celle de la parole*. Cette faculté consiste dans les modifications que notre instrument vocal fait subir à l'air qui a servi à notre respiration, de sorte que, par un cumul singulier, nos organes respiratoires et l'air qu'ils inspirent servent tout à la fois à notre vie d'assimilation et de relation.

L'appareil vocal se compose principalement des cellules bronchiques qui se répandent dans les poumons, et font partie intégrante de leur tissu. Ces cellules, en se distendant, deviennent autant de petits réservoirs de l'air inspiré ; elles ne sont que la continuation d'un canal cylindrique appelé trachée-artère, qui communique à la bouche par la partie supérieure, et s'y termine par ce qu'on appelle la glotte : c'est là que se produisent les sons à peu près comme dans les instruments à vent à anche libre. La glotte, selon l'âge, a une ouverture plus ou moins étroite, qui est formée de deux lames cartilagineuses, susceptibles de vibrer comme deux cordes l'une contre l'autre ; l'air, dont les cellules bronchiques se sont remplies par inspiration, étant ensuite chassé alors qu'on veut émettre des sons par le resserrement de la poitrine, traverse cette ouverture étroite de la glotte, s'y brise, et y produit le son en faisant vibrer les cartilages. Pour varier les qualités du son, l'acuité ou la gravité, ces cartilages sont tendus ou relâchés à volonté par le moyen de petits muscles qui sont placés sous la direction de l'intellect, qui, dans ces cas, suit les inspirations du sens auditif, car c'est l'oreille qui règle l'organe vocal, à l'aide du voile du palais, des dents, des mouvements des joues, et surtout des lèvres et de la langue, pour que le son soit modifié de manière à se métamorphoser en paroles.

Cette métamorphose, pour devenir la traduction exacte des sentiments, des idées et des jugements humains, suppose tant de calculs, tant de combinaisons de la part de la puissance intellective, que des hommes de génie y ont vu quelque chose de divin, surtout quand on considère quelle extension l'homme a su lui donner, et quel immense usage il a su en faire pour son perfectionnement. L'étonnement redouble quand on voit la parole se traduire en d'autres *signes* (écriture), parcourir le monde et frapper l'intelligence des humains par les yeux.

D'après ce qui précède on voit qu'il y a nécessité organique pour l'homme, par conséquent besoin d'exercer et de développer avec convenance et opportunité ses facultés : ce doit être là le but de tout père de famille, de tout bon instituteur. Mais c'est à l'hygiène qu'il appartient de les diriger ; c'est à cette science à leur faire voir, *quand et comment*, et dans quelles proportions doivent se faire, pour le plus grand bien de la société, et cet exercice et ce développement. L'instruction comme l'éducation doit commencer et commence effectivement peu de temps après la naissance. A la vérité, l'enfant a dans les premiers mois peu de connaissances à acquérir ; la nature est son seul maître. Il apprend à mouvoir quelques-uns de ses muscles, parce que le mouvement est un de ses premiers besoins : il ne faut donc pas le garrotter. Il apprend à voir la lumière, il la recherche. Le besoin d'exercer le sens du toucher se fait sentir ; l'enfant touche à tous les objets qui sont à sa portée. Plus tard sa mère devient son maître ; c'est entre elle et lui que commence sa vie affective. Ses premières sympathies, son premier sourire sont pour celle qui le réchauffe contre son cœur, qui le nourrit de sa propre substance ; chez la mère, le moi disparaît ou plutôt s'identifie avec son fils ; tous ses moments se passent en soins de tendresse ou en actes de dévoûment. De la part du nourrisson, c'est un instinct d'attraction. C'est avec elle qu'il entre en liaison de sentiments, de signes. C'est par elle qu'il apprend à connaître les premiers objets, à prononcer les premières paroles. C'est elle qui l'aide à exercer ses yeux, ses jambes, et qui, tous les jours, augmente son vocabulaire ; enfin arrive le moment de le diriger dans l'étude des choses qu'il doit savoir... Ici consulter l'ordre de naissance de ses facultés, ses aptitudes, ses goûts, ses besoins, sa santé, l'état qu'il doit embrasser.

Comment arriver à des résultats avantageux ? Par une méthode qui plaise à l'enfant, qui ne fatigue point ses organes; qu'on lui fasse arriver les idées selon leur enchaînement naturel; que la première acquise conduise par une gradation facile à la seconde, ainsi de suite; qu'on n'exerce les aptitudes du principe intellectif qu'en suivant leur ordre naturel de développement, qu'en proportion de l'énergie; que la mémoire, par exemple, qui est la première à paraître, soit aussi cultivée la première sur les langues, en les parlant devant les enfants, ou en leur faisant apprendre par cœur de petites phrases intéressantes dont le sens soit clair et la lecture telle, qu'elle puisse rappeler les règles, dont les mots soient choisis parmi les plus importants, les plus utiles; que ces mots soient pris, autant que possible, parmi les radicaux qui servent à en former beaucoup d'autres.

Si l'on n'exerce qu'une seule faculté, elle peut acquérir un trop grand développement, elle absorbe les autres; en les exerçant toutes, mais sur un seul ordre d'idées, il en résulte de graves inconvénients : voyez les théologiens, les avocats, les mathématiciens et même les médecins. Quoique leur science soit très-variée, ils ne voient les choses que sous deux ou trois aspects, et il faut, pour bien les juger, les voir quelquefois sous cinq ou six faces, avoir le plus de données possible; par conséquent connaître beaucoup de choses, si l'on ne veut pas être sous le joug d'un système, d'une idée fixe, d'une monomanie.

En résumé, impressionner les sens agréablement : l'ouïe, par une voix douce, affectueuse et bien accentuée, dont les intonations marquées fassent entrer dans l'esprit l'idée avec les mots qui la représentent; faire intervenir la musique pour exciter des sentiments affectifs.

La vue, par une pose noble, par une physionomie attrayante, par des gestes expressifs; l'aider, dans certains cas, de figures bien faites, de tableaux clairs et significatifs : il faut toujours enfin avoir en vue d'exciter l'attention d'une faculté ou d'un organe sans jamais aller jusqu'à la fatigue ; les sens, par la mémoire, en la fixant sur des choses attachantes, en l'aidant par des procédés analytiques ; le jugement, par des problèmes faciles à résoudre, des exercices agréables sur la langue qu'on étudie ; l'imagination par des descriptions qui la flattent, par des tableaux poétiques propres à l'émouvoir. Il faut toujours s'arrêter aux premiers symptômes d'ennui, ne jamais attendre que le dégoût se manifeste. Ce signe annonce le besoin du repos, celui de changer le genre d'occupations ; il indique la satiété et la répugnance de l'esprit. Dans cet état, essayer de lui faire violence et pousser un élève à étudier malgré lui, c'est déraisonnable et aussi dangereux que de le faire manger quand la faim ne se fait pas sentir.

Il faut varier le travail et l'alterner avec un autre qui exerce d'autres organes, en d'autres termes, faire intervenir la gymnastique, reposer l'esprit par le mouvement réglé et modéré des muscles, par l'exercice de la voix, celui de quelques sens, et alternativement par des chants susceptibles de réveiller et d'animer la vie sympathique sans trop l'exciter. Pour que l'instruction fatigue moins et profite mieux, elle doit être entremêlée de récréations scéniques, de déclamations touchantes, qui mettent en activité la vie affective, qui réveillent ou développent d'affectueuses sympathies, qui fassent germer les nobles sentiments qui sont de son domaine. Ceux-ci, à leur tour, réagissent sur l'esprit, car tout se lie en nous, le stimulant y fait naître de grandes idées, la passion du beau, de l'utile et du vrai.

N'oublions pas que sans la réaction de la vie affective sur la vie intellectuelle, celle-ci reste froide et comme inanimée. Il faut que dans ces divers modes d'existence tout s'enchaîne, se coordonne de manière à obtenir un juste équilibre. Exercer une faculté avec trop d'exclusion, c'est la rendre trop prépondérante, c'est travailler à la débilité des autres, c'est détruire l'harmonie qui doit régner entre elles toutes, c'est y mettre le trouble. Voyez ce qui arrive à ceux qui ne cultivent que leur mémoire sans exercer leur jugement, sans l'habituer à réfléchir sur les choses qu'ils apprennent. Ils font un magasin de dates, de faits, de mots vains ; la liaison des idées leur échappe, l'enchainement des causes et des effets leur reste inconnu, ils sont sans prévision des choses ; alors ce sont des êtres qui parlent sans raison, qui font des projets sans jugement, et qui les exécutent sans prudence. S'exerce-t-on à cultiver exclusivement le jugement, l'on fait des méthodistes outrés, des calculateurs minutieux, qui n'agissent que par poids et mesures. Est-ce l'imagination, l'on en fait des êtres romanesques, à idées et à sentiments exaltés, des poètes à la douzaine, quelquefois des fanatiques dangereux. (*Voy. Hygiène sociale*, *Éducation* et *Instruction.*)

CHAPITRE V.

De l'influence de la vie nutritive ou instinctive sur celle de l'intellect.

Les aliments à saveurs agréables, chargés d'osmazôme et de phosphore, et surtout les liqueurs mêlées de gaz acide carbonique, de sucre et d'un peu d'alcohol, celles qui possèdent un arôme qui plait, comme le café, le thé, la vanille, les odeurs agréables, la lumière, stimulent l'instinct, la pensée, agacent.

Les émotions excitent une puissante réaction sur l'encéphale. Qui ne sait que les spectacles, la musique, électrisent, remuent l'imagination et facilitent l'émission des idées ; l'aspect de la verdure, un beau soleil de printemps, le gazouillement des oiseaux, tout ce qui récrée la vue, fait naître une excitation cérébrale ; les temps humides, brumeux et froids, produisent un effet opposé, ils engourdissent la sensibilité. Chez certains individus, l'esprit ne brille jamais plus que lorsqu'ils sont en scène, au milieu d'un auditoire qui leur manifeste ses sympathies. Tous les sentiments sociaux, ceux de la gloire, de l'ambition, de l'amour, de l'espérance, sont de puissants excitants du principe intellectuel; rien ne favorise plus ses combinaisons que l'influence des passions qui nous poussent à plaire à nos semblables et à les surpasser. C'est surtout l'émulation qui l'emporte sur les autres, mais rien n'agit plus sur l'intelligence que les œuvres mêmes de l'intelligence ; écrivez une page dont vous soyez content, cette page vous en fera faire d'autres plus belles. Quel est l'homme d'esprit qui, après avoir entendu ou lu un discours éloquent, n'en soit charmé ; il voudrait l'avoir fait, il cherchera à le surpasser.

CHAPITRE VI.

Hygiène des fonctions motrices.

On entend par mouvement le transport d'un corps d'un lieu dans un autre. Nos organes moteurs sont constitués pour être mis à la disposition de nos quatre modes d'existence ; ce sont des leviers, des agents de transport établis selon les lois de la plus admirable mécanique ; ils sont destinés, tantôt à nous rapprocher ou à nous éloigner des choses qui conviennent ou répugnent à notre vie sympathique. Ils forment, par une mimique particulière, une sorte de langage sourd, qui traduit des pensées et des sentiments ; ils font connaître par des mouvements d'expression, tout à la fois les passions, les émotions, la volonté et même les maladies.

Notre vie instinctive a ses besoins particuliers, qui exigent que nous nous mettions à la recherche des choses qui doivent les satisfaire. A son tour notre vie affective demande que nous nous rapprochions des objets de ses sympathies, ou que nous nous éloignions de ceux qui lui sont odieux. Notre vie intellectuelle, qui est appelée à connaître, à apprécier, à coordonner non seulement tout ce qui tient à ses besoins propres, à satisfaire à ses relations morales avec le monde moral, mais aussi à tout ce qui a pour but de régler, de diriger ce qui est relatif aux besoins des autres vies, ne pourrait s'acquitter de ces importantes fonctions si elle n'avait à ses ordres ces leviers dont nous venons de parler. Ces leviers, organes de tous nos mouvements, sont distingués en actifs et en passifs. Les actifs sont les nerfs et les muscles ; les passifs sont les os. Les mouvements sont distingués aussi, 1° en volontaires ou sensibles, qui n'ont lieu que quand le principe intellectif a jugé leur utilité ; 2° en involontaires organiques ou insensibles, qui sont dirigés par l'instinct.

Condition du mouvement. — Cerveau, nerfs, muscles, etc.

Pour que les muscles agissent il faut qu'ils se raccourcissent. Pour cela il est nécessaire qu'ils reçoivent le sang artériel et l'influx nerveux. Il y a donc, quand nous faisons des mouvements assez long-temps continués, double dépense de force nerveuse et de sang artériel, donc aussi double besoin de réparer ces deux espèces de pertes par des restaurants et du repos. Si nous nous abstenons pendant long-temps de faire ces exercices, il y a concentration de la force vitale, accumulation de sang, autre source de malaise et d'anxiété que l'instinct cherche à combattre en faisant naître le goût de tous les jeux actifs, un grand penchant pour la vie des champs, la chasse, et quelquefois la passion des courses, des voyages, etc.

Si ces penchants ne sont pas satisfaits, il peut en résulter beaucoup d'indispositions et même des maladies graves. Si par hasard la santé n'en souffre pas, il y a accumulation d'humeurs, excès d'embonpoint, disposition aux hémorrhagies, à l'apoplexie. Si l'on pousse trop loin l'exercice, que l'on abuse de ses forces musculaires, n'importe comment, il survient un sentiment de fatigue, un accablement profond, de la courbature, une disposition à l'inflammation ; dans ce cas le besoin du repos se fait sentir, une alimentation fortifiante devient nécessaire.

L'habitude d'exercer nos puissances musculaires les développe, y attire les forces vitales, change la direction de ces mêmes forces, les détourne des sens, de l'encéphale, où elles pouvaient se porter avec trop d'abondance, ce qui explique pourquoi l'on guérit la trop grande irritabilité des sens, du cerveau et de tous les systèmes nerveux en général, par des exercices musculaires, la gymnastique, les voyages, l'agriculture. Si l'exercice est partiel, il a le double inconvénient de développer outre mesure l'organe exercé, et de laisser languir ceux qui ne le sont pas. Voyez le danseur qui n'exerce que ses jambes, l'ouvrier qui ne travaille que de la main droite, le boulanger qui n'exerce que les bras, les épaules, etc., ces parties sont plus développées.

Influence des mouvements sur la vie instinctive, affective et intellectuelle.

Nos mouvements musculaires, pris dans de justes proportions et avec cet avant-goût, ce plaisir qui en indiquent le besoin, tendent à favoriser la digestion, à augmenter la respiration, la circulation, la transpiration, à procurer un sommeil paisible et réparateur, qui convient si bien à notre économie. Si enfin ils aident si puissamment à l'accomplissement de presque toutes les fonctions qui font partie de notre quadruple manière d'exister, ils reçoivent aussi à leur tour l'influence de ces mêmes fonctions et celle des causes qui peuvent les léser. Il suffit que la digestion se fasse difficilement pour que l'appareil musculaire en souffre, pour que l'action de marcher soit entravée, ainsi que tous les genres de mouvements et de travail ; une difficulté dans la respiration, un simple mal de tête ou d'entrailles, produisent le même résultat.

La vie affective par quelques-unes des passions affaiblit, paralyse ou augmente le mouvement : telle est la peur portée à l'excès. La haine, la colère, font un effet opposé, elles doublent l'énergie musculaire, aussi faut-il s'abstenir de frapper quand on est sous l'influence de ces passions. L'hygiène, d'accord avec l'instinct, veut dans ces cas qu'on suspende tout exercice. Par ce *consensus*, qui lie tous nos organes, on explique pourquoi une stimulation agréable du sens de l'ouïe, comme celle que procurent la musique, le chant, une passion gaie, expansive, enthousiasme, facilite les mouvements musculaires, les accélère, tout en retardant la fatigue qui doit en être le résultat.

Des causes qui affaiblissent ou facilitent les mouvements.

Les causes qui ordinairement contribuent le plus à affaiblir notre puissance musculaire sont : l'ivrognerie, le libertinage, l'abus des aliments trop nourrissants, le sommeil trop prolongé, l'action de l'humidité, et les rhumatismes qui en sont la suite ; celles qui le paralysent sont : l'apoplexie, l'épilepsie, les poisons narcotiques, comme la belladone, l'opium, l'acide prussique, l'air méphitique, le poison de la vipère, les contusions des membres et des nerfs. Les causes qui les pervertissent sont : la respiration des vapeurs mercurielles, elles donnent lieu au tremblement (*voy. Doreur*), l'eau-de-vie, les liqueurs fortes, les piqûres et les plaies qui sont suivies de tétanos, les vers intestinaux, qui donnent aux enfants des convulsions.

L'exercice développe les muscles ; ce développement a pour effet local de réagir sur les os, les tendons, les articulations, et de les fortifier ; pour effet général, d'augmenter, comme nous l'avons dit, la circulation, la respiration, de favoriser l'hématose par une plus grande absorption d'oxigène, de diminuer l'irritabilité, de les rendre moins accessibles aux variations atmosphériques. Mais il faut qu'il soit pris en plein air, sans excès, aidé d'un bon régime. Pris avec excès, il en résulte bientôt un sentiment pénible de fatigue ; poussé plus loin, il dispose à l'irritation, à l'inflammation des muscles, des articulations, aux rhumatismes aigus, aux gastrites, etc. Continués et répétés, les excès de l'action musculaire épuisent, dessèchent les organes ; la maigreur et la raideur des membres surviennent, la peau se ride et se racornit.

CHAPITRE VII.

De la gymnastique.

La gymnastique est cette partie de l'éducation qui traite des divers exercices des organes locomoteurs. Elle remonte à la plus haute antiquité ; de la Crète elle passa à Sparte, et bientôt dans toute la Grèce s'élevèrent des gymnases, où la jeunesse se livrait à l'étude de cet art avec ardeur. Hérodique de Sicile, le maître d'Hippocrate, divisa la médecine en deux sectes : la secte diététique et la secte gymnastique. Baser la médecine sur la diète, le régime et l'exercice, c'était entrer dans la voie de l'observation, c'était créer l'hygiène ; le génie de l'oracle de Cos féconda cette heureuse idée.

La gymnastique pendant long-temps fleurit en Grèce ; par elle l'athlète se préparait contre les coups du terrible adversaire qui l'attendait dans les plaines d'Olympie, et se présentait aux jeux pithiens le front ceint d'une couronne de laurier. Un peuple qui possédait à un si haut degré le sentiment du beau, devait embrasser l'étude qui a pour but le perfectionnement de l'organisation. Les formes extérieures étaient tout pour une nation dont les éphores condamnèrent à une amende Archidamus, pour avoir pris une femme de petite stature, dans la crainte qu'elle ne mît au monde des *roitelets* au lieu de rois. A une haute taille était attachée une idée de supériorité.

De la Grèce cet art passa en Italie. A Rome, il se transforma tout entier en gymnique, et fit descendre dans l'arène des gladiateurs, qui faisaient couler leur sang pour charmer les loisirs et récréer les yeux de Tibère, de Caligula et de Néron.

Ce n'est pas à ce point de décadence qu'il faut juger la gymnastique, mais par les prodiges de valeur qu'elle a fait faire aux soldats romains. Sans doute aucun peuple de l'antiquité n'a eu plus de bravoure que les Français, et les guerres de la république et de l'empire ont mis cette vérité hors de doute; mais les Romains, plus endurcis aux fatigues par des exercices continuels, résistaient mieux aux intempéries des saisons, et à toutes les causes de maladies qui déciment nos armées. Ils faisaient vingt ou vingt-quatre milles par jour, portaient des poids de soixante livres, couraient, sautaient tout armés, portaient des épées, des javelots, des flèches d'une pesanteur double; en un mot, ils faisaient de la gymnastique, et elle leur fit subjuguer le monde. Plus tard, en dénaturant son but, elle dégénéra en barbarie et tomba dans l'oubli. Mais la physiologie positive de notre époque a démontré que la nature physique doit être, comme la nature morale et intellectuelle, l'objet d'une éducation spéciale, sans laquelle le cœur et l'esprit souffrent et languissent : *Mens sana in corpore sano.* Notre siècle fut témoin de tous les efforts que firent des philanthropes éclairés pour la remettre en honneur. L'Allemagne la vit renaître; mais, revenue de son enthousiasme, elle la fit proscrire quelque temps pour être tombée dans un écueil contraire, c'est-à-dire pour n'avoir vu que le développement des forces physiques.

Il était réservé au colonel Amoros de la faire revivre en Espagne et en France, de la faire pénétrer en Portugal, au Pérou. Entre ses mains, elle n'est ni l'objet d'un stérile amusement, ni le développement de l'organisation seule, mais elle devient une science raisonnée, graduée; enfin c'est un système complet d'*éducation physique*, *gymnastique et morale.* Il fait concourir à l'exercice des muscles d'autres organes de la vie de relation, il coordonne leurs actions avec la voix, la musique; ainsi, sur un air approprié à des paroles capables d'inspirer l'amour du beau, du juste, de la patrie, il fait exécuter une suite de mouvements rhytmiques. Passant ensuite de ces mouvements élémentaires à l'application, il étonne par ses résultats. Pour un gymnasiarque, c'est un jeu de monter à l'assaut, de franchir un fossé, d'escalader un mur, de gravir un rocher escarpé, de traverser un fleuve à la nage ; il surmonte toutes les difficultés, tous les accidents de terrain comme par enchantement ; il ne semble pas possible de donner à l'homme cette souplesse, cette agilité, cette force dans les membres.

Indépendamment du Gymnase normal, civil et militaire, la gymnastique a pénétré dans un grand nombre d'établissements. Les médecins particulièrement doivent faire leurs efforts pour la répandre. Connaissant tout ce qui peut hâter ou retarder le développement des organes, ils propageront, avec l'ascendant que leur donne leur profession, une science d'une utilité incalculable dans ses applications, puisqu'elle fait des hommes sains et robustes. C'est à eux de proportionner les exercices du corps, comme les exercices de l'esprit, aux besoins des organes, à leur degré d'énergie ; à développer ce qui l'est trop peu, à arrêter ce qui l'est trop, et à refaire ce qui est mal ; déterminer enfin quel genre d'exercice convient à telle ou telle conformation. Chaque organe a sa gymnastique spéciale ; tel défaut dans un appareil doit et peut être corrigé par une suite d'exercices déterminés. Ainsi, l'escrime, l'action de grimper, conviennent aux poitrines étroites ; car les membres supérieurs étant implantés sur les côtés du thorax, leur action répétée augmentera cette cavité, et les poumons, dans l'acte de l'hématose, exécuteront plus facilement les mouvements d'inspiration et d'expiration, la quantité de sang artérialisé sera plus grande, et imprimera un surcroît de vie à tout l'organisme. Qui peut savoir jusqu'où irait cette influence dans les constitutions prédisposées aux tubercules ? Ne sommes-nous pas souvent spectateurs passifs d'une maladie qui résiste à la médication la plus sage ? Nous devons donc la retarder, sinon la prévenir, par tous les moyens mis à notre disposition ; il est sans doute plus facile de l'empêcher que de la guérir. A ceux qui nous diraient, c'est impossible, nous répondrons, qu'en savez-vous ? vous n'avez pas essayé.

Il en est de même des autres constitutions. Il faut aux reins faibles conseiller la natation, l'action de gravir ; aux bras grêles, l'escrime, le maniement de la hache, du marteau, du rabot. L'élève de J.-Jacques était un modèle de santé et de force. Si des préjugés de naissance retenaient quelques personnes, qu'elles se souviennent que Pierre-le-Grand construisit des vaisseaux dans les chantiers de Saardam.

Nous ne parlerons pas des secours que la gymnastique peut fournir à l'état pathologique des organes de la locomotion ; ici elle prend le nom d'orthopédie, et n'est plus du ressort de l'hygiène. Il ne sera question dans cet article que de la gymnastique médicale, qui comprend les exercices actifs, passifs, et mixtes qui tiennent des deux premiers.

Gymnastique active.

1° *De la marche.* — La marche est le mode de progression le plus ordinaire à l'homme, c'est aussi l'exercice le plus salutaire qu'il puisse faire ; non-seulement les membres inférieurs sont mis en action, mais pendant sa durée le corps se porte alternativement d'un membre à l'autre ; la contraction des muscles, nécessaire à le transporter d'un point de l'espace dans un autre, fait décrire au bassin des arcs de cercle qui impriment à tous les viscères un balancement, une secousse utiles à leur action. La respiration, la circulation, sont augmentées ; les membres supérieurs ne sont pas étrangers à ces mouvements, ils se balancent pour maintenir l'équilibre et faire passer la ligne de gravité par l'axe des membres abdominaux.

Le médecin doit étudier ce qui se passe dans la progression, sur un sol uni, inégal, mou, résistant, mobile, ascendant, descendant. Il est certain que cet exercice agit sur celui qui s'y livre, en raison de la nature du terrain, et qu'il produit des effets plus ou moins rapides et plus sensibles dans une partie du corps que dans l'autre. Dans la montée, par exemple, le membre qui se porte en avant a besoin d'une plus grande flexion ; celui qui se meut le second fait un plus grand effort pour se détacher du sol et ramener le corps en avant. Les muscles fléchisseurs de la tête et du rachis prenant leur point d'appui sur la poitrine, en suspendent les mouvements pour incliner le tronc ; voilà pourquoi la respiration est gênée.

Dans la descente, le corps, suivant les lois de la gravitation, a de la tendance à se porter en avant : c'est pour le retenir, et pour amortir le choc qu'on éprouve en posant le pied sur le sol, que les muscles vertébraux se contractent et ressentent la fatigue. Sur un terrain inégal, tous les muscles sont en action pour diminuer l'effet des secousses. Connaissant d'avance toutes les ressources qu'il peut retirer de l'emploi de ce moyen, le médecin le modifiera selon les parties du corps sur lesquelles il veut agir. En général, on ne tire pas de la marche tout le parti qu'on peut en attendre ; c'est un moyen si naturel qu'il semble inutile de le recommander. Chez un grand nombre de personnes sédentaires, et livrées aux travaux de l'esprit ou aux exagérations de la vie contemplative, on voit bientôt survenir un état de langueur qui leur rend insupportable toute espèce de mouvements, elles oublient en quelque sorte de marcher. On conçoit que les facultés intellectuelles et morales occupant entièrement le cerveau, les autres organes qui sont sous sa dépendance, comme ceux de la locomotion, souffrent de cette exclusion. L'exercice est indispensable ; s'il fatigue d'abord, il faut dans les commencements en prendre peu, augmenter progressivement, jusqu'à ce qu'on s'y livre sans répugnance, et même avec plaisir. Tronchin prescrivait aux dames vaporeuses de la cour de frotter leurs appartements, et elles s'en trouvaient bien.

Beaucoup de personnes acquièrent un embonpoint considérable ; nous leur proposons un moyen fort simple : il consiste à se lever en été à cinq heures du matin, à aller au bois de Boulogne et en revenir à pied ; puis, en rentrant, faire un déjeûner frugal, composé d'une tasse de lait et de quelques fruits. Quand on se lassera de cette promenade, on gravira les buttes Montmartre le matin et le soir ; si après cela l'obésité ne disparaît pas, elle est incurable. Même traitement hygiénique à ceux qui se plaignent de perte d'appétit, de langueur d'estomac, seulement le régime alimentaire sera plus substantiel.

La marche est un exercice d'autant plus salutaire, qu'il peut être modifié de mille manières. Il est applicable à tous les âges, à toutes les constitutions. Tant qu'un convalescent n'a pas quitté la chambre et fait quelques pas au grand air, il n'est pas encore revenu à son état normal ; mais quelques sorties produisent cet heureux effet.

La marche, enfin, agit puissamment sur toutes les maladies qui tiennent à l'exaltation du système nerveux ; elle fait une puissante diversion sur les idées qui nous occupent ; elle chasse la tristesse, ramène le calme et le bien-être. Qui ne s'est pas bercé des plus douces illusions dans une promenade au milieu de la campagne ? Comme les pensées abondent ! il tarde au poète de rentrer dans le sanctuaire des muses, pour les jeter sur le papier.

2° *Du saut.* — Le saut est un mode de progression qui n'est pas naturel à l'homme, aussi lui arrive-t-il rarement d'y avoir recours ; c'est un exercice fatigant qui n'est guère possible que dans l'enfance ; car dans l'âge adulte, et surtout dans la vieillesse, il devient difficile et même impossible à exécuter. En effet, le corps, comme dans la marche, ne passe pas d'un lieu à un autre sans perdre son point d'appui ; mais il est détaché violemment du sol, lancé en l'air, et il retombe en obéissant aux lois de la gravitation. Pour exécuter ce mouvement, il y a flexion de toutes les articulations les unes sur les autres, puis un redressement brusque, dont l'effet est de projeter le corps en avant dans le saut horizontal, et en haut dans le saut vertical. Il en résulte que tous les muscles sont en action, et que leurs contractions violentes produisent une fatigue proportionnée à la souplesse des membres, au poids du corps qu'ils ont à soulever, et surtout au peu d'habitude qu'on a de cet exercice. Les membres supérieurs agissent dans le sens des inférieurs, pour imprimer au corps un mouvement de projection et maintenir l'équilibre. Pour arriver plus facilement à ce double résultat, on peut les armer d'une perche, qui, prenant son point d'appui sur la terre, aide puissamment à soulever le corps et à diminuer la secousse qu'il éprouve en retombant.

On a l'habitude, à Paris, de faire sauter à la corde, dans les jardins publics, les enfants très-jeunes ; cet exercice est d'autant plus salutaire qu'il est pris au grand air. Il convient surtout à ceux qui sont faibles, languissants ; il est propre à les fortifier en activant les fonctions de la digestion, il est sans inconvénients. Il n'en est pas de même du jeu connu sous le nom de *cheval fondu* ; les élèves, à la promenade, s'y livrent avec ardeur ; les uns s'élancent sur le dos des autres, qui se tiennent courbés. Il serait prudent de ne le permettre qu'aux enfants de même taille à peu près ; l'enfant faible, en servant de point d'appui à un plus lourd que lui, supporte, dans une position incommode, un poids qui n'est pas en rapport avec la force de ses reins et de son dos ; il peut en résulter des accidents. En sautant à son tour, il prend un élan proportionné à l'obstacle qu'il a à franchir ; mais ses jambes, trop courtes relativement, ne peuvent s'écarter assez, elles s'embarrassent, et il fait une chute d'autant plus grave, qu'il tombe sur la tête.

Cet exercice, dans les pensions, doit être surveillé par le maître. Il est inutile d'ajouter qu'on l'interdira à tous les individus dont les organes locomoteurs ne sont pas dans une intégrité parfaite, ou bien qui souffrent des viscères, car ils en recevraient une influence désavantageuse, en raison de l'activité qui est imprimée à la respiration et à la circulation.

3° *Course.* — La course tient le milieu entre la marche et le saut, elle est plus que l'une et moins que l'autre. Quoique le corps ne soit pas détaché du sol comme dans le saut, cependant, la ligne de gravité passe si vite d'une base de sustention à l'autre, que le membre qui est en avant reçoit le tronc que lui renvoie celui qui est placé en arrière, avant d'être fixé sur le sol ; le corps est alors suspendu en l'air, ce qui le différencie de la marche dans laquelle il est toujours soutenu. La distance que le corps parcourt est proportionnée à l'étendue et la rapidité des pas ; son impulsion en avant devient telle que les muscles de la partie postérieure de la tête la tirent en arrière, les adducteurs du scapulaire et des bras vers la colonne vertébrale suivent les mêmes mouvements ; la poitrine est fixée pour donner un point d'appui aux muscles des lombes et du bassin. Cette contraction des dilatateurs du thorax explique l'anhélation que le coureur éprouve. Aussi cet exercice modifie-t-il au plus haut point la respiration et agit-il puissamment sur l'économie. Il faut le défendre aux personnes affectées de lésions organiques du cœur, disposées à l'asthme, à la phthisie; il y aurait pour elle menace de suffocation, crachement de sang qui hâterait la marche de la maladie : à ces constitutions, de l'exercice, mais de l'exercice modéré.

Les combats de la course étaient en honneur dans l'antiquité ; le vainqueur était couronné au milieu des applaudissements de la foule ; les femmes mêmes se livraient à cet exercice palestrique, et ne craignaient pas d'entrer dans la lice. Le chaste Hyppomène n'aurait pas vaincu la légère Atalante, sans les pommes d'or de Vénus. Les filles des rois aujourd'hui ne soumettraient plus leurs amants à une pareille épreuve, elles ne s'abaissent pas à effleurer la terre d'un pied léger.

De nos jours cet exercice gymnastique n'est plus représenté que par le jeu de barres, qui était anciennement un combat d'hommes armés, dans un espace entouré de *barrières*. Cette manière de courir est des plus salutaires, on ne peut assez la recommander ; non-seulement elle a l'avantage de développer les forces, de donner de l'agilité, mais aussi elle a celui de stimuler le courage et la ruse. Elle offre l'image d'un combat, mais d'un combat inoffensif ; l'intelligence du chef a autant de part à la victoire que le courage des soldats, il lui faut des connaissances stratégiques, il choisit le moment de l'attaque, calcule les accidents du terrain, reconnaît l'endroit faible de l'ennemi, et mesure d'un coup d'œil les circuits et les détours à faire pour le surprendre ; et quand il a, par un coup hardi, délivré ses prisonniers, ou pris le camp opposé, nouveau Miltiade, ses lauriers ôteront le sommeil à un autre Alexandre.

Danse. —La danse faisait partie d'un des deux principaux genres de gymnastique ancienne, connue sous le nom d'*orchestique*.

On peut, en examinant un danseur de profession, avoir l'idée de ce que peut l'exercice d'un organe sur son développement ; les muscles de la partie inférieure du tronc, des cuisses et des jambes en particulier, sont d'une grosseur qui contraste avec l'étroitesse de leur poitrine et la petitesse de leurs bras. Ce fait donne la mesure de ce qu'on doit attendre de la danse comme exercice gymnastique.

On rencontre souvent des enfants dont les jambes sont peu développées, incurvées ; cette incurvation, quand elle n'est pas portée trop loin, se redresse d'elle-même, sans les moyens orthopédiques ; mais le mollet a peu de volume, les muscles jumeaux et soléaires sont à peine saillants, il y a faiblesse., vacillation dans la marche. La danse, fréquemment répétée, aura dans ce cas les meilleurs résultats.

Considérée comme plaisir de société, la danse est loin de produire les bons effets qu'elle promet, on peut même dire qu'elle est plus nuisible qu'utile, aux femmes surtout. Rousseau disait qu'il aimerait mieux danser dans une grange qu'à l'Opéra. Un bal au grand air, sur la verdure, est un exercice salutaire. Mais dans les grandes villes, où l'on est entassé dans un lieu étroit, la température s'élève, l'air est vicié, on respire mal ; la vivacité du plaisir, la coquetterie, ce grand mobile des femmes, ne permettent pas de sentir la fatigue ; on passe d'un lieu où l'on est plongé dans un bain de vapeur, dans un air froid, les bras nus, la poitrine découverte. Le médecin voit tous les accidents qui en seront la suite ; mais ses conseils sont méconnus ; c'est en vain que des voix éloquentes s'élèvent contre les abus, les coutumes dangereuses, on ne les écoute pas. Mais aussi, combien de jeunes personnes frêles et délicates ont puisé dans un bal le germe d'une maladie qui les a conduites au tombeau. Il y a des constitu-

tions qui peuvent tout braver ; mais dans notre système d'é-
ducation actuelle, c'est l'exception. Nous n'avons pas assez
fait pour fortifier l'organisation, nous ne l'avons pas habituée
à passer d'un milieu dans un autre, de manière à ce que cette
transition brusque n'ait pas d'effets sur elle. Nous recom-
mandons aux mères, dont nous voudrions pouvoir éveiller la
sollicitude, de régler, d'interdire même cet amusement; c'est
une défense un peu sévère sans doute ; comment résister à
un plaisir si entraînant! Cela est vrai, mais le premier des
plaisirs, c'est la santé.

4° *Natation.* — L'homme dans sa structure ne remplit
aucune des conditions à l'aide desquelles les animaux aquati-
ques se soutiennent sur l'eau. La nage est leur locomotion naturelle, ils sont édifiés d'après les lois de l'hydrostatique.
Pour l'homme c'est un art, il n'y arrive que par une suite de
mouvements très-complexes et d'autant plus fatigants qu'il
n'en a pas l'habitude. Les efforts multipliés que fait pour se
maintenir à la surface de l'eau celui qui commence à nager
vont souvent jusqu'à donner des crampes. Il fait en peu de
temps, sans changer de place, une dépense de forces musculaires qui suffirait à un nageur exercé pour parcourir de
grandes distances sans fatigue.

On jugera facilement de la puissance d'action de la natation sur toute l'économie, et de l'avantage qu'on peut en tirer, en remarquant ce qui se passe : les quatre membres sont
en action ; les inférieurs se raccourcissent, puis s'étendent
brusquement en s'écartant pour frapper l'eau et imprimer au
corps un mouvement en avant ; pendant ce temps, les supérieurs, rapprochés et allongés au devant de la tête, s'écartent
pour fendre l'eau, et reviennent en décrivant deux arcs de
cercle sur les parties latérales du tronc, auquel ils donnent un
mouvement d'impulsion en frappant l'eau ; les muscles de la
région cervicale postérieure, du dos, des lombes, se contractent pour tenir le corps étendu et la tête hors de l'eau, la
poitrine se dilate pour donner à tout le corps une légèreté
spécifique plus grande. On comprend les modifications im-

portantes que l'on peut imprimer à cet exercice salutaire ; il est éminemment fortifiant, et convient à tous ceux dont le système musculaire et osseux est peu développé, aux constitutions lymphatiques.

Le corps étant plongé dans un milieu résistant qui s'oppose à la transpiration cutanée, acquiert au lieu de perdre, aussi on est surpris d'être entré dans un bain pendant les chaleurs débilitantes de l'été, affaibli, fatigué, et d'en sortir avec un surcroît d'activité, une disposition à faire sans peine de longues courses. Nous avons la conviction que beaucoup de personnes pourraient éviter les difficultés d'un déplacement et trouver au milieu de la Seine une grande partie des avantages des bains de mer qui agissent au moins autant par le mouvement de l'eau, et la percussion qui en résulte sur la surface du corps, que par les sels qu'elle tient en dissolution. Il est certain que si l'on s'enferme dans un cabinet étroit où l'on ne peut se remuer, il n'y a pas d'effet produit ; mais ce n'est pas ainsi qu'il faut se baigner ; le baigneur qui ne sait pas nager doit imprimer au liquide des mouvements d'ondulation qui agiront mécaniquement sur la peau et les parties sous-jacentes : ce n'est que de cette manière qu'on peut arriver à des résultats.

Quand la natation ne serait pas un moyen hygiénique de la plus haute importance, elle doit aujourd'hui faire partie d'une bonne éducation. L'homme ignore si la position dans laquelle il se trouvera, ne le mettra pas dans la nécessité de défendre sa vie contre les flots. On voit chaque jour des malheurs qui plongent les familles dans le deuil. Dernièrement, à quelques lieues de Paris, un jeune homme a la douleur de voir son père se noyer à quelques pas de lui, sans pouvoir lui porter secours. Un fils peut-il déplorer assez l'ignorance dont a été victime celui qui lui a donné le jour !

C'est le thermomètre qui doit régler le temps pendant lequel on peut se livrer à la natation. L'été est la saison favorable. Il faut mettre au nombre des erreurs les effets délétères de la canicule ; ce préjugé, qui a fait proscrire les bains pendant ce temps, tient probablement à ce que cette constellation dominant du 24 juillet au 23 août, exposait en plein aux rayons ardents du soleil, presque perpendiculaires à cette époque de l'année, ce qui donne lieu à des érysipèles, à l'eczéma solare, peut-être quelquefois à l'inflammation des méninges ; mais à Paris les bains sont couverts d'une toile, et du reste on peut choisir le matin ou le soir, pourvu que ce soit à une heure assez éloignée des repas.

Quelques personnes supportent difficilement le contact de l'eau, elles doivent y entrer avec précaution, y plonger d'abord les parties inférieures, puis mouiller avec la main les différentes parties du corps, et notamment la poitrine et l'abdomen ; si nonobstant ces moyens de prudence, il y a tremblement, claquement de dents, teinte violacée de la face, il y a menace de congestion cérébrale, il faut se retirer. Il est prudent de s'exposer quelque temps déshabillé au grand air pour ne pas se mettre au bain en transpiration. Les femmes se trouveront bien de se soutenir les seins avec un foulard.

Depuis que la gymnastique, grâce au zèle des médecins philanthropes, se répand en France, les jeunes personnes, à Paris, apprennent à nager ; on ne peut trop propager cette louable coutume qui, à la longue, aura, comme tous les exercices dont nous parlons, une grande influence sur la santé publique.

En mettant la natation au rang des choses indispensables à savoir, nous n'ignorons pas que l'incurie de l'autorité municipale ne permet pas aux habitants des villages éloignés des rivières de se baigner. Chaque commune a un lavoir pour les chevaux, et aucune n'a, nous ne disons pas un établissement élevé à grands frais, mais un lieu où l'on puisse se soumettre à des ablutions nécessaires à des hommes dont les travaux au soleil, dans la sueur et la poussière, salissent et débilitent le corps. Pourquoi, dans les villages qui ne sont pas riverains, ne pas barrer un ruisseau ? cela ne coûterait rien et suffirait à ramener à des soins de propreté indispensables à la santé. Les préfets que l'on improvise dans les salons de la capitale, se garderaient bien de rappeler aux maires ce qu'ils ont à faire pour le bien-être de leurs administrés. Ils ne savent peut-être pas qu'il y a des femmes qui sont arrivées à soixante ans sans jamais avoir pris un bain , tandis qu'eux en prennent pour se délasser des fatigues d'un bal ou d'une soirée bruyante.

5° *Chasse.* — Peu d'exercices sont aussi salutaires que celui de la chasse , il réunit la marche, le saut et la course, il agit autant sur les sens que sur les organes locomoteurs. Ses effets sont d'autant plus marqués , qu'il arrive chez quelques personnes à un degré d'entraînement auquel elles ne peuvent pas plus résister que calculer les marches et contre-marches qu'il faut faire. Quel est le chasseur qui , découragé le soir d'avoir parcouru en tous sens une terre ingrate qui lui a refusé ce qu'il cherchait , n'a pas juré en rentrant de déposer les armes, sans pouvoir, comme le vieux guerrier, dormir sur ses lauriers ; vaine résolution , serment d'amant ! la nuit lui apporte un sommeil réparateur qui n'est troublé que par un songe où il aperçoit le gibier qu'il n'a pas vu en réalité ; il se lève frais et dispos, et le fusil sur l'épaule, il reprend sa course aux cris joyeux de son chien fidèle.

La chasse est toute une méthode de gymnastique. Il faut courir, franchir les haies, sauter les ravins , les fossés, gravir les rochers, exciter ou réprimer de la voix l'ardeur des chiens, avoir l'oreille au guet, suivre de l'œil le vol de la caille ou de la perdrix, distinguer le lieu où elles vont s'abattre, marcher contre le vent, la pluie, s'exposer à un soleil ardent, au froid, à la neige, se jouer en un mot de l'intempérie des saisons. Voyez-vous ce chasseur harassé, il a faim et soif, ses jambes fléchissent et ont peine à surmonter les difficultés de terrain, il perd courage ; tout-à-coup une pièce de gibier s'offre à sa vue, c'est une étincelle électrique, il éprouve une commotion qui lui rend son énergie du matin, il tire, et l'odeur de la poudre lui fait oublier qu'il a besoin de repos.

Le chasseur a le système osseux et musculaire bien développé , son tissu cellulaire n'est jamais chargé de graisse, ses digestions sont excellentes, son appétit excessif ; mais il perd trop pour avoir de l'embonpoint.

Gastronomes impotents et qui ne vivez que pour manger, vous vous faites traîner chez Véry, dans votre équipage, pour y faire un mauvais dîner; nous vous souhaitons la passion de la chasse, vous perdrez bientôt en grosseur ce que vous gagnerez en appétit.

> Il est un moyen sûr d'acquérir ce trésor :
> L'exercice, messieurs, et l'exercice encor.
> Allez tous les matins, sur les pas de Diane,
> Armés d'un long fusil ou d'une sarbacane,
> Épier le canard au bord de vos marais ;
> Allez lancer la biche au milieu des forêts ;
> Poursuivez le chevreuil s'élançant dans la plaine ;
> Suivez vos chiens ardents que leur courage entraîne...
>
> GASTRONOMIE.

Le chasseur a une manière de vivre toute particulière; il prend en pitié les petits tracas du monde, les rapports de société; tout est pour lui dans la précision d'un coup de fusil, il ne sacrifie qu'à Diane. On a dit à tort qu'il n'avait pas d'ambition : il a celle de son art, il en est jaloux. Quand un rival, plus heureux, a étendu à ses pieds le lièvre qu'il a manqué, l'envie est à son comble, c'est pis que si on lui enlevait sa maîtresse; et peut-être que le cœur d'un ministre, auquel un autre plus adroit a soufflé son portefeuille, est moins saignant.

Le goût pour la chasse se fait remarquer de bonne heure dans les enfants; la détonation des armes à feu leur est agréable, il les recherchent et les examinent avec curiosité ; d'autres, au contraire, les craignent et n'osent y toucher. Il faut dans les premiers modérer ce penchant, et le développer dans les seconds par gradation. Si la vue d'une arme ne révèle pas qu'on est un Achille, au moins qu'elle apprenne qu'on est un homme.

La chasse, comme nous l'avons dit, pouvant devenir passion, il en résultera souvent un exercice forcé qu'on n'obtiendrait pas sans l'attrait du plaisir, et qui cependant peut être nuisible. Le chasseur ne se ménage pas assez; exposé à la pluie, à la rosée du matin, forcé de traverser des terrains marécageux, il contracte des rhumatismes et des bronchites chroniques. Il est nécessaire que les personnes qui ne peuvent résister à l'humidité, quoiqu'elles aient tout fait pour fortifier leur constitution, ne chassent qu'à certaines heures du jour, après midi, par exemple, par un beau temps, et ne se livrent à ce divertissement qu'avec modération. Une sage réserve dans les plaisirs permet d'en goûter le charme, et les fait tourner au profit de l'organisme.

Escrime. — L'escrime est un des exercices qui exigent le plus de force et de précision dans les mouvements; rien n'est prévu d'avance; c'est un combat entre deux adversaires qui redoublent d'efforts, de feintes, pour se surpasser; ils se mesurent des yeux, et ne prennent de repos que quand l'un d'eux a avoué sa défaite, aveu qu'on ne fait qu'après avoir pris plusieurs fois sa revanche, et qui coûte toujours à l'amour-propre. Il arrive quelquefois que les fleurets dont on se sert, maniés avec trop d'acharnement, se déboutonnent, et blessent mortellement celui qui en est atteint. Ce malheur vient d'arriver à un jeune homme qui était l'espoir de sa famille. Il faudrait ne pas permettre cet exercice sans qu'au préalable ceux qui s'y livrent ne soient plastronnés, ou bien ne pas se servir d'une tige métallique, qui par accident devient une épée, mais d'une arme inoffensive, qui, offrant assez de résistance pour s'exercer, ne pourrait jamais devenir meurtrière.

L'escrime, comme toutes les luttes, étant très-propre à piquer l'amour-propre, à exciter l'orgueil, fait exécuter sans peine une suite de mouvements qu'on ne fait pas dans un exercice qu'on prend seul; aussi la fatigue, dont on ne s'aperçoit pas pendant la défense et l'attaque, se fait sentir plus tard; voilà pourquoi les anciens l'avaient considérée comme très-propre à faire maigrir. Son action se porte principalement sur les membres supérieurs, et contribue à distendre le thorax; mais elle a l'inconvénient de développer un membre plus que l'autre. Il faudrait, pour répartir exactement ses effets, qu'on fît des armes alternativement des deux mains, qu'on fût ambidextre.

L'habileté qu'on acquiert à manier une épée, à défendre

sa vie, rend peut-être querelleur, chatouilleux sur le point d'honneur, et porte à attaquer celle des autres sur de frivoles prétextes; en sorte que ce qui serait utile à l'individu deviendrait nuisible à la société. Nous avons dit en commençant que la gymnastique ne s'occupait pas seulement du développement physique des organes, mais qu'elle prenait aussi en considération les qualités les plus précieuses de l'homme, les qualités affectives. Si elle avait pour but de faire des duellistes de profession, il faudrait la proscrire. Elle devra donc rappeler au jeune homme dans les mains duquel elle met des armes, que ce n'est point pour attenter à la vie d'autrui, mais seulement pour se défendre en cas d'agression injuste; qu'il ne doit jamais provoquer; qu'il ne doit pas jouer son existence sur un mot léger, sur une plaisanterie, mais dans le cas seulement où on attaquerait sa moralité, où l'on ternirait sa réputation d'homme de bien. Pour la conserver intacte, l'homme honnête est prêt à tout faire; c'est ce qui rend l'abolition du duel difficile dans l'état actuel de nos mœurs. Ce n'est pas une loi qui l'abolira, mais l'éducation, qui doit amener les hommes à n'en avoir plus besoin. Il faut leur inspirer l'horreur de verser le sang humain, leur apprendre de bonne heure l'estime, la considération qu'ils doivent à leurs frères, en un mot, l'amour de l'humanité.

A ces divers exercices actifs viennent se joindre un grand nombre de jeux qui faisaient partie de la sphéristique des anciens, et qui produisent les mêmes effets, tels que le mail, le ballon, le volant, les jeux de paume, de balle, de boules, de quilles, qui agissent plus spécialement sur les membres supérieurs, et développent par conséquent la poitrine et les organes qu'elle contient; tels sont aussi le palet, la corde, le cerceau, le billard, qui mettent en action les parties supérieures plus que les inférieures. Le cerceau convient particulièrement aux enfants, il leur rend la course facile, en ce qu'ils sont occupés à suivre et à pousser avec adresse le cercle qui fuit devant eux. Cet exercice salutaire, comme celui de la corde, dont nous avons parlé, est celui auquel les enfants de la capitale se livrent avec le plus de plaisir et d'utilité. Le billard convient spécialement aux personnes d'un certain âge, qui s'alourdissent, et qui, après le diner, ont de la propension au sommeil; il dissipe agréablement cette tendance à l'inertie, en exerçant la justesse de l'œil, et en imprimant un mouvement utile aux bras et aux jambes; du reste, c'est au médecin de juger de l'exercice applicable aux cas pour lesquels on réclame ses conseils éclairés.

Gymnastique passive.

Cette dénomination, qui est une véritable antimonie, donne une idée assez juste des modifications que ce genre d'exercices peut imprimer à l'organisme; c'est presque le repos, sinon absolu, au moins relatif. La circulation, la respiration, l'innervation, n'ont pas le degré de prédominance qu'elles acquièrent dans les exercices précédents. L'individu qui est mis en mouvement ne l'est pas par la contraction musculaire, si propre à imprimer des changements favorables à tous les viscères, mais il est mu par une force placée hors de lui, qui lui imprime un mouvement de totalité, et le transporte d'un lieu dans un autre sans qu'il ait besoin de mettre en action ses organes locomoteurs; son cerveau n'en reçoit pas la moindre excitation, car ce genre d'exercices n'est pas même, la plupart du temps, dirigé par l'attention; aussi ne doit-on pas en attendre ces puissantes dérivations qu'on obtient des mouvements énergiques, et si, dans l'aliénation mentale, il a de bons résultats, cela tient plutôt aux distractions produites par les voyages. Nous aurions plus de confiance au pirouettement produit par la machine rotatoire de Darwin, construite en forme de jeu de bague.

L'embonpoint qu'on remarque chez les personnes qui vont habituellement en voiture, prouve que ce mode de progression favorise la nutrition. On conçoit qu'elle ne peut point être troublée, comme cela arrive dans les actes locomoteurs, qui réclament pour eux seuls une action cérébrale au détriment de l'estomac, qui en a besoin pour élaborer les aliments qu'il contient. Si donc les fonctions assimilatrices paraissent prédominer, cela ne tient pas à un surcroit d'action, mais aux moindres pertes qu'entraine ce genre d'exercice, comparativement à ce qui a lieu dans les mouvements énergiques. Le mendiant espagnol engraisse aussi bien en faisant la sieste, que le grand qui digère dans un somptueux équipage. Nous croyons donc que s'il y a quelques effets sensibles produits par ce genre d'exercices, cela est dû moins à leur influence directe qu'au changement de lieux, d'air, à la nouveauté des objets qui récréent les yeux. On pourrait objecter que quelques personnes, après le repas, ne peuvent aller en voiture sans éprouver du trouble dans leur digestion ; mais c'est l'exception, et cela arrive plus fréquemment à celles qui vont le dos tourné au lieu où elles se rendent, ce qui pourrait tenir à la manière confuse dont les objets frappent les yeux ; il en résulte un trouble qui agit primitivement sur le cerveau, et sympathiquement sur l'estomac.

L'on conçoit encore que durant ce genre de gymnastique les forces musculaires ne soient pas dépensées, ni les sécrétions de la peau excitées ; il ne reste donc que l'absorption et la nutrition qui soient directement ou indirectement influencées ; d'où il résulte que c'est un exercice que le médecin ne prescrira que quand il ne pourra faire autrement, c'est-à-dire aux convalescents qui ne pourraient marcher, mais auxquels un changement de lieu qui rompt l'uniformité de la chambre est aussi utile qu'agréable, aux vieillards, aux individus trop faibles pour faire des mouvements qui nécessiteraient plus de force qu'ils n'en ont réellement.

Progression en voiture. — Ce mode de progression a suivi, dans ses effets hygiéniques, l'art du carrossier, le pavage des rues, et le bon état des routes. Examiné dans les campagnes ou dans les grandes villes, il ne peut donner des résultats identiques : là, sont des chemins mal entretenus, offrant des inégalités qui impriment des cahots que la dureté des voitures augmente ; ici, ce sont des voies planes, des voitures suspendues sur des ressorts élastiques, garnies de coussins moelleux, qui diminuent les chocs communiqués. Si le médecin voulait obtenir un ébranlement salutaire à l'organisme, par le fait seul du mouvement, il faudrait qu'il déterminât d'avance les conditions de lieux et de voitures.

Les voyages en chemins de fer, sous le rapport gymnastique, ne peuvent donner lieu qu'à un balancement insensible, sans effets. Si on a le grand avantage de parcourir en peu d'heures des distances immenses, les objets se succèdent avec une telle rapidité, qu'il semble qu'un mouvement de rotation leur soit imprimé; et comme ils ne produisent qu'une sensation confuse sur le sens de la vue, on ne goûte pas l'utile plaisir de la distraction.

En général, l'exercice de la voiture est peu excitant; il convient aux enfants, aux personnes faibles, aux convalescents, qui doivent, aussitôt que le retour des forces le permet, y joindre un commencement d'exercices plus actifs; ainsi, arrivés dans un endroit agréable, ils se trouveront bien d'y faire quelques pas, devraient-ils s'appuyer sur le bras d'un ami. L'habitude d'aller en voiture rend paresseuses les personnes d'un certain embonpoint, la marche leur devient pénible. Il faudrait que ceux qui vont à pied pussent avoir à leur disposition quelque temps les équipages de ceux qui ne savent plus marcher, tous s'en porteraient mieux.

De la navigation. — On ne peut pas appliquer à la navigation ce que nous avons dit des exercices passifs en général; si elle s'en rapproche par le mode de communication du mouvement, elle en diffère tellement par son action sur l'innervation, qu'elle devient un des plus puissants moyens de l'hygiène. Un vaisseau est un gymnase où l'on fortifie sa constitution par tous les exercices corporels, par la respiration d'un air pur, par l'action répétée des rayons du soleil, par le changement d'habitude, d'alimentation; où l'on s'habitue aux intempéries atmosphériques, aux diverses températures des régions qu'on parcourt; où l'instinct de la conservation personnelle fait naître le courage, pour disputer sa vie aux flots prêts à l'engloutir. Télémaque saisit le gouvernail : « Pendant une soudaine tempête, qui troubla le ciel et la mer, les vents déchaînés mugissaient avec fureur dans les voiles; les ondes noires battaient les flancs du navire, qui gémissait sous leurs coups. Tantôt nous montions sur le dos des vagues enflées, tantôt la mer semblait se dérober sous le navire et nous précipiter dans l'abîme. Nous apercevions auprès de nous des rochers, contre lesquels les flots irrités se brisaient avec un bruit horrible. Alors je compris, par expérience, ce que j'avais souvent ouï dire à Mentor, que les hommes mous et abandonnés aux plaisirs manquent de courage dans les dangers. »

Les matelots qui se livrent aux exercices pénibles de la navigation ont le système musculaire très-développé, la poitrine large, un goût prononcé pour les expéditions lointaines et aventureuses; la mer est devenue leur élément; elle les a tellement modifiés, qu'ils ne ressemblent plus au reste des hommes.

Les émotions que peut exciter la vue d'un spectacle imposant et nouveau, pour le passager, doivent agir puissamment sur son cerveau, et par suite sur tout l'organisme; aussi les voyages maritimes auront les meilleurs résultats sur les maladies chroniques, les affections nerveuses et morales; ils deviennent une puissante diversion aux chagrins de l'amour : Minerve précipite le fils d'Ulysse du haut d'un rocher battu par les flots écumants; il devient un moment le jouet des vagues, boit l'onde amère, et oublie sa chère Eucharis.

Gymnastique mixte.

Ce genre d'exercices est la réunion des deux précédents; il participe nécessairement à leurs effets composés. Ce n'est plus seulement une force étrangère qui imprime le mouvement à l'individu, il ne la subit pas passivement, mais il agit lui-même, et concourt, par des contractions musculaires, par des attitudes variées, à suivre l'impulsion qui lui est donnée. Par conséquent, plus son action personnelle sera énergique, c'est-à-dire plus elle se rapprochera des efforts qu'il fait dans les exercices actifs, plus les effets obtenus seront capables de modifier l'économie ; plus, au contraire, elle sera faible comme dans les seconds, plus les effets débilitants de l'inaction se feront ressentir. Ainsi, un exercice mixte peut, par la manière dont on s'y livre, devenir actif ou passif ; celui de l'escarpolette est dans ce cas : quand on est debout sur le siége, et qu'on se meut soi-même, il y a des mouvements de flexion et d'extension des jambes qui produisent une fatigue qu'on ne peut soutenir long-temps ; au contraire, si on est assis, et mis en mouvement par une puissance étrangère, les résultats sont les mêmes que dans la progression en voiture.

Le médecin pourra prescrire ces sortes d'exercices aux personnes qui auraient trop peu de force pour se livrer aux premiers, ou trop pour se borner aux seconds. Il pourra de même régler la manière de les prendre, puisqu'en analysant leurs effets généraux, on verra qu'ils ont une action plus ou moins grande sur l'organisme ; que, quelquefois, ils n'activeront pas la circulation ; que, d'autres fois, ils iront jusqu'à exciter la transpiration cutanée ; mais pour produire ces résultats, il faut, en s'y livrant, ou bien faire des mouvements qu'ils ne comportent pas, ou bien être sous une influence morale particulière.

Équitation. — Quelques auteurs ont prétendu que l'exercice du cheval diminuait la calorification et la circulation ; d'autres, qu'il les augmentait. Si l'on prend l'état de repos pour point de comparaison, on ne comprend pas comment un exercice, quelque passif qu'il soit, pourrait diminuer le nombre de pulsations dans un même temps, et la calorification dans un milieu ambiant d'égale température. Il serait plus rationnel d'admettre qu'il active ces deux fonctions ; mais pour conclure rigoureusement, il faut tenir compte de l'allure du cheval, de son calme ou de sa fougue, de l'inégalité du terrain, de la vitesse avec laquelle il est lancé, et surtout de l'habitude et de la dextérité du cavalier. Celui qui monte un cheval rétif, et qui craint d'être renversé, a besoin de faire des efforts qui pourront augmenter les battements du cœur, précipités déjà par la crainte du danger.

Quoi qu'il en soit, l'exercice du cheval est salutaire dans beaucoup de cas ; il imprime aux viscères des secousses favorables, et favorise la nutrition, et particulièrement le développement du ventre. Au mérite d'être utile, il joint celui d'être agréable ; mettant en jeu l'amour-propre, il distrait puissamment, en fixant l'esprit du cavalier sur la manière de diriger, de maitriser son cheval avec art, et surtout de le monter avec élégance. Plus d'un dandy a oublié ses chagrins d'amour en faisant piaffer son coursier au bois de Boulogne, ou en couvrant de poussière le modeste promeneur qui goûterait fort *cette façon d'aller.*

De la balançoire. — Cet exercice est assez agréable, il imprime à tout le corps un mouvement uniforme qui excite les organes de la vie d'assimilation ; cette suspension au-dessus du sol, le contact d'un air frais pendant les chaleurs de l'été, causent un sentiment de bien-être difficile à décrire ; la respiration semble plus libre, et la poitrine se dilate davantage pour recevoir un fluide qui l'impressionne agréablement. Comme tous les exercices dont nous parlons, il a plus ou moins d'influence, selon qu'on seconde l'impulsion qui est communiquée par une main étrangère, ou qu'on reste immobile. Il est prudent, quand on n'en a pas l'habitude, de ne pas le prendre immédiatement après le repas ; il trouble fréquemment la digestion, et provoque même les vomissements.

Du jeu de bague. — C'est un amusement de peu d'influence ; il consiste dans un mouvement de rotation qui est mal supporté par beaucoup de personnes ; il faut l'interdire aux individus qui ont une maladie du cœur, ou qui sont disposés à l'apoplexie : il pourrait porter le sang à la tête ; il produit, à un plus haut degré que le précédent, des effets nuisibles à la digestion, des éblouissements, des vertiges, etc.

De la gymnastique relative à l'expression des désirs, des sentiments et des idées. — Voix ou phonation.

L'homme, étant né pour l'état social, ne pouvait, comme l'animal, se contenter d'un langage instinctif. Pour établir des rapports avec ses semblables, il avait besoin d'un langage conventionnel qui a sa source dans une faculté de l'esprit, et qui consiste dans une suite de sons articulés, qui deviennent l'expression, le signe de ses idées. Pour les faire passer dans l'esprit des autres, la nature lui a donné un organe particulier, le *larynx*, dont la fonction est de produire un son vocal ou la parole, recueillie par le sens de l'ouïe.

La gymnastique doit s'occuper des organes de la phonation, de tout ce qui peut contribuer à leur développement et à la régularité de leur jeu. En les soumettant aux exercices qui leur sont propres, on n'arrivera pas seulement à produire des sons nets et perceptibles, mais aussi à étendre l'intelligence de l'homme, en mettant à sa disposition tous les signes qui peuvent transmettre ses sentiments et ses idées. La conversation, la lecture, la déclamation, le chant, produiront ces résultats avantageux.

Conversation. — Rien n'est propre comme une conversation spirituelle sur un sujet agréable, à exciter la gaîté ; on goûte le bonheur dans un entretien avec un ami ; les idées se succèdent rapidement, les expressions sont faciles et brillantes, on éprouve une excitation cérébrale qui ressemble à celle que produit le café ou le vin de Champagne. Si la conversation roule sur un sujet sérieux, elle réagit puissamment sur l'intelligence, elle laisse dans l'esprit des traces profondes ; on est étonné des objections qu'on oppose et qu'on réfute tour à tour, et de la lumière qui jaillit sur les questions les plus graves.

La manière de dire les choses leur donne une valeur qu'elles n'ont pas par elles-mêmes. Nous ne sommes plus au temps où l'art de conter était en grande estime ; on écoutait, bouche béante, des récits merveilleux ; aujourd'hui, dans les réunions, la conversation est rarement générale, on fait de l'égoïsme avec son voisin, ou bien on transforme les salons en arènes politiques ; c'est le siècle des choses sérieuses et positives. Il y a cependant des hommes qui ont le talent de fixer l'attention sur de jolis riens, et de piquer vivement la curiosité; ils n'ont pas de profondeur dans l'esprit, ils ne savent que ce que tout le monde sait, mais ils s'expriment avec une facilité qui éblouit; leurs gestes, le son de leur voix, tout contribue à charmer. Rien n'est utile aux jeunes gens comme la conversation d'un homme moral et instruit, ils y puisent le germe d'une bonne conduite, et les premiers éléments des sciences qu'ils cultiveront avec d'autant plus de succès, que la manière attrayante dont elles leur auront été présentées en fera naître le goût. Les parents doivent faciliter à leurs enfants les entretiens dont nous parlons, et éviter avec le même soin ceux qui ne pourraient que gâter leur esprit, ou vicier leur cœur.

La conversation est un stimulant de l'esprit; nous mettons de l'amour-propre à nous exprimer aussi bien que notre interlocuteur, et comme nous sommes dans la nécessité de parler souvent à des personnes instruites, nous travaillons à donner de nous une idée favorable. Si l'étude occupe tant à Paris, c'est qu'on trouve mille occasions de faire ressortir ses avantages, c'est qu'on en sait toujours moins que celui à qui l'on parle; et si notre esprit se rouille dans l'oisiveté, en province, c'est que nous en savons toujours plus que celui qui converse avec nous; nous ressemblons au riche qui laisse perdre le bien qu'il ne cultive plus.

Une infirmité que l'on rencontre assez fréquemment, et qui prive en partie de ce moyen de communication intellectuelle, est le bégaiement. Soit qu'il y ait un vice de conformation et de structure des organes de la voix et de la parole, ou une modification de la partie du centre nerveux cérébral qui préside à cette faculté, les bègues éprouvent une difficulté dans la prononciation, qu'augmente leur timidité naturelle, et qui les réduit au silence. Ils ont recours à tous les moyens d'expression que leur fournissent le ton de la voix et spécialement le jeu de la physionomie. Il faut de bonne heure combattre cette défectuosité du langage, qui ne peut que s'accroître et dégrader les facultés morales et intellectuelles, en condamnant à l'isolement. C'est ici surtout qu'une volonté ferme est nécessaire, ce qui prouve en faveur de ceux qui placent la cause du bégaiement dans le cerveau. On doit s'appliquer à rectifier sa prononciation par la lecture, l'épellation, la déclamation de quelques beaux vers, par le chant ; tous ces exercices doivent être pris d'abord en particulier, ensuite en public, pour vaincre une trop grande timidité. (*Voy. Lecture*, article *Instruction*.)

Lecture. — Si la conversation, par le peu d'efforts qu'elle exige dans le jeu des muscles de l'appareil vocal, est plutôt un moyen de relation qu'un moyen de développement de ces organes , il n'en est pas de même de la lecture à haute voix, qui , nécessitant plus de force et de durée dans les sons , a plus d'action sur le larynx, et peut le fortifier davantage. C'est donc un exercice utile, considéré seulement sous le rapport physiologique, et comme il agit puissamment sur les facultés intellectuelles, on ne peut trop s'y livrer, afin d'être à même de rendre, avec des inflexions convenables, les beaux passages de nos grands poètes. Nous renvoyons à l'article *Instruction primaire*, dans lequel nous en avons parlé longuement.

Déclamation. — Cette partie importante de l'éducation s'est malheureusement ressentie de la défaveur générale dans laquelle est tombée la gymnastique. Les anciens, avec raison, en avaient fait un art, qui, à la vérité, dégénéra trop souvent en puérilité, mais dont le but primitif était de former des orateurs. Les rhéteurs enseignaient la déclamation, et la jeunesse qui , plus tard , devait représenter les intérêts publics, ne montait à la tribune aux harangues qu'après s'être exercée long-temps, dans les écoles, à l'art difficile de bien prononcer un discours avec le ton et les gestes convenables, comme les gladiateurs s'exerçaient à faire des armes dans les académies, avant de descendre dans l'arène. C'est un mal aujourd'hui que la déclamation soit négligée, et qu'elle ne se soit guère conservée que sur la scène. Aussi les tragédiens font pleurer en représntant des fictions, et les orateurs sacrés et profanes nous touchent à peine, en annonçant les vérités éternelles, ou en plaidant la cause de l'humanité. Il serait fâcheux de penser, avec un acteur, que cela tient à ce qu'ils représentent la vérité comme s'ils n'y croyaient pas, tandis qu'eux représentent la fable comme s'ils y croyaient.

La déclamation donne de la force et de la netteté à la voix, elle en varie les tons, pour éviter la monotonie, en marque les intonations. Par cet exercice répété, la voix humaine s'élève ou s'abaisse, est lente ou précipitée, selon les sentiments qu'elle veut exprimer; elle peint la tristesse ou la gaité, la colère ou la pitié; enfin elle sait prendre le langage de toutes les passions, et quand l'éloquence du geste se joint à son action, elle porte la conviction dans les esprits.

Les organes de la phonation n'ont pas, chez tous les individus, une conformation heureuse; la nature est souvent avare de ses dons; il faut alors que l'art y supplée. Quelquefois il y a peu de souplesse, de la rudesse même dans la prononciation. Une étude assidue corrigera une partie de ces imperfections; mais il faut qu'elle soit dirigée, graduée assez habilement pour ne pas fatiguer les organes vocaux, mais pour les modifier avec persévérance, de manière à adoucir les sons durs et âpres et à augmenter les sons faibles.

Chant.—L'homme ayant dans sa psychologie une faculté de musique, avait besoin, pour la mettre en œuvre, d'un instrument qui pût moduler les sons vocaux, phénomènes d'expression de ses sentiments intérieurs. La musique vocale est, des trois exercices qui précèdent, le plus propre à développer l'appareil thoracique par un jeu continuel, par la grande quantité d'air qu'elle y introduit pour filer des sons, et surtout par l'action répétée des muscles du larynx, qui impriment les vibrations à l'air qui en sort; à donner à la voix de l'étendue, de la mobilité, à en varier les tons, le timbre.

La voix humaine peut embrasser trois octaves; elle acquiert, chez les chanteurs de profession, une flexibilité étonnante, et produit une mélodie qui enivre. Indépendamment de l'utilité du chant comme moyen de développement organique, il doit être cultivé comme un art civilisateur, destiné à adoucir la dureté du caractère, en inspirant l'amour de tout ce qui est beau, et à répandre le charme dans les relations sociales.

Les exercices que nous venons de passer en revue sont très-propres, sans doute, à fortifier les parties du corps dans lesquelles ils se passent, mais c'est à la condition qu'elles seront dans un état d'intégrité parfaite. Malheureusement, les moyens gymnastiques n'ont pas prise sur le larynx, les bronches et les poumons, comme sur un os ou un muscle ; ces derniers peuvent être soumis à une action violente à laquelle on opposera un repos absolu pour en arrêter les effets ; mais les organes pulmonaires ne peuvent un instant cesser d'agir, sans suspendre la vie : leur dernière dilatation est le dernier soupir. Il ne faudrait donc pas soumettre indistinctement toutes les poitrines aux fatigues de la lecture à haute voix, de la déclamation et du chant, beaucoup ne les supporteraient pas. Il convient auparavant d'augmenter leur capacité par les exercices qui agissent sur le thorax, par la contraction des muscles qui s'y implantent ; c'est alors seulement qu'il faut faire coïncider les exercices de la voix avec ces actions musculaires, comme chanter, déclamer pendant la course, la natation ; mais il faut être en garde contre l'exagération de quelques esprits qui gâtent les meilleures choses. N'est-ce pas aller trop loin, de croire que les coups portés sur la poitrine sont des moyens de développement ? Il faudrait un grand nombre de faits de la nature de ceux que l'on cite, pour entraîner la conviction d'un médecin judicieux ; il serait nécessaire qu'il mesurât l'intensité des coups, qu'il connût la légèreté de la main qui les porte ; sans cela, il serait en droit d'en redouter les suites. Aussi est-ce à lui de juger de l'opportunité ou de l'inopportunité de ces exercices, selon l'âge, la constitution, et l'intégrité des organes ; d'en régler la durée, de les faire suivre du repos ou d'autres mouvements gymnastiques qui concourent à leur action.

La délicatesse des organes de la voix, leur susceptibilité à ressentir les effets d'une alimentation excitante, de l'humidité,

du froid, en un mot de tous les changements brusques de température, à être troublés par toutes les causes morales vives,
exigent des précautions sans nombre. C'est ainsi qu'il ne faudra pas les mettre en action immédiatement après le repas ;
l'estomac, distendu par les aliments, embarrasse la circulation,
en restreignant la capacité de la poitrine, qui, recevant moins
d'air en un temps donné, en pousse une moindre quantité
dans le larynx, et altère la pureté et l'étendue des sons. Les
chanteurs, pour conserver le plus long-temps possible le talent
qui nous charme, devraient s'astreindre à beaucoup de privations, éviter surtout les écarts de régime, qui doit en général
être rafaichissant, fuir les excès de tous genres ; c'est à eux
surtout que sont rigoureusement applicables les principes d'une
sage hygiène. Ils ne doivent jamais abuser de l'étendue et
de la facilité de leur voix ; il est de remarque qu'elle diminue
de fraicheur et d'éclat, et qu'ils la perdent même totalement
à un âge peu avancé. Si les affections laryngées sont plus communes de nos jours chez les acteurs, ne pourrait-on pas attribuer cette fréquence à la nécessité où ils sont de chanter trop
souvent, de se faire, par des efforts inouïs, une voix factice,
pour surmonter le bruit d'une instrumentation étourdis-
sante, ce qui fait, comme l'a dit Rousseau, *crier*, plutôt que
chanter.

S'il a été donné à l'homme de parcourir l'échelle diatonique
dans toute son étendue, il n'a pu le faire sans vaincre de
grandes difficultés, surtout sans une grande fatigue, pour passer des sons aigus aux sons graves. Il faut donc plus de repos
que n'en prennent ordinairement les artistes. Si les médecins
pouvaient, dans les maladies de poitrine, soumettre les malades à un mutisme absolu, les guérisons seraient plus faciles ;
s'il leur était possible de suspendre la respiration, dans la pneu-
monie, par exemple, elle n'offrirait pas tant de gravité. Terminons en disant que chacun doit chanter dans la mesure de
ses forces, avec une poitrine suffisamment bombée et des poumons sains, sans cela, il en résulterait une toux opiniâtre, de
l'amaigrissement, des crachements de sang et une affection

incurable. On a remarqué que les basses-tailles sont exposées aux hernies abdominales, et les hautes-contre aux injections du système capillaire de la peau, et spécialement celui de la face, aux vertiges, et aux tintements d'oreilles, etc.

M.

CHAPITRE VIII.

Du Sommeil.

Le sommeil, dont Homère et Hésiode ont fait un dieu, a mérité d'être chanté par les poètes, pour la douce influence qu'il exerce sur l'économie. Ovide le peint couché sur un lit d'ébène, dans un palais bâti au milieu d'un antre retiré, que les rayons du soleil n'ont jamais visité. Le fleuve Léthé arrose les murs de ce palais; on n'y entend que le doux murmure des eaux, on n'y voit que des pavots du suc desquels la Nuit exprime le sommeil qu'elle verse sur la terre. Il serait plus facile de répéter ce qu'a dit du sommeil la poétique antiquité, que de dire en quoi il consiste, quelle est son essence. Nous savons seulement qu'il découle de cette loi physiologique générale qui tient sous sa dépendance les êtres vivants, en les soumettant à des intermittences d'action, à des conditions de réparation, sans laquelle ils ne pourraient exister. Aussi nécessaire à la vie de relation que les substances réparatrices à la vie de nutrition, il devait se montrer à des époques fixes et périodiques, pour rendre à l'économie ce que lui a ôté, la veille, cet autre état opposé, qui partage avec lui la vie de tous les animaux, depuis le zoophyte, et, suivant quelques naturalistes, depuis les plantes jusqu'à l'homme.

Comme toutes les fonctions de l'organisme, il commande impérieusement, et ne permet pas plus qu'on résiste à son empire que la soif ou la faim. Aussi s'est-on servi avec succès de la veille forcée, pour amortir, chez les animaux les plus indomptables, la volonté, les disposer à l'obéissance, et remplacer l'instinct de férocité par celui de sociabilité.

Le besoin qu'on éprouve de se livrer au sommeil est d'autant plus irrésistible, qu'il nous ôte la force de le combattre, en affaiblissant notre volonté, en nous ôtant la conscience du *moi*. Quels motifs de détermination nous reste-t-il, quand nous en sommes à cet état de langueur décrit dans ce vers ?

Ac velut in somnis oculos ubi languida pressit
Nocte quies.   VIRGILE.

Tout disparaît, jusqu'au sentiment de l'existence, ce qui l'avait fait appeler, par les anciens, le frère de la mort.

Stultè quod est somnus gelidæ nisi mortis imago.
                          OVIDE.

Les physiologistes se sont élevés contre ce rapprochement ; mais d'abord ce n'est qu'une similitude qui donne du phénomène que nous examinons une idée assez exacte. En effet, qu'arrive-t-il dans un sommeil profond ? la cessation complète et momentanée de tous les actes de la vie animale ; les sens sont insensibles aux excitants extérieurs, les muscles ne se contractent plus, le cerveau lui-même cesse tout travail intellectuel, l'univers disparaît. Il est vrai que, pendant cet anéantissement passager de la vie de relation, quelques phénomènes obscurs de la capillarité, d'imbibition, de nutrition, se passent dans le champ de la contractilité organique insensible, cette force vitale dont l'action incessante échappe à l'intuition. Mais, qu'est-ce qu'un travail mystérieux dont nous n'avons pas la perception ? il reste inconnu comme toute sensation qui, se passant hors de l'être sentant, n'existe pas pour lui.

Si nous passons du sommeil profond ou de la mort de quelques heures au sommeil incomplet avec rêves,

Somnia quæ mentes ludunt volitantibus umbris:
                          PÉTRONE.

nous errons dans le dédale de la psychologie. L'ouïe, la vue, le tact, l'odorat et le goût sont fermés ; le cerveau est dans des conditions de réparation qui suspendent son action habituelle ; il ne peut travailler sur les impressions qui sont transmises par les sens sur lesquels n'agissent pas les modificateurs, et cependant nous avons des idées. L'amant rêve à sa maîtresse ; il trouve pour lui peindre ce qu'elle lui inspire, des expressions qui le fuyaient pendant la veille : il voit un sourire enivrant errer sur ses lèvres ; il entend des mots d'amour ; il la presse dans ses bras, et, bien que le tact soit aboli, sa main frémit à son contact, ses sens s'associent à son bonheur sans la participation de sa volonté, et le réveil lui prouve qu'il y avait de la réalité dans cette scène confuse.

> *Scribit amatori meretrix, dat adultera munus.*
> PÉTRONE.

D'autres ressentent en dormant des tortures effrayantes.

> *In spatio noctis miserorum vulnera durant.*

L'étonnement augmente à l'idée que des mathématiciens ont pu résoudre en dormant des problèmes qui avaient échappé à de longues veilles, et cela avec une lucidité remarquable. Comment se passent ces phénomènes? ils n'ont pas d'analogie avec ce qui a lieu dans le réveil de l'organisme ; en effet, le monde physique n'existe plus, il a fait place au monde moral ; il y a action d'un principe immatériel, dont la pensée sans le secours des sens est la manifestation évidente ; il y a action de l'esprit sur l'esprit. Serait-ce un sens interne qui entrerait en fonctions ? Mais quel est-il ? Le cerveau ? Mais il n'est pas dans cet état d'excitation que Broussais avait regardé à tort comme cause de perception, il est au contraire dans un état anormal, comparativement à la veille.

Le sommeil est un des actes de l'économie le plus merveilleux et le plus insaisissable dans sa cause. Il nous a souvent occupé, souvent nous l'avons combattu pour rechercher s'il était possible de tirer de son étude quelques inductions sur la vie future, mais le voile qui couvre le principe des choses ne peut être déchiré, tout est mystère dans l'organisation. Aussi, fatigué de nos vains efforts, nous prononcions ce mot consolant : *croyons*, et, la tête brûlante, nous demandions à ce Dieu, que nous ne pouvions saisir, le calme qu'il nous faisait perdre en cherchant à le comprendre.

Avant d'arriver à l'explication physiologique du sommeil, c'est-à-dire du cerveau qui ne pense plus, il faudrait connaître la modification de la pulpe cérébrale dans l'acte de la pensée, mais les épaisses enveloppes qui l'entourent le dérobent à nos yeux, et quand nous faisons cet examen, ce n'est plus qu'un corps soumis à l'empire des lois physiques et chimiques, parce que la vie s'en est retirée ; mais, cette inspection serait-elle possible, elle ferait encore le désespoir des matérialistes ; elle leur prouverait qu'en dehors des organes il y a quelque chose, que la vie ne résulte pas d'un arrangement moléculaire. Et comment expliquerions-nous la pensée en scalpant l'instrument de l'intelligence, quand nous ne savons pas ce qui se passe en lui, pendant l'acte qui nous occupe? En effet, est-ce un état passif ou actif du système nerveux en général, ou du système nerveux cérébral en particulier, et par lequel il se répare ? Il y a-t-il suspension d'actions dans tous les organes éloignés, par suite de la concentration de l'influx nerveux, des principes de la sensibilité dans le cerveau ? Il y a-t-il collapsus de ses fibres, ou compression par suite d'une congestion sanguine, ou retrait du sang et transport de ce sang dans l'abdomen, dont les fonctions sont plus actives, *somnus labor visceribus, motus in somno intrà vergunt*; ce qui, malgré l'autorité d'Hippocrate, n'est qu'une pure hypothèse. Toutes conditions, en un mot, qui ne permettent pas l'exercice de la pensée, et cependant elle s'exerce, non pas à la vérité sous l'empire de la volonté et du jugement, mais quelquefois avec assez de puissance et de lucidité pour résoudre des difficultés scientifiques. D'autres fois, il y a persistance de quelques facultés intellectuelles, au point de commander aux instruments des actions sensoriales, de la locomotion et de la parole, ce qui constitue le somnambulisme *naturel* ou *magnétique*.

Nous pourrions ici parler longuement de ce curieux phénomène, qui a eu et qui vient d'avoir encore ses fiévreux partisans, si les prodiges qu'ils annoncent seuls n'étaient pas de la charlatanerie comme tant d'autres merveilles spéculatives; c'en était fait de la psychologie de l'homme, les actes physiques, intellectuels et moraux, se passaient tout autrement; l'ère des extatiques, des convulsionnaires, des trembleurs, des crisiaques, des possédés, allait luire sur le monde au XIXe siècle. Mais honteux de mettre en relief notre ignorance, effrayé des deux questions suivantes : le somnambulisme est-il un état normal, ou une maladie des organes de l'innervation? nous passerons à des choses positives.

Besoin de dormir.

Le besoin qu'on éprouve de se livrer au sommeil se fait plus ou moins sentir, selon les fatigues de la veille et la nécessité de réparer les pertes qu'elles ont causées; par conséquent, plus le système nerveux aura dépensé, plus il y aura urgence de le mettre promptement dans des conditions de réparation. Ainsi, les enfants, dont tous les actes s'exécutent avec cette pétulance et cette vivacité qui contrastent avec la lenteur du vieillard, dorment à chaque instant du jour. Le climat agit puissamment sur ce besoin; l'habitant des pays méridionaux dort davantage que celui des pays septentrionaux. Le premier perd beaucoup par la transpiration, la secrétion, en un mot, par tous les excitants extérieurs qui l'affaiblissent.

L'habitude a une grande influence sur le retour et la durée du sommeil; les uns dorment plus, les autres dorment moins; tel s'endort en se mettant au lit, tel autre lentement; tel encore repose en peu de temps, tel autre en beaucoup. Il n'y a donc rien de déterminé à l'égard de sa durée. Le précepte de l'école de Salerne, *sex horas dormire sat est,* ne peut être donné comme une règle générale. Un homme livré à une vie active, et dont les heures sont comptées, n'a pas de temps à perdre; il dort vite en quelque sorte, et goûte en peu d'heures le charme et les bienfaits d'un sommeil réparateur. Celui dont l'existence est partagée entre le désœuvrement et l'ennui, reste dix ou douze heures au lit, et se plaint de ne pas dormir assez.

Effets du sommeil.

Le sommeil, comme nous l'avons dit, est destiné à réparer les fatigues de la veille; agissant sur le système nerveux d'une manière spéciale et inconnue, il lui rend, par la suspension momentanée de son action, la merveilleuse propriété de commander de nouveau à toutes les fonctions de l'économie. Il agit spécialement sur les organes musculaires et les rend propres à exécuter les mouvements qu'ils sont chargés d'accomplir. En les mettant dans un repos absolu, il leur permet de réparer les pertes qu'avait causées leur exercice; ce relâchement empêche de nouvelles dépenses, favorise l'accumulation des liquides en empêchant les sécrétions qui doivent les dépenser; il augmente ainsi la nutrition et l'accroissement.

L'hygiène, pour obtenir ces bons résultats, doit veiller à ce que les conditions qui peuvent les amener soient remplies. Ces conditions sont physiques et morales. Si l'exercice de la veille n'a pas été suffisant pour causer des pertes, le besoin de dormir se fait mal sentir, on dort peu, et d'un sommeil agité. Voilà pourquoi les convalescents se plaignent de ne pas dormir; ce qui est dû, dans beaucoup de cas, non à l'effet des douleurs qu'ils ont ressenties, mais au séjour prolongé du lit, au défaut d'exercice; perdant peu, ils n'ont rien à réparer. Si, au lieu de ce défaut de mouvement, d'action, il y a excès, les suites sont les mêmes, la fatigue se fait ressentir dans les organes, il y a souffrance, le sommeil se fait long-temps attendre. La promenade, le grand air, sont utiles dans le premier cas; dans le second, on obtient les mêmes effets d'un bain tempéré, il repose les membres fatigués, produit un sentiment de fraîcheur qui diminue l'activité de la circulation, et modère l'excitation des sens et du cerveau. Les causes morales agissent à leur tour sur la production du sommeil. L'ambitieux, poursuivi par ses rêves de grandeur, tourmenté de la soif des honneurs et des richesses, emploie une partie des heures consacrées au repos à rechercher la réalisation de ses projets ; il ne goûte pas, à proprement parler, les douceurs du repos, mais un sommeil lourd et fatigant ferme péniblement ses paupières. Celui, au contraire, qui n'a l'esprit ni tendu, ni préoccupé, à qui le calme des passions donne la tranquillité du cœur, s'endort avec la satisfaction d'avoir rempli ses devoirs ou fait une bonne action ; les rêves qui l'agitent quelquefois sont agréables comme les objets qui les font naître ; en paix avec sa conscience, il repose doucement : c'est le sommeil du juste.

Ce peu de mots suffit pour faire connaître les conditions d'un bon sommeil. Si la veille a été hygiéniquement employée au physique comme au moral, l'état qui lui succèdera produira l'effet désiré. On doit éviter de manger, avant de se coucher, des mets de difficile digestion, et surtout en grande quantité, car la réplétion de l'estomac cause de l'agitation, des cauchemars pénibles. Nous ne proscrivons pas cependant une légère collation, elle est utile aux personnes maigres, parce que, servant tout entière à la nutrition, elle peut donner un peu de l'embonpoint qui leur manque ; c'est par cette raison qu'elle doit être sévèrement proscrite chez toutes celles qui ont de la tendance à l'obésité. Du reste, ici comme en toutes choses, l'habitude joue le plus grand rôle ; nos pères soupaient et se portaient mieux que nous. Quelle gaîté franche brillait dans leurs petits soupers, et quels regrets amers leur suppression a causés aux spirituels contempteurs du présent et admirateurs du passé !

Les hommes livrés aux travaux intellectuels trouvent difficilement le sommeil ; nous leur conseillons, comme à tous ceux qui sont sous l'influence d'une excitation cérébrale produite par une cause quelconque, de chercher à calmer leur agitation par quelques distractions ; car le silence de la nuit ôtant aux sens leurs excitants naturels, livre l'esprit sans défense aux idées qui l'assaillent, rien ne vient en changer le cours. Il faut dans cette disposition éviter de se mettre au lit, en sortir même si l'insomnie se prolongeait, elle cause une souffrance et un accablement que l'exercice conjure.

Le temps pendant lequel on doit se livrer au sommeil a été marqué par la nature, mais nos coutumes sont rarement d'accord avec elle; et dans les grandes villes, où le jour est employé aux affaire sérieuses, une grande partie de la nuit est consacrée aux plaisirs bruyants. L'ordre naturel est trop souvent perverti par les usages des civilisations avancées; on ne le retrouve guère, pour la fonction qui nous occupe, que parmi les animaux, qui se lèvent et qui se couchent avec le soleil. Il est vrai que, pour remédier à une partie de ces inconvénients, nous avons fait du jour la nuit, et de la nuit le jour, en nous soustrayant pendant l'un aux excitants naturels, ou en nous entourant de stimulants artificiels pendant l'autre; et puis l'habitude, cette seconde nature, nous modifie singulièrement. Le provincial, nouvellement arrivé à Paris, passe les premières nuits dans l'insomnie; mais bientôt il retrouve, au milieu du mouvement, du bruit des voitures, le sommeil des nuits silencieuses de province.

La suspension d'action d'un organe comme le cerveau doit diminuer, pendant le sommeil, l'énergie et la force de résistance des organes; il faut donc éviter de s'endormir dans des conditions de localité, d'hygrométrie et de température défavorables. La chambre à coucher est la pièce importante d'un appartement; elle ne doit jamais être humide, si l'on ne veut contracter des douleurs rhumatismales opiniâtres. Il faut qu'elle soit assez aérée, qu'on ait soin d'ouvrir les rideaux du lit, pour ne pas y respirer un air qui s'altère en ne se renouvelant pas; d'enlever les fleurs qui s'y trouvent, elles incommodent ou par leur odeur pénétrante, ou en viciant l'air par l'absorption du gaz oxigène. Disons néanmoins en passant, que nous ne croyons pas à l'empoisonnement des personnes qui sommeillent, en plein air, sous l'ombrage frais du mancenillier; il est probable que la mort a eu lieu, ou par le fruit, ou par le suc vénéneux des feuilles, semblable à celui qu'on trouve dans toutes les plantes de la famille des euphorbiacées.

Le lit se compose ordinairement d'une paillasse ou d'un sommier de crin, d'un ou plusieurs matelas, d'un traversin et d'un oreiller. Il faut dormir la tête haute, pour éviter que le sang n'afflue dans les parties supérieures. Le lit de plume doit être proscrit, au moins il ne doit pas être placé sur les matelas; il développe une chaleur qui peut être, chez les jeunes gens, une cause d'excitation des organes génitaux. L'édredon, mis sur les couvertures, a les mêmes inconvénients. Pourquoi habituer les enfants à une vie de sybarite? on leur prépare de mauvaises nuits pour l'avenir; car ne pouvant répondre des événements, nul ne peut s'assurer qu'il passera ses jours dans la mollesse; il vaut mieux se préparer contre un malheur imaginaire, que de se laisser abattre par un véritable. Tout cela, comme l'action de bercer, est beaucoup plus nuisible qu'utile.

> Tout est aux écoliers couchette et matelas.
>
> LAFONTAINE.

Il est inutile de dire que les couvertures doivent être plus ou moins chaudes, selon les saisons. Les brassières, les camisoles, ne sont utiles qu'aux enfants d'une constitution délicate. On a tellement la manie de les couvrir, à Paris, qu'on les tient dans une espèce d'étuve humide; aussi ils se refroidissent au moindre courant d'air, et contractent des coryzas, des bronchites. Les enfants, dans les campagnes, marchent dans la neige, la tête découverte, les pieds nus et la poitrine à l'air; ils ne toussent pas, et se portent à merveille, tout en bravant l'intempérie des saisons.

Le sommeil, comme toute action organique et vitale, ne peut aller ni au-dessus ni au-dessous des limites que la nature lui a assignées, sans nuire à la santé : trop prolongé, il hébète, il y a défaut d'excitation cérébrale, engourdissement des facultés; on cite même des exemples de personnes qui sont tombées dans l'idiotisme pour s'y être livrées sans mesure. Trop

court, il ne permet pas une réparation nécessaire, les fonctions languissent, il y a dépérissement progressif.

Le médecin doit connaître, à cet égard, l'habitude de ses
malades; cette connaissance a, dans quelques cas, une valeur
séméiotique et symptomatologique qu'il ne doit pas négliger.
En effet, si le défaut de sommeil n'est pas en rapport avec
l'affection qu'il a diagnostiquée, il soupçonnera quelques lésions cachées qui réagissent sur le système nerveux, et donnent lieu à des sensations internes, confuses, dont le malade
ne lui rend pas compte s'il n'appelle pas son attention sur ce
point. S'il observe, au contraire, un sommeil plus profond,
chez les enfants surtout, il doit être en garde contre une affection cérébrale qui réclame tous ses moyens thérapeutiques;
il n'a pas de temps à perdre. Le sommeil artificiel, produit
par les narcotiques, n'a pas les effets réparateurs du sommeil
naturel, c'est plutôt de la somnolence, de l'engourdissement,
de la stupeur; les malades, en se réveillant, ont, comme ils le
disent, les membres brisés; aussi on ne leur donne guère les
médicaments opiacés que pour faire cesser les douleurs qui les
tourmentent.   M.

LIVRE CINQUIÈME.

VIE GÉNÉRATIVE.

CHAPITRE PREMIER.

Hygiène des fonctions de la vie générative.

Presque tous les physiologistes s'accordent à dire que cet ordre de fonctions appartient à la vie de l'espèce, comme si l'espèce était autre que l'ensemble des individus qui la composent. Il est bien vrai qu'elle a pour but la conservation et la perpétuité de l'espèce; mais peut-on en inférer qu'elle ne fait pas partie de la vie individuelle, puisque les affections qui la précèdent, l'accompagnent et lui survivent, occupent l'individu pendant une grande partie de la durée de son existence, et qu'elles absorbent son temps et ses facultés par les sollicitudes, les soins, les plaisirs dont elle est la source, l'occasion ou le terme. Cette fonction doit donc être rangée à bon droit dans la vie de l'individu, puisqu'elle a ses organes, ses besoins spéciaux, qu'elle est la cause de relations et d'affections sympathiques toutes particulières. Nous répétons que nous avons dû traiter ici de ce mode d'existence, mode susceptible d'être anéanti par le retranchement ou l'atrophie de certains organes, sans que nos autres modes d'existence cessent d'agir.

Les fonctions de la vie générative ont été considérées d'une manière variable, suivant les temps et les idées régnantes; elles sont devenues, pour quelques poëtes, un sujet de fades madrigaux, et pour une certaine classe d'épicuriens, un objet de plaisanteries de mauvais goût. Par certains rigoristes, elles ont été rabaissées au rang des choses honteuses; par quelques sectes, elles ont été célébrées avec une sorte de fanatisme ridicule. Dans ces derniers temps, n'a-t-on pas vu quelques hommes de talent vouloir leur donner une prééminence dangereuse, réconcilier la chair avec l'esprit, la matière avec l'intellect.

Ce mode d'existence a fait sortir l'homme de son égoïsme, ou du moins il lui a donné une autre direction : il a créé la première de toutes les associations, le moyeu de toutes les sociétés, celle de la famille. Par cet établissement, il a cessé de vivre pour lui seul, il a connu le charme des affections les plus attractives, la douce influence du sentiment de la tendresse, de la paternité, et la satisfaction de revivre dans ses descendants.

La vie générative se fait sentir et se manifeste de deux manières : la première, qui est toute instinctive, semble n'être que l'éveil et l'explosion d'appétits tout matériels, tout physiques; c'est pour ainsi dire un besoin d'excrétion. La seconde met en jeu la vie affective, elle donne lieu à des émotions touchantes, à des sentiments affectueux, à des passions attractives, à des dévoûments sublimes. Cette dernière amène le besoin d'aimer, et fait vivre dans l'objet aimé; l'autre, comme la faim et la soif, semble n'avoir en vue que le besoin physique de quelques organes, et que le plaisir fugitif attaché à la satisfaction de ce besoin. Ce mode se remarque particulièrement chez l'homme, l'autre chez la femme. Cet instinct, chez les animaux, est borné à quelques saisons de l'année, pendant lesquelles il les soumet à son empire irrésistible; chez l'homme, au contraire, il est à peu près permanent : cette différence tient-elle à la température tiède dans laquelle il vit, à l'abondance de son alimentation, ou peut-être au côté moral de ce sentiment que la nature a voulu multiplier, pour nous mettre sous sa dépendance, et en former le premier lien de la famille? heureux si, trop souvent, il ne s'écartait d'un but si noble, pour se livrer aux excès d'un libertinage qui détériore la santé et dégrade le moral!

Dans la direction à donner à ces deux ordres de penchants, le premier soin est d'abord de les empêcher de naître trop tôt, et de continuer trop tard. Avant la puberté, la plus grande surveillance doit être exercée sur les enfants. Il faut éviter avec soin tout ce qui pourrait donner naissance à ce penchant, lui donner des distractions capables de les en détourner, multiplier les occupations, surveiller les sens de la vue et du toucher, cultiver le sentiment de la pudeur et celui de la religion.

CHAPITRE II.

Acte qui intéresse nos quatre modes d'existence. — Mariage. — Ce qu'on devrait exiger des époux. — Leurs devoirs.

Le mariage est un acte qui touche aux plus hautes considérations morales, et qui tient aux principes mêmes de la société et au bonheur des familles. *Sous le rapport physique*, le mariage est la vie de l'espèce, il a pour but naturel et essentiel sa perpétuité. La vie des individus n'y est consacrée qu'à des époques à peu près fixes, et pour des temps déterminés par la nature. Il n'est soumis qu'aux lois qui président à l'accroissement, au tempérament, aux climats, au régime alimentaire et aux affections sympathiques.

En étudiant cette sorte de mariage dans les diverses familles d'êtres à sexes distincts et séparés, l'on reconnaît, dans celles qui s'éloignent le plus de la nôtre par leur organisation, qu'il a peu de durée, et que cette durée est limitée chez le plus grand nombre au temps nécessaire pour *allumer le flambeau de la vie*. Ce moment passé, ces époux d'un instant se séparent à jamais, et cette séparation, qu'on pourrait appeler un divorce naturel, a lieu sans efforts et sans regrets.

Il existe une classe d'êtres, ou plutôt une partie de cette classe, où les époux ne se doutent pas de leur existence, et n'apprennent jamais à se connaître comme tels. Ici aucun rapport entre le père et la mère n'est possible. Le mariage , dans chacune de ces moitiés, est solitaire ; par conséquent, la séparation ou le divorce est ignoré chez ces êtres.

Il en est d'autres où la rupture du mariage ne s'opère que par la mort prompte, inévitable, de l'un des conjoints ; et cette mort arrive à l'époux paternel immédiatement après ses noces. Pour lui, transmettre la vie, c'est la perdre. C'est là, il faut en convenir, un cruel divorce ; il l'est beaucoup moins cependant que celui qui a lieu par l'ordre de ces reines polygames qui , peu après leurs mariages multiples , ordonnent sans pitié et sans exception le massacre de tous leurs maris; et cet ordre , malgré sa rigueur, est toujours exécuté avec autant de promptitude que de fidélité , tant la loi des sacrifices individuels au profit de la société est chère et sacrée pour ces familles!

Dans quelques espèces plus rapprochées de la nôtre , le mariage se prolonge plus ou moins de temps. Cette prolongation ne dépasse jamais la mesure du besoin qu'éprouvent les enfants du secours de leurs père et mère. Aussitôt que ces besoins cessent , l'union qu'ils rendaient nécessaire cesse à son tour. Mais, chez le plus grand nombre des animaux , la mère suffit à l'entretien de la famille. Il n'y a point de société entre elle et son époux , entre celui-ci et sa progéniture; la patriarchie leur est inconnue.

De cet aperçu rapide du mariage dans quelques espèces animales , il ne faudrait pas en conclure que cet acte dans l'homme n'en diffère pas. Il doit subir nécessairement les influences plus ou moins prépondérantes de ses trois premiers modes d'existence, il devient un lien *procréateur* et *sympathique*.

Le premier de ces liens est , par sa nature, plus instable que les autres. Cependant , comme les penchants et les besoins qui le rendent nécessaire renaissent souvent chez l'homme, et se prolongent assez avant dans le cours de sa vie, il en résulte qu'il peut avoir un caractère de durée qui ne se remarque dans aucune espèce, surtout quand il se combine avec le lien ou mariage sympathique : c'est ce qu'on remarqué souvent chez les sauvages. Presque tous , en effet, restent associés à la compagne de leur choix , non-seulement pendant les époques successives de gestation et de lactation , mais encore pendant tout le temps nécessaire pour élever les enfants, jusqu'au moment où ils peuvent se passer des soins de leurs père et mère. Dans l'état de monogamie, ces mariages se prolongent souvent jusqu'au tombeau ; sous le rapport sensuel seulement , ils peuvent durer les trois quarts de la vie de l'homme.

Dans le mariage *sympathique*, le but est principalement d'associer tout ce qu'il y a de bon , d'aimant , d'affectueux , dans deux êtres qui éprouvent une tendre attraction l'un pour l'autre. Aux penchants et aux affections qui président à l'union de ces êtres , se trouvent généralement réunis le sentiment religieux , le dévoûment , l'amour du devoir qui est l'apanage des cœurs sensibles et délicats. L'on conçoit qu'avec ces sentiments, le lien qui unit ces êtres soit formé dans une pensée d'avenir , et qu'il doive avoir pour effet d'assurer à l'époux devenu faible, infirme ou malheureux, l'appui, les secours et les consolations de son conjoint. Cette assistance réciproque d'époux qui se dévouent de cœur et de conscience l'un à l'autre , est surtout nécessaire à l'âge où la vie extérieure a perdu ses attraits , à cette époque où les forces affaiblies ne permettent plus d'autres jouissances que celles qu'on rencontre au foyer domestique. La condition essentielle pour que le mariage sympathique remplisse complètement son but est donc qu'il ait de la durée ; sa moralité et ses avantages ne peuvent s'isoler de l'idée de sa perpétuité.

Le mariage exige un âge convenable , un certain développement de la constitution , des forces suffisantes. Il réclame des sentiments plus durables que celui de l'amour ; l'amitié et l'estime doivent le précéder ou au moins l'accompagner ; c'est dans une pareille union qu'on pourra faire succéder aux plaisirs du jeune âge, ceux de l'esprit, de la confiance, et tirer tout le parti possible de sa raison et de ses affections , pour faire trève aux ennuis de la vieillesse, et pour combattre ensemble les maux qu'elle traine à sa suite.

Il est nécessaire qu'il y ait opposition de constitution, de caractère, etc. En un mot, il faut que l'union soit faite dans un but de prévoyance, pour s'assurer des secours réciproques, une protection mutuelle, et qu'elle dure autant que la vie de ceux qui l'ont formée, d'où la nécessité que le divorce soit à jamais aboli et la polygamie proscrite, comme essentiellement nuisible à la société. (*Voy*. l'*Éloge*.)

La fin du mariage étant la production d'un être semblable à ceux qui s'unissent, nous allons passer à l'étude de la génération.

CHAPITRE III.

De la génération.

On appelle ainsi la fonction par laquelle les êtres vivants se reproduisent en donnant naissance à des individus qui leur ressemblent. Étudiée dans toutes les espèces qui composent le règne animal, de la plus simple à la plus compliquée, on voit que la nature, qui a condamné à mourir tous les corps organisés et vivants, leur a accordé, pour remédier à cette loi générale, la faculté de se reproduire, de manière que l'individu seul meurt, et que l'espèce, par une perpétuelle rénovation, vit éternellement. Il semble même qu'elle ait voulu compenser ce qu'a de cruel la destruction, par le plaisir indicible qu'elle a attaché à l'accomplissement de cette fonction qui lui a paru plus utile que celles qui ont pour but l'entretien et l'accroissement de l'individu, puisque certains animaux au dernier degré de l'échelle ne sont animés que d'un souffle de vie passager et fugitif comme le temps nécessaire à leur reproduction.

Ce vœu de la nature est tellement formel, qu'elle a varié les moyens à l'aide desquels il s'accomplit. Tantôt des êtres vivants qui n'ont rien de leurs composants paraissent se former de toutes pièces sous l'influence d'une force primordiale inconnue, soumettant à sa puissance créatrice la matière morte : telles sont les *générations spontanées* de plusieurs naturalistes modernes; tantôt, dans une classe plus élevée, la reproduction n'est possible qu'à la condition qu'un corps vivant fournisse une partie de lui-même qui formera un individu nouveau : telles sont les générations *fissipare* et *gemmipare*. Mais dans les espèces les plus élevées en animalité, ce sont des organes spéciaux qui sont chargés d'accomplir le grand œuvre de la génénation, ou bien dans ce cas les organes sexuels sont portés par le même individu, qui est alors *hermaphrodite*, et peut se reproduire lui-même, ou bien par deux êtres différents qui ont besoin l'un de l'autre pour se féconder. A l'aide de tous ces procédés de reproduction, la vie générale ne peut s'éteindre ; mais la nature, par une sage prévoyance, a limité le nombre des êtres qui peuplent le globe, en ne leur accordant la faculté générative qu'à une époque avant et après laquelle ils ne peuvent plus l'exercer; par là aussi elle a assuré la force et la beauté de l'espèce, en n'éveillant l'instinct de la génération que quand l'organisation a acquis un développement convenable, et en le faisant taire quand l'âge est venu ôter la force et de la puissance aux organes.

Le siége de cet instinct a été placé par beaucoup de physiologistes dans l'appareil génital, et considéré comme une sensation interne ; mais Cabanis, Broussais, Gall, en font un phénomène cérébral, et ce dernier le met au nombre des facultés primitives; il se fonde sur ce fait, que des individus qui manquaient d'organes génitaux, ont éprouvé ce sentiment. Cette fonction, par son importance, devait avoir une masse nerveuse qui tint sous sa dépendance des organes spéciaux dont elle commande l'action : cette partie nerveuse est le cervelet ; des expériences physiologiques tendent à prouver que la moelle épinière partage avec lui cette prérogative.

Tout ce qui tient à la procréation des êtres , comme tout ce qui touche aux causes premières , est enveloppé d'un voile que l'esprit humain ne peut déchirer. Nous savons peu de chose de ce qui se passe dans la fécondation ; c'est un acte qui n'est pas soumis à l'empire de la volonté ; les systèmes de *l'épigénèse* et de *l'évolution* ne nous ont rien appris , malgré le talent de leurs auteurs. L'hygiéniste n'a pas à prononcer entre la *panspermie* ou *dissémination des germes* et le système de *l'emboîtement* ; il lui importe peu de savoir qui a raison des *ovaristes* ou des *animalculistes* ; mais il serait d'un haut intérêt de connaître si la génération, dans ce qu'elle a de soumis à la volonté, peut être effectuée de manière à donner à ses produits des qualités physiques et morales déterminées. Quant aux premières , on ne les nie pas , et l'influence des parents sur les enfants est si grande qu'ils leur transmettent souvent leurs constitutions, leurs maladies , leurs formes extérieures , comme le prouvent les ressemblances ; ce point admis, il n'y a qu'un pas à la proposition suivante qui est pour nous une vérité : *l'identité physique implique l'identité morale* , c'est-à-dire qu'un individu étant donné et son caractère connu, on peut affirmer qu'un autre qui a la même organisation a le même genre d'esprit ; telle forme extérieure possède telles ou telles qualités affectives. L'éducation , le milieu dans lequel on vit, font varier sans doute cette règle ; mais il y a primitivement des goûts , des penchants semblables ; si la manière de parler diffère par la culture donnée à l'esprit, il y a de la ressemblance dans la prononciation et même dans le son de la voix.

Ce serait donc par le physique qu'on arriverait à modifier le moral, et l'art de faire des enfants beaux et spirituels n'est pas une chimère. Il est certain que si la législation , s'occupant davantage de l'amélioration de l'espèce humaine au moral et au physique, défendait les mariages entre des personnes d'un âge trop disproportionné , ou atteintes de ces maladies héréditaires qui sont la cause la plus ordinaire de toutes les difformités qui affligent l'observateur, dans les grandes villes spécialement, la population se composerait d'individus plus sains et plus robustes.

Pour arriver à ce résultat, il faudrait qu'elle déterminât les conditions de fortune sans lesquelles le mariage ne serait pas permis. Voyez à Paris, les scrophuleux, les rachitiques, les phthisiques ; leur mauvaise santé habituelle les empêche de se livrer au travail ; ils habitent des réduits mal sains, privés d'air et de lumière ; à quels enfants donneront-ils naissance ? Gagnant à peine de quoi se nourrir, comment les élèveront-ils ? Le pain qu'ils partageront avec eux augmentera leur gêne et leurs privations ? Qui peut calculer les mauvaises inspirations de la misère ? Non-seulement de pareilles unions perpétueront les maladies héréditaires, mais elles entretiendront les vices et les crimes dont la transmission, par voie de génération, est aussi certaine que celle des affections organiques. Qu'on n'objecte pas ici la dignité de notre espèce, et la liberté qu'elle doit avoir dans un état social bien ordonné ; il s'agit d'un résultat dans l'intérêt des races, et non dans celui de l'individu. Une loi préventive portée aujourd'hui à cet égard rencontrerait d'autant plus de résistance que ceux auxquels elle s'appliquerait sont en plus grand nombre ; mais dans un siècle la société en ressentirait les bons effets.

Un auteur religieux s'est élevé avec force contre l'importance que les philosophes du XVIIIe siècle, qu'il appelle les grands *dépopulateurs* de l'univers, ont attachée à la population ; il admet cependant qu'ils n'ont pas osé soutenir que, dans les mariages humains, il fallût, comme dans *les haras*, procéder par essais.

Cette époque de matérialisme méritait qu'on outrât ses systèmes pour mieux les combattre, parce qu'elle ne considérait que les fonctions animales, que le côté physique de l'homme, et qu'elle perdait tout-à-fait de vue sa nature morale, qui a besoin d'une organisation saine et d'instruments parfaits pour exécuter tous ses actes et soumettre le genre humain à son empire. Ainsi, les lois qui s'occuperaient de la

santé et du perfectionnement matériel de l'homme seraient
des lois de moralité et de sociabilité, parce que développer
les sens, c'est disposer l'esprit à recevoir toute la culture qu'on
voudra lui donner, et les qualités affectives s'exercer dans
toute leur plénitude. Pense-t-on que des êtres toujours
souffrants soient dans des conditions bien favorables à la pratique des vertus domestiques et des devoirs sociaux ; non sans
doute ; ils mènent une vie misérable, ils sont à charge aux
autres et à eux-mêmes ; en révolte contre la Providence, ils
l'accusent des maux qu'ils endurent, et la législation qui ne
cherche pas à diminuer le nombre des êtres malheureux est
inhumaine et immorale, et transgresse les lois physiologiques.

Les exemples exceptionnels d'hommes faibles et délicats
remarquables par leur intelligence, ne prouvent rien pour
l'espèce ; des circonstances heureuses qui manquent à la
classe nombreuse de ceux dont nous parlons, ou plutôt un
don de la nature, leur a donné cette supériorité qui nous
étonne.

Si la perfectibilité n'est pas un rêve, si le vice doit disparaître un jour de la terre, ce ne sera que quand des hommes
de bien donneront naissance à une progéniture à laquelle
ils transmettront leur moralité, leurs vertus, avec leur organisation. Si la fonction générative était pour l'homme ce
qu'elle est pour la nature, c'est-à-dire la plus importante de
l'économie, il n'en abuserait pas comme il le fait par les
excès et le libertinage, il se rappellerait que cette faculté ne
lui appartient pas, mais qu'elle lui a été donnée pour perpétuer l'œuvre de la création ; qu'à ce titre il doit se livrer
modérément aux plaisirs qui peuvent l'altérer, la vicier, ou
en diminuer l'énergie, car ses réactions sur l'organisme sont
si puissantes qu'elle le trouble et le débilite, et qu'elle est la
cause, par l'abus des jouissances qu'elle procure, du plus
grand nombre des maladies qui l'assiègent. Les religions qui
défendent les plaisirs des sens, ou au moins qui ne les permettent que dans un but moral, ont droit à notre reconnaissance, car ce penchant revêt un tel caractère de violence,

qu'il exige pour être réfréné l'autorité d'un être suprême, punissant ceux qui s'y livrent sans modération , et surtout dans un âge où il nuit à l'accroissement (*voy*. ce que nous avons dit à l'article *Appareil sécrétoire séminal*).

Combien de jeunes gens mal élevés ont payé de leur vie des excès que des parents coupables n'ont pas cherché à empêcher par tous les moyens possibles !

Combien d'autres, usés de débauches à vingt ans, traînent une vie flétrie dans la souffrance et ne craignent pas de prendre une compagne vertueuse dont ils empoisonneront les jours ! Aujourd'hui surtout qu'on a la manie de marier les filles à quinze ou seize ans, on les expose à devenir mères à un âge où l'organisation n'a pas assez de développement , on compromet leur existence, et puis, en leur donnant pour maris des hommes plongés encore dans les débordements de la jeunesse , ils ne sont pour elles ni des soutiens ni des guides ; alors apparaissent tous les désordres de la vie privée; et quelle sera la postérité de tels parents !

Nous le disons hautement , puisque les pères ne sont pas assez sages pour veiller à l'union sortable de leurs enfants , il faut que la législation leur impose son autorité ; et quand les gouvernements cesseront de s'occuper exclusivement d'eux-mêmes , ils chercheront à résoudre le problème social , et le mariage, l'acte le plus important de la famille et de la société, occupera leurs méditations ; ils réviseront l'art. 144 du Code civil, et, s'ils s'appuient sur la physiologie, nous ne doutons pas que l'art. 148 ne prenne la place de celui-ci , et alors le mariage ne sera permis qu'à l'âge de vingt-cinq ans pour les hommes et de vingt-un ans pour les filles.

Après ces considérations, nous allons passer à l'histoire de la grossesse , de l'accouchement et de l'allaitement.

M.

PREMIÈRE SECTION.

Grossesse.

La grossesse est l'état de la femme qui porte dans son sein le produit de la conception ; sa durée est de neuf mois solaires, ou de deux cent soixante-dix jours. Cette partie de la génération a, par son importance, appelé l'attention des législateurs de tous les temps, qui l'ont entourée de précautions, lui ont accordé des priviléges que réclame son but. L'existence de deux êtres intéresse à un trop haut point l'ordre naturel et social, pour ne pas commander les égards et le respect ; aussi les sociétés naissantes, et les anciennes républiques qui avaient besoin de favoriser la population, élément de prospérité des états, entouraient d'honneurs les femmes enceintes, et considéraient leur état comme une excuse légale aux crimes qu'elles pouvaient commettre et comme une exemption de l'application de la peine de mort. Les temps sont bien changés aujourd'hui ; on n'a pas plus d'égards pour les femmes qui vont devenir mères, que de respect pour les vieillards ; elles sont souvent l'objet de mauvais traitements et de brutalités qu'on ne punit pas assez sévèrement. N'est-ce pas une conséquence rigoureuse de notre éducation et de nos mœurs ? Comment des hommes qui ne s'aiment ni ne s'estiment, entoureraient-ils d'hommages et de protection celles qui donneront le jour à des êtres qui doivent leur ressembler !

Les gouvernements, plus éclairés que les hommes du peuple, que l'ignorance, jointe à un mauvais naturel, conduit à ces violences, doivent prendre toutes les mesures possibles pour que la grossesse parcoure ses diverses périodes avec régularité ; il y a tant de préjugés absurdes à détruire, relativement à la gestation, aux accouchements, qu'il faudrait multiplier les écrits propres à les détruire ; en les faisant pénétrer dans les classes pauvres, on leur donnerait des idées justes sur l'importance des précautions hygiéniques recommandées dans ce cas. Il faudrait surtout peindre des couleurs les plus odieuses les manœuvres criminelles à l'aide desquelles on provoque l'avortement ; c'est un véritable homicide ; quelles punitions méritent ceux qui font métier de ces odieuses tentatives ?

La société ne peut accorder trop de secours aux femmes enceintes de la classe indigente ; il est à regretter que les départements n'aient pas des établissements où elles pourraient, comme à Paris, trouver les ressources nécessaires. Cet empressement à soustraire au mépris et à la misère des malheureuses qui ont été souvent égarées, ne diminuerait peut-être pas les grossesses illicites, mais il diminuerait les avortements provoqués et les infanticides, comme tend à le prouver le plus grand nombre de ces crimes depuis la suppression des tours.

Dans le commencement de la grossesse, il y a suppression de l'évacuation menstruelle, nausées, vomissements, état général de souffrances, augmentation du volume de l'utérus, que l'on constate par le toucher, développement du ventre et des glandes mammaires. Mais ces signes généraux sont trompeurs, quelques-uns même manquent quelquefois ; les seuls qui dénotent d'une manière certaine la présence du produit de la conception, sont les mouvements du *fœtus* qui se font sentir à quatre mois, la perception du bruit de la circulation placentaire et fœtale à l'aide de l'oreille ou du stéthoscope appliqué sur les parois de l'abdomen.

Les changements anatomiques et physiologiques qui surviennent dans l'utérus, liés par d'étroites sympathies aux autres organes, en amènent dans toute l'économie. Les autres fonctions ressentent des effets variables, selon la constitution, la manière d'être, l'énergie des femmes pendant la gestation. L'organe qui reçoit le plus directement l'influence de la matrice, est sans contredit l'estomac ; aussi regarde-t-on les modifications qu'il éprouve, comme une preuve de grossesse. Quelques femmes ont été prises de vomissements à l'instant même de la conception ; ordinairement, dans le premier mois , il y a nausées , inappétence, dégoût , sécrétion abondante de salive , vomissements. Ces phénomènes cessent ordinairement au quatrième mois , et les fonctions digestives reprennent leur état normal , ou même s'exécutent avec plus d'énergie, car il y a augmentation d'appétit. Vers la fin de la grossesse, la digestion se dérange de nouveau : les vomissements reparaissent , ils sont dus à la compression exercée sur l'estomac par la dilatation de la matrice ; il suffit souvent pour y remédier de fractionner les aliments et de ne les prendre qu'en très-petite quantité à la fois ; cela est d'autant plus important que la nutrition étant plus active dans les derniers mois, la femme éprouve le besoin de manger.

La calorification étant augmentée , il faut éviter de couvrir les femmes de manière à concentrer sur elles une chaleur incommode.

Les organes locomoteurs reçoivent une influence qui rend la marche pénible ; la tête est jetée en arrière pour faire équilibre au poids qui tend à incliner le corps en avant, et on ne peut le maintenir dans la rectitude que par une contraction forte des muscles de la partie postérieure du tronc, ce qui cause de la fatigue, et conduit à ce conseil, qu'il faut éviter, dans cet état, de descendre un escalier rapide sans de grandes précautions, et de marcher sur un terrain glissant, parce que les chutes sont graves pour la mère et l'enfant ; mais ces accidents arrivent plus rarement depuis que la mode des souliers à talons hauts et pointus est passée.

Les modifications que la grossesse apporte aux fonctions intellectuelles et sensoriales se bornent la plupart du temps à une exaltation de la sensibilité, et à une plus grande disposition aux affections nerveuses, aux appétits déréglés, appelés *pica* et *malacia*, qu'on remarque du reste chez les jeunes filles hystériques et chlorotiques. On a remarqué quelquefois un changement brusque dans les penchants et les affections morales , on a vu éclater des sympathies ou des antipathies subites ; mais il faut dire que quelques femmes ont su profiter habilement de la croyance générale à cet égard pour obtenir de leurs maris l'objet d'un désir, ou la satisfaction d'un goût qu'elles avaient depuis long-temps.

Indépendamment des règles d'hygiène applicables à tous les individus, il en est d'autres que réclame spécialement l'état dont nous parlons; car les modificateurs qui agissent peu dans les circonstances ordinaires, ont une action directe sur la gestation.

L'air et les constitutions atmosphériques ont, d'après Hippocrate qui a porté la lumière sur ce point, une grande influence. Il dit que si l'hiver est austral et pluvieux, et le printemps sec et boréal, les femmes avortent, et celles qui accouchent à terme mettent au monde des enfants faibles et maladifs qui ne vivent pas long-temps, ou qui restent toute leur vie grêles et maladifs. Tout le monde sait que l'influence de certaines conditions qu'on ne peut apprécier donne lieu à des avortements et à de grandes difficultés dans l'accouchement : il y a certaines années où les péritonites puerpérales devenant épidémiques et meurtrières, on est obligé de fermer les établissements publics où on reçoit les femmes enceintes.

Il faudra, autant que cela est possible, se soustraire à ces causes pernicieuses par la respiration d'un air pur, en se préservant des excès de froid, de chaud, d'humidité, de sécheresse.

L'état de pléthore qui se fait remarquer dans les premiers mois de la grossesse, et qui nécessite souvent la saignée, indique assez que l'on doit éviter tous les aliments qui pourraient augmenter la nutrition : ils doivent être légers, peu nourrissants, et pris dans le règne végétal ; plus tard, quand le développement du *fœtus* exigera, comme on le dit vulgairement, que la femme mange pour deux, on les prendra plus substantiels.

Les boissons excitantes, comme le thé, le café ; fermentées, comme les vins trop spiritueux, les liqueurs alcoholiques, doivent être sévèrement proscrites ; il en est de même des épices , des condiments irritants. Il peut en résulter des convulsions, des hémorrhagies et des avortements. Les boissons à la glace sont dans le même cas ; cependant elles ont quelquefois combattu efficacement les gastralgies accompagnées de vomissements.

La compression exercée sur les vaisseaux par l'utérus , et qui va souvent jusqu'au point de déterminer l'œdème des membres inférieurs, et des varices, prouve suffisamment qu'il faut rejeter les vêtements étroits , les corsets qui , en comprimant la poitrine et l'abdomen , empêcheraient le développement de l'utérus et des mamelles , et gêneraient la respiration en embarrassant la circulation ; le busc , par la manière dont il agit , pousse l'utérus de haut en bas , et devient une cause de descente. Les jarretières trop serrées , ou les vêtements qui compriment circulairement les membres, ont de grands inconvénients. La femme . dans cet état, sans nuire à la coquetterie , doit porter un habillement dont l'ampleur soit tout à la fois commode et élégante.

L'exercice au grand air et à pied doit être prescrit, seulement il ne faut pas le pousser trop loin. Celui que l'on prend en voiture ou à cheval est souvent nuisible par les secousses qu'il produit et qui peuvent déterminer des hémorrhagies et même l'avortement. La danse doit être défendue , non-seulement à cause des efforts qu'elle exige, mais aussi par la veille qu'elle nécessite , par l'air que l'on respire dans les lieux où on se livre à cet amusement, et la chaleur incommode qui se développe dans les réunions nombreuses. Au lieu de passer la nuit au bal, au spectacle , les femmes enceintes doivent la passer dans leur lit, et y goûter un sommeil réparateur , que l'on doit chercher à provoquer par l'usage des bains tièdes, qui combattent avantageusement l'insomnie, en diminuant la chaleur de la peau et en calmant l'agitation qui en est la suite. Les douleurs de reins , assez fréquentes pendant la gestation, sont assez ordinairement diminuées par ce moyen et surtout le séjour au lit , que des accoucheurs ont quelquefois exigé avec succès pendant neuf mois , chez des femmes qui avaient eu plusieurs fausses couches et que le désir d'avoir un enfant rendait dociles à cette rigoureuse prescription.

Il est des femmes auxquelles les bains ne conviennent pas ; ce sont celles qui sont lymphatiques , disposées aux œdèmes et aux hémorrhagies ; du reste , ce moyen doit être modifié selon les circonstances , et il ne doit pas plus être une règle générale que la saignée au cinquième mois et un purgatif au neuvième jour de l'accouchement.

La constipation est très-commune pendant la grossesse ; pouvant donner lieu à des accidents assez graves , il faut la combattre par un régime doux , par l'usage des fruits mûrs et cuits , par des lavements adoucissants et laxatifs , et quelquefois par un purgatif , tel que l'huile douce de ricin , le sulfate de soude , l'eau de Sedlitz.

Comme l'exaltation de la sensibilité est plus grande et les passions plus vives , il faut, au lieu de les exciter, les calmer par le langage de la raison , les conseils affectueux ; éviter toutes les causes qui les font naître, et surtout les contrariétés, les tracasseries intérieures, qui aigrissent le caractère, disposé déjà à une extrême impressionnabilité ; c'est même un devoir de condescendre à certaines fantaisies. C'est pour quelques femmes un état maladif ; à ce titre seulement elles méritent des soins et de l'indulgence ; on doit les traiter comme des malades.

Une chose surtout qu'on n'interdit pas avec assez de fermeté , ce sont les conversations alarmantes de ces personnes qui ont toujours été témoins d'accouchements qui ont duré deux ou trois jours, au milieu de douleurs inouïes , et qu'on n'a pu terminer qu'avec les fers , sans pouvoir sauver ni la mère ni l'enfant ; elles font de tout cela un tableau si alarmant, qu'il est impossible que l'imagination n'en soit pas effrayée. Du reste, ces faits sont très-rares, et quand malheureusement ils arrivent, on doit les taire avec prudence. Il est digne de remarque que dans certains départements de la France on n'a jamais recours aux accoucheurs : une sage-femme , habituel-

lement peu instruite, termine heureusement les accouchements; cela ne tient-il pas, indépendamment de la force des femmes, à ce que, rassurées d'avance sur les conséquences d'un
travail qui n'a presque jamais de suites fâcheuses, elles ont un
calme d'esprit qui ne contrarie pas les efforts de la nature?

Il est certain que l'accoucheur qui inspire une grande
confiance, qui sait s'emparer de l'esprit de sa malade et la
rassurer pendant sa grossesse sur sa terminaison, la met dans
des chances de succès. L'hygiène et l'humanité recommandent
donc de tout faire pour arriver heureusement au terme de la
gestation, et les conditions morales sont les plus propres à
amener ce résultat.   **M.**

DEUXIÈME SECTION.

Accouchement.

Si, pendant la durée de la grossesse, la femme doit être
l'objet des soins des personnes qui l'entourent, le moment de
l'enfantement réclame les conseils éclairés d'un homme qui a
fait de l'art des accouchements une étude spéciale. Ce n'est
pas que son rôle ne soit presque passif dans l'accouchement
naturel dont nous parlons ici; mais sa présence inspire la confiance, et c'est un spectateur qui rassure contre les accidents
ultérieurs qui pourraient survenir, parce que l'on sait qu'il
peut y remédier; cette certitude est très-propre à faire naître
une sécurité dont les bons effets sont inappréciables.

Après s'être assuré par tous les moyens qui sont à sa disposition, et particulièrement par le *toucher*, de l'état dans
lequel se trouve la femme, des phénomènes du travail, de
sa durée et de sa terminaison probable, des douleurs qui
l'accompagnent et qui ont cela de remarquable qu'elles partent de l'abdomen, semblent se propager de l'ombilic vers le
sacrum, et ne laissent pendant leur intermission aucune
sensation désagréable, il mettra la femme dans les conditions
hygiéniques propres à faciliter la terminaison de l'accouchement.

L'habillement fixera son attention ; il doit être fait de manière à n'apporter aucune gêne à la circulation et à la respiration.

Il faut que l'air soit pur, d'une température moyenne, car si elle était trop élevée elle accélèrerait la circulation, donnerait de l'agitation et disposerait aux congestions cérébrales, et aux hémorrhagies ; trop basse, elle pourrait donner lieu à des inflammations, des engorgements, d'autant plus promptement déterminés que la femme, dans ce cas, a peu de force de résistance contre les agents extérieurs ; les odeurs de tous genres exciteraient trop la sensibilité ; on réunira une partie de ces avantages en choisissant une chambre assez vaste, dont on aura grand soin d'exclure toutes les personnes étrangères, qui non-seulement sont inutiles, mais souvent dangereuses par leurs conversations indiscrètes, dont la patiente perd d'autant moins qu'elles ont rapport à sa situation ; nous n'exceptons pas même les maris de cette proscription ; car il est à remarquer qu'ils ont moins de courage que les femmes, qui les rassurent presque toujours sur les craintes exagérées que leur causent des douleurs dont la violence peut effrayer ceux qui n'en ont jamais été témoins.

Un préjugé qu'on ne peut trop combattre, et qui est très-répandu dans le peuple, c'est l'empressement qu'il met à donner des teintures spiritueuses, du vin chaud, dans le but d'augmenter les forces qu'il faudrait plutôt diminuer dans beaucoup de cas ; toutes ces boissons, données peu de temps après le repas, troublent la digestion, provoquent les vomissements. L'eau pure ou sucrée est ce qui convient le mieux ; dans les circonstances où le travail se prolonge, s'il est nécessaire de soutenir les femmes, l'usage d'un bon bouillon ou d'une petite quantité de vin vieux est préférable.

Le lit sur lequel on met la femme est ordinairement un lit de sangles que l'on place de manière à pouvoir circuler autour librement, et sur lequel on étend un ou plusieurs matelas, comme sur ceux dont on se sert ordinairement ; la femme s'y trouve couchée à son aise, et peut y dormir dans

l'intervalle des douleurs ; on le garnit de tout le linge nécessaire ; il est peu important qu'on fixe une barre transversale à
sa partie inférieure. La personne qui assiste l'accoucheur
écarte les cuisses et les maintient dans la flexion. Les couvertures doivent être proportionnées à la température et à la
saison, on doit permettre à la patiente d'y faire tous les
mouvements que les douleurs commandent.

Quand la tête du *fœtus* franchit les organes de la génération, le soin de l'accoucheur doit être de soutenir le périnée
fortement pour éviter la déchirure. Toutes les préparations
que quelques personnes se croient obligées de faire subir aux
parties génitales pour les distendre, sont plus nuisibles qu'u-
tiles ; dans le cas de rigidité, de sécheresse, des injections
émollientes, des fumigations de vapeur aqueuse, adoucis-
sante, sont indiquées ; mais les bains tièdes, quand rien ne les
contre-indique, sont de la plus grande utilité.

Lorsque les contractions utérines sont faibles et qu'elles se
ralentissent, ou se suspendent, on fait promener la femme
dans son appartement ; mais cet exercice fatigue, souvent sans
réveiller les contractions de la matrice ; d'ailleurs il est des
femmes qui ne peuvent pas mettre ce moyen en usage, ce sont
celles qui ont des hernies, qui sont menacées de prolapsus de
l'utérus, d'hémorrhagies. Ce qui réussit le mieux en pareil cas,
c'est la poudre de seigle ergoté, administrée simplement dans
un peu d'eau sucrée, à la dose de douze à quinze décigram-
mes en quatre ou cinq prises, de dix minutes en dix minutes ;
il est rare que, sous l'influence de l'administration de cette
poudre qui est sans danger, les contractions de la matrice
ne se réveillent pas avec une nouvelle énergie, et ne se dé-
barrassent pas du produit de la conception.

Pendant cette longue scène de cris, d'agitations, d'efforts
inouis, de douleurs violentes, l'accoucheur a dû conserver
un calme et un sang-froid imperturbables ; il s'est montré
complaisant, empressé, compatissant aux souffrances dont il
a été le témoin ; il a calmé les craintes, soutenu le courage
de la patiente ; en un mot, il a pris part à tout ce qui lui est

arrivé, et il a su mériter sa reconnaissance ; c'est la plus douce des récompenses.

TROISIÈME SECTION.

Régime des femmes en couches.

De nouvelles douleurs, moins fortes que celles dont nous venons de parler, annoncent la délivrance, ou l'expulsion du délivre, qui arrive ordinairement très-peu de temps après la sortie du *fœtus*, et que l'on favorise par de douces tractions qu'on exerce sur le cordon ombilical, d'abord en ligne directe, puis en le portant alternativement de droite à gauche. On laisse quelques instants la femme sur le lit où elle est accouchée ; puis, après l'avoir appropriée et changée de vêtements avec toutes les précautions nécessaires, de manière à abriter les parties supérieures du contact d'un air froid, on la transporte dans son lit garni d'alèzes, et on lui met autour de l'abdomen une serviette convenablement serrée ; elle y goûte alors un sommeil bienfaisant, si nécessaire après tant de secousses.

L'air de l'appartement ne doit être ni trop chaud ni trop froid, renouvelé assez souvent, surtout celui qui entoure le lit, ce qu'on obtient en écartant les rideaux ; il faut aussi éviter le bruit, une lumière trop vive, et entretenir la plus grande propreté, en changeant tous les jours de linge de corps, et en étuvant les parties génitales avec de l'eau tiède ou du lait mélangé à une décoction de cerfeuil.

L'alimentation des femmes en couches est la partie la plus importante des soins qu'elles réclament ; non-seulement on a à combattre le désir de manger, mais aussi le funeste préjugé qui veut qu'on les gorge d'aliments substantiels pour réparer les pertes qu'elles ont faites, et leur donner des forces ; ce préjugé est tellement enraciné que, souvent même, le médecin est trompé, et que les accidents qu'il est obligé de combattre tiennent à l'inobservation des règles qu'il a tracées, et il est souvent témoin de péritonites mortelles qui n'ont pas d'autre cause. La sévérité de la diète chez les femmes qui n'allaitent pas ne peut être poussée trop loin, on ne doit leur donner que deux ou trois potages par jour jusqu'à la fièvre de lait, et les remplacer par des bouillons pendant tout le temps qu'elle dure ; la diète est le meilleur des anti-laiteux (Voyez *Sécrétion mammaire*). Ensuite on augmentera progressivement la quantité d'aliments, selon du reste l'état général de l'accouchée. Toutes les boissons échauffantes seront proscrites, telles que le vin, les infusions de camomille romaine, d'absinthe, dirigées contre des coliques qui tiennent souvent à un état inflammatoire. On se trouvera bien d'une décoction de chiendent, dans laquelle on fera infuser de la fleur de tilleul.

La canne de Provence jouit de la réputation de diminuer le lait ; à défaut de faits positifs, on peut la prescrire, puisqu'elle est sans inconvénients et qu'elle inspire de la confiance. Quand les femmes commenceront à manger un peu plus, on leur accordera de l'eau vineuse, ou simplement de l'eau sucrée.

On administre dans la tisane le sulfate de potasse, quatre ou huit grammes, pour combattre la constipation.

La croyance générale où l'on est que les purgatifs sont nécessaires après le neuvième jour impose peut-être dans quelques circonstances aux médecins l'obligation de les administrer, car s'il arrivait plus tard quelques accidents, on les attribuerait à l'oubli de cette pratique ; au surplus, comme ils sont souvent utiles, et jamais dangereux quand on les prend parmi les sels neutres, on peut condescendre à la volonté des malades.

La femme doit garder le repos jusqu'à ce que les organes génitaux soient dans l'état naturel ; les femmes du peuple se livrent peu après l'accouchement à leurs travaux, mais il en résulte souvent des descentes de matrice, et des maladies graves ; on doit les tenir au lit pendant neuf ou dix jours, mais ne pas les astreindre à la position sur le dos ; c'est une coutume barbare abandonnée aujourd'hui, comme celle de les étouffer sous des couvertures épaisses ; elles ne doivent pas être trop couvertes , elles peuvent sans danger changer de place , pourvu que ce soit avec précaution, et de manière à ne pas introduire d'air froid dans leur lit.

Quand on permettra à la femme de se lever, on **aura égard** à la faiblesse que produisent les suites de l'accouchement , et le séjour au lit ; elle ne le quittera que quelques instants la première fois , et si elle s'en trouve bien on continuera ; il faut défendre les réunions nombreuses, les conversations soutenues qui produisent de l'agitation, de la céphalalgie, qui s'opposent au sommeil.

Il est possible qu'une observation scrupuleuse de tous ces soins soit quelquefois inutile ; mais qui pourra d'avance déterminer les cas dans lesquels leur infraction sera sans danger? Personne sans doute ; il vaut mieux prendre des précautions inutiles que de s'exposer à compromettre l'existence pour n'en avoir pas pris assez.   **M.**

QUATRIÈME SECTION.

Soins à donner à l'enfant.

Aussitôt que l'enfant est sorti du sein de sa mère , il appelle par ses cris l'attention de l'accoucheur , et la vie végétative qui était son partage est remplacée par la vie animale qui commence avec la première inspiration. Il vit alors d'une vie propre ; les liens qui l'unissaient à celle qui lui a donné le jour sont détruits , et si la circulation continue entre lui et le placenta , elle s'affaiblit bientôt, et les pulsations artérielles cessent graduellement.

Pour que la fonction respiratoire puisse s'établir librement, on place le nouveau-né sur le côté, et le visage tourné contre la vulve de la mère , fin que les mucosités contenues dans sa bouche s'écoulent plus facilement et que le sang qui coule des parties génitales de la mère ne vienne pas gêner le passage de l'air. On fait alors la section du cordon ombilical à quatre ou cinq travers de doigt de l'abdomen ; on peut , en le te-

nant entre deux doigts , en laisser à volonté couler une certaine quantité de sang s'il y avait pléthore , turgescence et
teinte violacée de la face , comme cela arrive lorsque le cordon contourné autour du cou intercepte la circulation et le
retour du sang dans les veines jugulaires ; si , au contraire, le
jet était trop considérable , et que la respiration tardât à s'é-
tablir, on le comprimerait fortement. On transporte alors
l'enfant sur les genoux de la garde , et on fait la ligature du
cordon à deux travers de doigt de l'ombilic avec quelques
brins de fil ciré ; mais auparavant il faut examiner s'il n'y
a pas de hernie ombilicale , on pourrait alors lier une anse
d'intestin, il faudrait la réduire avant de lier le cordon ombilical qui , dans ce cas , est d'une grosseur remarquable.
L'utilité de la ligature, malgré l'opinion de quelques auteurs
qui se sont appuyés sur ce qui a lieu dans les animaux , ne
peut être contestée ; il est vrai que la respiration une fois bien
établie, le sang ne se porte plus dans les artères ombilicales ;
mais si quelques causes apportaient un obstacle à la circulation, comme la compression du thorax , de l'abdomen , par
quelques parties du maillot , des cris violents , il pourrait en
résulter des hémorrhagies dangereuses qu'on doit prévenir ,
il est même prudent de placer deux ligatures quand le cordon
est infiltré : la première , faite près de la section, doit avoir
un degré de constriction plus grand , de manière toutefois
qu'elle oblitère les vaisseaux sans les couper. Dans les cas
d'infiltration il faut exprimer la lymphe visqueuse qui distend le cordon ombilical, en le pressant entre les doigts ; cette
pratique a pour but de donner à la ligature plus de fixité , et
non de prévenir la variole, que quelques personnes ont cru
pouvoir conjurer en exprimant cette lymphe dans laquelle
elles en avaient placé le germe ; ce n'est qu'un préjugé parmi
tant d'autres, et que des faits positifs ont détruit.

La surface du corps de l'enfant , recouverte de matière
cérumineuse, de sang, etc., doit être nettoyée immédiatement.
Pour cela , on se sert d'un corps gras, d'huile , de beurre ou
d'un jaune d'œuf qu'on étend sur toute la peau et qu'on es-

suie doucement avec un linge pour ne pas exciter des douleurs par des frottements trop rudes.

Les lotions faites avec de l'eau-de-vie ou du vin mêlé à l'eau ne sont utiles que chez un enfant faible qu'on veut ranimer ; mais l'eau suffit dans tous les autres cas, et on doit s'en tenir à son usage ; sa température doit être égale à celle du corps. Ce serait ici le lieu de relever une erreur qu'on s'est plu à attribuer à l'auteur d'*Emile* ; après lui avoir fait dire qu'on devait plonger le nouveau-né dans l'eau glacée, on s'écrie d'un air de triomphe qu'il n'était pas médecin ; c'est vrai, c'est même un malheur pour la science et pour nous : pour la science, parce qu'un si beau génie en aurait reculé les bornes ; pour nous, parce qu'il en aurait dit moins de mal ; mais, revenu de cette injuste prévention, il fit amende honorable en écrivant que les médecins étaient les hommes les plus généralement instruits. Cela nous était dû après ces dures paroles : « Qu'on me donne donc un élève qui n'ait pas besoin de *tous ces gens-là*, ou je le refuse. »

Après avoir lavé et essuyé l'enfant, on lui couvre la poitrine et la tête, pour le préserver du contact d'un air froid, on enveloppe le cordon ombilical dans une compresse mince, et on le fixe par un bandage de corps sur la partie latérale gauche de l'abdomen ; on place une autre compresse sur l'ombilic, dont on continue l'usage quelques jours encore après la chute du cordon. S'il y a suintement, pour empêcher toute adhérence, on saupoudre l'ombilic avec de l'amidon ou de la poudre de lycopode.

Passant ensuite aux vêtements, il faut avoir soin qu'ils soient chauds, larges de manière à ce qu'ils ne gênent ni la respiration ni la circulation. La robe ou l'espèce de sac de flanelle en usage en Angleterre est peut-être préférable au vêtement qu'on emploie en France et qui souvent est trop serré et empêche le mouvement des membres.

Nous devons à l'éloquence de Jean-Jacques d'être débarrassés, en partie au moins, de la coutume barbare du maillot, mais cette réforme n'est pas encore, à Paris même, au point où il la voulait, et malheureusement elle n'a pas pénétré dans toutes les provinces ; on y garrotte toujours les enfants.

« Au moment que l'enfant respire, en sortant de ses en-
« veloppes, ne souffrez pas qu'on lui en donne d'autres qui
« le tiennent plus à l'étroit. Point de tétières, point de ban-
« des, point de maillot ; des langes flottants et larges, qui
« laissent tous ses membres en liberté, et ne soient ni assez
« pesants pour gêner ses mouvements, ni assez chauds pour
« empêcher qu'il ne sente les impressions de l'air. Placez-
« le dans un grand berceau bien rembourré, où il puisse
« se mouvoir à l'aise et sans danger. Quand il commence à
« se fortifier, laissez-le ramper par la chambre ; laissez-lui
« développer, étendre ses petits membres ; vous le verrez
« se renforcer de jour en jour. Comparez-le avec un enfant
« bien emmailloté du même âge, vous serez étonné de la
« différence de leurs progrès. »

Quand l'éjection de l'urine et du méconium ne se fait pas, il faut examiner si cela tient à un vice de conformation, et y porter remède ; dans le cas contraire, un bain tiède, quand elle se fait attendre trop long-temps, est le meilleur moyen de la provoquer. On emploie généralement le sirop de chicorée composé, mêlé avec l'huile d'amandes douces, à la dose de quelques cuillerées à café ; de l'eau tiède sucrée suffit ordinairement : ceux qui doivent être allaités par leur mère trouvent tous ces avantages dans un liquide sécrété pour cet usage par la glande mammaire.

Il arrive souvent que les enfants, après un accouchement long et pénible, viennent au monde dans un état de mort apparente ; la respiration ne s'établit pas, bien que la circulation se fasse ; il y a apoplexie, ou asphyxie.

La première indication à remplir, c'est de couper promptement le cordon ombilical et de le laisser saigner ; si par ce moyen on obtient peu de sang, il faut sans retard appliquer une sangsue derrière chaque oreille. Dans le cas d'asphyxie, il faut au contraire s'opposer à la sortie du sang, augmenter la chaleur en tenant le nouveau-né près du feu, ou en le plongeant dans un bain chaud, dans lequel on ajoute du vin ou de l'eau-de-vie, faire des frictions sèches sur la peau, insuffler de l'air dans la trachée-artère après avoir débarrassé l'arrière-bouche des mucosités qu'elle contient. Un moyen qui a été recommandé par le professeur Désormeaux, c'est, après avoir pris dans la bouche une gorgée d'eau-de-vie, de la souffler avec force contre les parois antérieures de la poitrine. Sous l'influence de cette percussion les muscles inspirateurs se contractent et l'air pénètre les poumons. Tous ces moyens n'ont pas toujours les résultats qu'on en attend, mais il faut les continuer long-temps, et on les a vus n'être couronnés de succès qu'après plusieurs heures de continuation.   M.

CINQUIÈME SECTION.

De l'allaitement.

Ici se présente une grande question. La mère doit-elle nourrir son enfant? Oui; et aujourd'hui qu'on trouve tant de raisons spécieuses pour se soustraire à ce devoir imposé par la nature, il est presqu'inutile de parler des causes qui sont un obstacle à la lactation. Cependant la femme, qu'on ne peut comparer à la femelle des animaux, peut, dans l'état actuel de nos mœurs, se trouver dans quelques circonstances qui rendent cette obligation moins impérieuse. Beaucoup de causes morales, nulles dans l'animal, peuvent, en exagérant la sensibilité, mettre sous le joug des funestes passions, et par là vicier le lait destiné à la nourriture de l'enfant; mais une fois dans le champ de l'interprétation, les femmes qui ne voudront pas allaiter les feront à leur manière, et trouveront dans leurs maux de nerfs, leurs vapeurs, des motifs supposés d'excuses, et qu'elles rejetteraient si le sentiment de la maternité dirigeait leur conduite, si surtout elles avaient bien présent à l'esprit, qu'indépendamment d'un devoir à remplir, il est de leur intérêt personnel de nourrir elles-mêmes, pour ne pas s'exposer aux chances défavorables des maladies que les suites de couches traînent après elles , pour les femmes qui n'allaitent pas. On sait que les conseils du médecin sont peu écoutés quand il s'agit d'un parti pris d'avance, et qu'on s'est dit , sans savoir pourquoi , *je ne nourrirai pas.*

Qu'a-t-il à répondre quand on lui objecte des raisons de relations sociales, de position , d'intérieur, d'état ? Rien. Il ne peut que gémir sur l'indifférence qu'on met à élever des hommes , sur la coupable coutume d'immoler un devoir sacré à de futiles prétextes , et de rechercher dans une existence agitée, des plaisirs qu'on trouve plus purs dans une vie modeste et occupée ; et si l'on objecte l'air pur et bienfaisant que les enfants confiés aux nourrices de la campagne respirent, nous répondrons, pourquoi les femmes des hauts rangs de la société n'y vont-elles pas , elles s'y rendent bien pour leurs plaisirs !

Si l'on n'avait pas d'intérêt à trouver des empêchements à la lactation , ils seraient très-rares , et il n'y aurait plus que ceux causés par une constitution faible , et plusieurs maladies : telles sont les affections scorbutiques, scrophuleuses , rachitiques , tuberculeuses , dartreuses , cancéreuses , syphilitiques , etc. ; ces maladies se transmettent , et souvent des enfants qui paraissent bien portants pendant l'allaitement en sont atteints plus tard. Une nourrice étrangère , saine et vigoureuse , est très-propre à combattre cette cruelle hérédité ; mais dans cette occurrence c'est au médecin à prononcer, c'est à lui de parler en maître absolu ; on ne peut plus , comme dans les cas précédents, le payer de mots, il voit par lui-même, il a des faits qui prouvent la sagesse de ses conseils , il usera de son autorité avec d'autant plus de force , qu'il sait ce qui arrivera ; malheur à ceux qui ne s'y soumettront pas !

Le citoyen de Genève a traité ce sujet avec une chaleureuse éloquence.

« Il se trouve pourtant quelquefois encore de jeunes per-
« sonnes d'un bon naturel, qui, sur ce point, osant braver
« l'empire de la mode et les clameurs de leur sexe , rem-
« plissent avec une vertueuse intrépidité ce devoir si doux

« que la nature leur impose. Puisse leur nombre augmenter
« par l'attrait des biens destinés à celles qui s'y livrent ! Fondé
« sur des conséquences que donne le plus simple raisonne-
« ment, et sur des observations que je n'ai jamais vues dé-
« menties, j'ose promettre à ces dignes mères un attache-
« ment solide et constant de la part de leurs maris, une
« tendresse vraiment filiale de la part de leurs enfants, l'es-
« time et le respect du public, d'heureuses couches sans ac-
« cident et sans suites, une santé ferme et vigoureuse, enfin,
« le plaisir de se voir un jour imiter par leurs filles, et citer
« en exemple à celles d'autrui. »

Allaitement maternel. — Le lait de la mère est la meilleure nourriture qu'on puisse donner à l'enfant, puisqu'elle
lui a été destinée par la nature ; ce qui prouve qu'elle est la
plus appropriée à ses organes digestifs, c'est qu'un enfant
dont la mère n'a du lait qu'en petite quantité est frais et gras,
et qu'un nourrisson étranger qu'elle allaite maigrit et devient
chétif.

Quelques heures après l'accouchement il faut présenter le
nouveau-né au sein de sa mère ; les mouvements de succion
qu'il exécute, les cris qu'il fait entendre, annoncent assez
que ce besoin, qui est le premier et le plus impérieux, se
fait sentir. En suivant cette marche, l'enfant tire des mamelles
le liquide jaunâtre appelé colostrum, dont nous avons déjà
parlé, et qui sert à lubréfier les intestins et à faciliter l'expulsion du méconium. L'enfant, selon ses forces et le besoin
qu'il éprouve, tète souvent et peu à la fois dans le commencement ; mais après six semaines il demande le sein à des
époques moins rapprochées, ce qui tient, du reste, à l'abondance et aux qualités du lait et un peu à l'habitude. Il serait
difficile de préciser le nombre de fois que le nouveau-né doit
téter, mais cependant pour le repos de la mère il est bon
qu'elle le règle autant qu'elle le pourra ; nul doute qu'avec
un peu de persévérance elle ne gagne quelque chose ; on peut
même dire que c'est en se soumettant pendant la lactation à
ses petites exigences, qu'elle commence à le gâter et se pré-

pare, et à lui, mille contrariétés à l'avenir ; mais, comme on n'aime pas à le voir verser de larmes, on ne trouve rien de mieux que de l'apaiser en lui donnant le sein. Cette habitude est le premier germe de l'empire despotique dont on souffrira dans la suite; mais on ne peut faire comprendre à la tendresse maternelle que résister quelquefois, c'est éloigner les occasions d'avoir recours à ces moyens de sévérité ; l'enfant, tout jeune qu'il est, a la conscience de ce qu'il fait, et du reste, obéi dans toutes ses fantaisies, on ne voit pas pourquoi il n'en aurait pas autant qu'on veut lui en passer. Nous nous en rapportons ici aux personnes qui ont élevé des animaux domestiques ; elles savent que l'animal le plus jeune est docile ou indocile, selon la manière de le diriger, et l'enfant est le plus modifiable de tous les êtres.

Une coutume pernicieuse, contre laquelle on ne peut trop s'élever, c'est celle de joindre une nourriture différente de celle que produit le lait ; c'est ordinairement de la bouillie, faite avec de la farine de froment et du lait de vache, qui par elle-même est très-bonne, sans avoir cependant la propriété de calmer les coliques. Mais, à quoi bon vouloir ajouter au lait de la nourrice, quand il est bon et abondant, une substance au moins inutile, dont on ne se contente pas long-temps, et qu'on augmente chaque jour. On fait des enfants voraces et à gros ventre ; il en résulte souvent des entérites chroniques, et cette surcharge d'aliments, au lieu de leur profiter, leur est nuisible ; ils maigrissent et deviennent chétifs. Ce préjugé, dans la classe du peuple surtout, est le même que celui qui, faisant voir de la faiblesse dans toutes les maladies, veut qu'on donne des toniques et des excitants. Voici la règle générale à cet égard : tant que l'enfant croît et a de l'embonpoint, on ne doit pas lui donner de nourriture plus substantielle que celle que la nature lui a destinée; il ne faut y recourir que quelques mois avant l'époque du sevrage, qui met dans la nécessité de changer son alimentation, pour l'habituer à celle qui va lui devenir naturelle.

Nous n'avons pas besoin de dire que les mauvaises qualités de l'air qu'on respire dans les lieux bas et humides, la constitution lymphatique, la faiblesse de la nourrice, doivent apporter des modifications à ce principe.

Allaitement par une nourrice étrangère. — Dans cette sorte d'allaitement l'enfant n'a pas, comme dans le précédent, l'avantage de téter un lait qui a été sécrété pour lui, et qui, par ses qualités nutritives, est en rapport avec ses organes digestifs. Celui d'une nourrice est d'autant plus difficile à digérer qu'il a plus de consistance, et que, par conséquent, il y a plus long-temps qu'elle est accouchée. Il conviendrait de la soumettre à un régime rafraîchissant et peu substantiel, de lui faire prendre des boissons délayantes, comme les décoctions d'orge, de gruau d'avoine, etc., pour diminuer la sécrétion laiteuse; mais ces moyens sont loin d'avoir l'influence qu'on en attend, ils sont très-douteux. Il est vrai qu'un préjugé est venu tout exprès excuser une conduite blâmable; on croit que le jeune nourrisson renouvelle le lait, c'est une erreur; la distension des mamelles et l'apparition des phénomènes semblables à ceux de la fièvre de lait tiennent à la grande quantité sécrétée, comparativement à ce que l'enfant en consomme.

Il faut remplacer le colostrum par quelques substances qui puissent produire le même effet. Ainsi, de l'eau sucrée ou miellée, du petit-lait sucré, du beurre pétri avec du sucre, du sirop de violettes ou de chicorée composé, mêlé à l'huile d'amandes douces, conviennent très-bien et nourrissent assez le nouveau-né pour permettre d'attendre que le méconium soit évacué avant de le présenter à la nourrice.

Allaitement par un animal. — Dans l'impossibilité où l'on est quelquefois de trouver une nourrice, on a recours à un animal. C'est la chèvre qui est employée le plus communément à cet usage. Ce n'est pas qu'on n'ait trouvé plus d'analogie entre le lait d'ânesse et celui de la femme; mais la difficulté pour l'enfant de saisir avec la bouche ses mamelles, lui a fait préférer la chèvre qui est, du reste, moins embarrassante, plus facile à dresser, et susceptible d'attachement pour son nourrisson.

Les précautions à prendre dans cet allaitement sont les mêmes que celles que nous avons indiquées précédemment ; il faut choisir une chèvre jeune, qui ait mis bas nouvellement, qui ne soit pas à sa première portée, et qui ait habituellement beaucoup de lait. Les chèvres blanches sont meilleures en ce que le lait qu'elles fournissent est presque dépourvu de l'odeur qui est propre à cette espèce de ruminants. Celles qui sont sans cornes sont peut-être préférables, si ce n'est pour la qualité de leur lait, au moins parce qu'elles ne peuvent pas blesser l'enfant. Comme la nature des aliments a une grande influence sur la sécrétion du lait, il faudra la nourrir convenablement. L'éducation donnée à cet animal par une personne habile, le rend très-propre à ce nouvel usage ; de pétulant, d'impatient qu'il est naturellement, il devient calme, et pousse la docilité jusqu'à venir de lui-même offrir ses mamelles à l'enfant placé dans un berceau peu élevé, et qu'on a soin de fixer solidement sur le sol.

On a généralement l'idée que les enfants nourris par une chèvre ont dans le caractère quelque chose de sa vivacité et de sa pétulance ; quelques faits à notre connaissance prouveraient que cette manière de voir a quelque chose de fondé ; nous avons déjà dit que le moral tenait tellement au physique, qu'il serait difficile de rejeter toute influence de la part du lait qui, lui-même, dans notre espèce, est sous la dépendance de la constitution physique et morale de la nourrice, et doit agir sur le développement du nourrisson. Les faits que l'on cite tiennent-ils à l'imitation des manières de la nourrice, on sait que la faculté imitative est très-grande dans l'enfance, ou bien à une transmission plus directe. Nous manquons d'observations assez nombreuses pour nous prononcer ; ce serait un point de physiologie curieux à éclaircir.

Allaitement artificiel. — C'est encore le lait des animaux qui, dans ce mode d'allaitement, sert à la nourriture de l'enfant, seulement il ne le puise pas dans les mamelles par

la succion, mais on le lui donne après l'avoir trait nouvellement. C'est le lait de vache qu'on emploie communément, et
comme il est plus épais, plus consistant, on le coupe par
l'addition de deux tiers de décoction d'orge ou de gruau. Il
faut sucrer légèrement cette boisson ; le sucre échauffe peut-
être, et il ne digère pas toujours facilement, car des enfants
faibles ont rendu quelquefois l'eau sucrée et les solutions gommeuses qu'ils avaient prises, sans qu'elles eussent subi d'altérations. Les enfants n'aiment pas à boire froid, il faut faire
tiédir le lait seulement, ne jamais aller jusqu'à l'ébullition
qui le rend difficile à digérer ; on le mélange aux solutions
ci-dessus au moment de le faire prendre, pour qu'il ne s'altère pas, pendant les chaleurs de l'été surtout.

On donne cette boisson au moyen d'une cuillère, d'un
verre ou d'une timbale, ou bien d'un biberon. C'est une
chose curieuse que toutes les merveilles qu'on attribue à l'u-
sage des biberons ; tous les spéculateurs qui l'ont modifié et
perfectionné selon eux, ne comprennent pas comment on a
pu nourrir les enfants avant leur nouvelle découverte ; ils
n'ont pas manqué de médecins qui ont donné de longues explications physiologiques de la facilité de la déglutition, des
avantages de la succion qui mêle de la salive au lait et lui
donne un commencement d'assimilation ; il est probable que
si l'homme n'avait fait usage que d'aliments liquides, la salive
n'aurait pas joué un si grand rôle dans l'acte de la digestion.
Tout cela est très-bien en théorie ; mais les enfants qui n'ont
pas eu le bonheur de boire dans un biberon sont venus parfaitement. Qu'on ne conclue pas de ces courtes réflexions que
nous blâmons ce procédé d'allaitement, nous signalons seulement l'exagération.

La forme et la substance des biberons sont tout-à-fait in-
différentes, les plus simples sont préférables ; il importe peu
de quelle manière on prend le lait, l'important est de le
prendre.

Tout ce que nous avons dit des autres modes de lactation
est applicable à celui-ci : le lait coupé suffira dans les pre-

miers temps de la naissance, on l'augmentera ensuite jusqu'à le donner pur, et on le continuera sans l'addition de substances supplémentaires tant que l'enfant croîtra et s'en trouvera bien ; plus tard, quand le besoin d'une nourriture plus abondante se fera sentir, on commencera à mêler à cette boisson un principe plus animalisé, comme du bouillon gras, on passera ensuite à des aliments demi- quides. Celui qui tient le premier rang par ses qualités, son abondance et sa généralité, est sans contredit la farine de froment, dont on fait avec le lait une bouillie plus nutritive que beaucoup de substances féculentes. Il est vrai qu'elle produit quelquefois des indigestions mortelles; mais cela tient à ce qu'on l'a mal préparée, ou qu'on l'a donnée en trop grande quantité : de tous temps on a abusé des meilleures choses. On lui substitue de la mie de pain séchée, moins dispendieuse et tout aussi bonne que les biscotes de Bruxelles tant vantées, dont on fait avec le lait une panade d'un bon usage ; pour lui rendre plus agréable on peut la sucrer un peu ; mais il vaut mieux donner les aliments naturels. Les semoules diverses préparées avec du beurre, des potages avec des bouillons gras, des œufs frais, composeront l'alimentation qui doit être la transition naturelle entre la précédente et celle qui composera son régime quand on le sèvrera. Répétons qu'il ne faut pas se presser de lui donner des aliments stimulants et trop substantiels; quand on passe à cette nourriture, il faut le faire progressivement, une fois d'abord et en très-petite quantité, puis deux et trois, et toujours donner à boire après chaque repas, pour faciliter la digestion. Dans le cas où on remarquerait une légère indisposition, il faudrait discontinuer, et ajouter même au lait une grande quantité d'une tisane émolliente.   M.

SIXIÈME SECTION.

Du sevrage.

Dans la classe des mammifères, le petit ne quitte les mamelles de sa mère que quand il a des dents qui lui permettent de diviser les aliments nouveaux dont il fera désormais usage ; il se sèvre lui-même. La nature n'a sans doute pas fait une exception pour l'espèce humaine, elle a fixé le sevrage à l'époque de la première dentition ; mais comme elle n'est ordinairement complète qu'à deux ans et même à vingt-huit mois, on n'attend pas la sortie des vingt premières dents, et on sèvre ordinairement à un an ; c'est une époque trop rapprochée de la naissance, et bien qu'il n'en résulte pas de grands inconvénients, il serait préférable pour la santé et la force de l'enfant de le laisser téter jusqu'à quinze mois, et peut-être même jusqu'à la sortie des quatre premières petites molaires, qui est terminée à dix-huit mois.

On peut poser en principe général que le sevrage a des suites d'autant plus fâcheuses qu'il est plus rapproché de l'instant de la naissance, et que l'enfant n'est pas accoutumé à une nouvelle nourriture. Il serait donc sage de le continuer un peu plus long-temps qu'on ne le fait, dans le cas où l'état de la nourrice, l'abondance de son lait, lui permettent de fournir à la lactation sans nuire à sa santé. L'enfant se trouvera toujours mieux de téter trop long-temps que pas assez.

Il est important pour la femme et l'enfant de ne pas cesser trop brusquement l'allaitement ; la sécrétion du lait ne se tarissant pas assez vite, les accidents dont nous avons parlé à la sécrétion mammaire auraient lieu. (*Voir* cet article.)

Il faut aller par gradation, et commencer par donner le sein une fois de moins d'abord, puis diminuer tous les jours, augmenter proportionnellement à cette diminution les aliments demi-liquides ; puis, après leur usage continué quelque temps, en donner de solides, des fruits mûrs, de la chair bouillie et rôtie, éviter les mets excitants. On donnera de l'eau pure ou mêlée avec un peu de vin ; quelques cuillerées de vin de Bordeaux sont utiles quand il y a des faiblesses d'estomac, de la difficulté dans les digestions, en un mot, cet état d'étiolement et de langueur dû à un commencement de scrophule et à l'habitation dans des lieux humides ; mais on ne doit pas imiter les parents qui accordent aux enfants des liqueurs, du café ; indépendamment d'une mauvaise habitude qu'ils leur donnent et qu'ils ne contracteront que trop tôt, ils leur causent par un excès d'alimentation des maladies du tube digestif. Nous avons la conviction que la manière dont on nourrit les enfants les rend sobres, gourmands ou voraces, et on produit ces derniers effets en leur accordant des aliments recherchés sans qu'ils en aient besoin, sans que leur estomac témoigne le désir d'en prendre, au lieu d'attendre que l'appétit, qui est le meilleur guide, se fasse sentir.   M.

SEPTIÈME SECTION.

Choix d'une nourrice.

Le choix des nourrices n'est pas chose facile ; elles sont à Paris un objet de commerce sur lequel on est souvent trompé après avoir examiné avec attention tout ce qui les concerne, et réuni même les caractères qu'on donne comme certains pour établir leurs qualités. En effet, il est difficile de connaître la conduite d'une personne qu'on voit pour la première fois, de s'assurer de l'empressement qu'elle mettra à donner à son nourrisson tous les soins qu'il réclame à chaque instant. On ne peut donc prononcer avec certitude qu'après avoir été témoin de la manière dont elle allaite, et constater les bons effets qui en résultent sur la santé de l'enfant ; il n'est pas d'accoucheur qui n'ait été trompé plus d'une fois malgré sa longue expérience.

Voici ce qu'on exige ordinairement d'une nourrice : elle doit être dans la force de l'âge, de vingt à trente-cinq ans, d'une bonne constitution, exempte de toute espèce de maladies, accouchée depuis peu de temps, avoir les cheveux noirs, les dents blanches, un embonpoint médiocre, de la fraîcheur ; les mamelles bien développées, sur lesquelles on aperçoive des veines bleues, le mamelon assez long pour pouvoir être saisi par l'enfant. Il faut que le lait soit d'un blanc tirant sur le bleu, d'une saveur douce et sucrée, et d'une consistance telle qu'il coule lentement sur l'ongle et laisse une trace blanchâtre. Tous ces signes physiques sont trompeurs ; la nourrice qui les réunit peut, par ses qualités morales, être très-mauvaise ; ainsi si elle était emportée, livrée au libertinage, il faudrait la refuser malgré ses qualités extérieures. Le moyen de prononcer sûrement sur la qualité de son lait, c'est de voir si son enfant est gras et frais, et si celui qu'on lui donne prend son sein avec plaisir, et tète sans lâcher prise ; si au contraire il abandonne les mamelles brusquement, et en poussant des cris, s'il y revient à plusieurs fois et les quitte affamé, le lait ne lui convient pas, il a des propriétés qui sont contraires à ses organes, et qui lui causent de la douleur.

Quand on a dit qu'il fallait que la nourrice ressemblât par sa constitution à la mère, on a sans doute sous-entendu que cette ressemblance n'est désirable que quand celle-ci est forte et bien portante ; car si elle est affectée de quelques maladies constitutionnelles transmissibles, le meilleur moyen de détruire ce germe qu'elle a donné à son enfant, c'est le lait d'une femme d'une organisation tout opposée et d'une santé robuste.

Il serait assez difficile de dire si l'on doit donner la préférence aux nourrices sur lieux, c'est-à-dire à celles qui viennent habiter chez les parents de l'enfant qu'on leur confie, ou bien à celles qui restent à la campagne. Avec les premières on a l'avantage de veiller aux soins qu'elles donnent à leurs nourrissons, et l'œil de la mère est un gardien sévère qui répond de l'empressement qu'elles mettront à s'acquitter de leurs devoirs ; mais elles sont obligées de changer leurs habitudes, leur régime surtout ; au lieu de l'alimentation presque exclusivement végétale qui en faisait la base, elles se trouvent dans les maisons riches, à une table somptueuse, couverte de mets épicés qui les échauffent, et altèrent la qualité du lait d'autant plus qu'elles sont dans un état plus voisin de la pauvreté.

L'hygiène veut qu'on leur donne une nourriture moins

différente de celle dont elles faisaient usage, c'est un point auquel les parents doivent apporter le plus d'attention et de prudence ; ainsi, au lieu de mets substantiels dans le but de leur donner du lait, on leur donnera moins de viande et plus de légumes, moins de vin, car dans leur ménage elles en boivent rarement, ou bien si elles s'en procurent, c'est du petit vin sans force. Il est nécessaire de leur permettre des promenades au grand air, et de leur donner des occupations analogues à celles qui les occupent dans leur intérieur.

Les nourrices qui restent chez elles ont l'avantage de ne pas changer leurs habitudes, leur santé n'est pas dérangée, ni la sécrétion du lait désavantageusement modifiée par un changement brusque de régime. Elles peuvent même l'améliorer sans excès par le prix qu'on leur donne, et l'enfant ressentira ces bons effets, joints à ceux que procure la respiration de l'air pur et bienfaisant de la campagne. On peut les engager à ne prendre que des aliments propres à augmenter la quantité et la qualité du lait, et à changer ce qu'a de vicieux la manière dont elles se nourrissent.

Pendant l'allaitement elles doivent s'interdire tous rapports sexuels avec leurs maris.

Comme les soins que réclame l'enfant sont de la dernière importance, il faut le visiter souvent et s'assurer par soi-même s'il ne manque de rien, s'il est tenu proprement, et pour en être plus certain on ne doit pas annoncer son arrivée, afin de prendre la nourrice en défaut. Malgré toutes ces précautions on est souvent trompé, et cette seule considération devrait engager les mères à ne pas avoir recours à une nourrice mercenaire qui n'éprouve pas les mêmes sentiments qu'elles pour un enfant étranger.

Une chose qui doit attirer l'attention, c'est leur habitation ; elle est quelquefois si humide, si malsaine, qu'on ne peut sans danger leur donner un enfant à élever ; on sent qu'il serait inutile de quitter la ville pour aller à la campagne chercher précisément les inconvénients qu'on veut éviter. Si l'ameublement de l'appartement annonce la misère, et surtout la malpropreté, le défaut de soins, on doit chercher ailleurs ; certainement les nourrices en général ne sont pas dans une position brillante, mais au moins elles ont une certaine aisance qui leur permet de vivre en travaillant ; c'est à celles-là qu'on pourra confier un nourrisson, le dénûment des autres tient souvent à la paresse et à l'inconduite.   M.

HUITIÈME SECTION.

Hygiène applicable aux premières années de l'enfance.

Nous avons déjà dit combien l'enfant, en venant au monde, était sensible à l'impression de l'air. Il est nécessaire de le placer dans une douce température, qu'on abaissera à mesure qu'il se fortifiera, pour l'habituer de bonne heure à n'avoir rien à redouter des variations atmosphériques et à ne pas devenir un frileux, qui ne peut sans danger s'exposer au plus petit courant d'air. Si les parents, par leur position, pouvaient à leur gré choisir une habitation, ils ne laisseraient jamais leurs enfants demeurer dans des rues étroites et malsaines, près des eaux croupissantes, des vallées profondes, mais ils les élèveraient à la campagne, sur des coteaux exposés à l'est et au midi. Si cela était possible, ce serait l'Eden, le paradis terrestre ; heureux ceux qui peuvent seulement combattre les effets du froid et de l'humidité en plaçant, en hiver, leurs enfants dans un appartement bien chauffé et bien éclairé !

Les enfants doivent être habillés avec des vêtements chauds et assez larges pour permettre tous les mouvements qu'ils veulent exécuter. La tête sera légèrement couverte, pour ne pas y appeler le sang par la concentration de la chaleur. Un chapeau de paille à larges bords est ce qu'il y a de mieux pour les chaleurs de l'été. Les bourrelets, qui amortissent les commotions produites par la chute fréquente sur la tête, sont utiles, surtout maintenant qu'ayant cessé d'être une coiffure lourde et chaude, ils n'appuient circulairement que sur le front et permettent à l'air d'être en contact avec le cuir chevelu.

Il est superflu de dire que les soins de propreté chez les enfants, naturellement sales, sont de tous les instants. Les bains, les lotions à leur défaut, sont les meilleurs moyens de tenir la peau fraîche et propre ; les frictions sont quelquefois nécessaires pour y rappeler la transpiration.

Le besoin de dormir est impérieux dans les premiers temps de la naissance ; ainsi, il est inutile de le provoquer en berçant : c'est une coutume qui peut avoir des résultats fâcheux en exposant aux congestions vers la tête. (*Voy*. *Sommeil* et *Strabisme*.)

Les organes de la locomotion demandent à entrer en action dès le premier jour de la naissance ; l'enfant agite ses membres quand on ne les étreint pas dans un maillot ; il faut donc le laisser se remuer, se traîner sur un tapis autant qu'il le voudra. Les moyens mécaniques dont on se sert pour le faire marcher sont inutiles et dangereux ; quand il ne marche pas, c'est qu'il n'en a pas la force ; on peut s'en fier à la nature, l'époque qu'elle a fixée arrivera bientôt, alors on lui fera apprendre quelques exercices qui développeront ses membres. (*Voy*. notre article *Gymnastique*.)

Les personnes qui surveillent les enfants méritent une grande attention. Beaucoup sont assez corrompues pour leur donner de pernicieuses habitudes ; on ne peut trop, avant de leur confier un dépôt aussi sacré, connaître leur moralité et l'élévation de leur esprit. Souvent elles leur racontent des histoires de revenants, de voleurs, qui effraient leur jeune imagination et en font, pour le reste de leurs jours peut-être, des peureux et des poltrons, tant sont durables les premières impressions.

Les enfants qui ont reçu en naissant le germe de quelques maladies héréditaires, ou au moins l'organisation propre à en être attaqués, devront être soustraits aux influences qui les ont développées chez leurs parents. Ainsi, si on les attribuait à l'exercice d'une profession, au régime, au climat, ils devraient en changer. C'est en commençant à cet âge si modifiable par toutes les causes physiques et morales qu'on peut espérer de combattre une hérédité qui n'est malheureusement que trop prouvée, malgré les dénégations de quelques auteurs qui, du reste, diffèrent plutôt sur le mode d'explication de la transmission que sur le fait en lui-même.

M.

FIN DU LIVRE CINQUIÈME.

LIVRE SIXIÈME.

HYGIÈNE SOCIALE.

CHAPITRE PREMIER.

Des climats et des saisons.

Le mot climat, dans son sens géographique, signifie région, ou une partie du globe comprise entre deux cercles parallèles à l'équateur.

En hygiène, il indique l'état le plus habituel de l'atmosphère dans une localité donnée ou dans un pays quelconque. On entend par saison non-seulement les divisions binaires ou quaternaires de l'année, mais encore l'état atmosphérique avec lequel elles coïncident ou qu'elles déterminent. On sait qu'elles sont dues à l'inclinaison de notre globe sur le plan de l'écliptique et à son mouvement autour du soleil ; qu'il n'y en a que deux sous l'équateur, la saison sèche et celle des pluies, qui chacune se montrent deux fois par an ; que sous l'un ou l'autre des tropiques il n'y a encore que deux saisons, mais qui ne sont point partagées chacune, comme sous l'équateur ; que plus l'on se rapproche des pôles, plus l'hiver est rigoureux et long, car s'il n'y régnait un été très-chaud de trois mois, il absorberait à lui seul toute l'année ; qu'en remontant vers les régions qui existent entre la zône Torride et la zône Glaciale, on trouve les climats tempérés, c'est-à-dire qu'on ne rencontre plus dans ces contrées des saisons extrêmes de froid ou de chaud. L'année se trouve partagée entre deux autres saisons intermédiaires ; d'une température modérée, le printemps et l'automne. Tels sont particulièrement le centre de la France, la partie méridionale de l'Autriche.

Il y a d'autres causes qui font aussi varier la température ; par exemple, plus une contrée est élevée au-dessus du niveau de la mer, plus elle est froide. Ce n'est donc pas seulement la latitude d'un pays ou sa distance de l'équateur qui détermine son degré de chaleur, mais aussi son altitude. Le voisinage ou l'entourage de la mer agit aussi très-puissamment sur le degré de chaleur. Il tend en général à maintenir une sorte d'équilibre de tempérance entre la température de l'atmosphère et celle de l'eau, de telle sorte que les extrêmes du chaud et du froid sont plus rares dans les iles que partout ailleurs. Les montagnes, les vents sont encore deux autres causes de variations.

L'air, mis en mouvement, produit les vents, et l'influence des vents sur nous dépend des circonstances qui les accompagnent et de leur direction.

Le vent du midi est ordinairement chaud et humide. Il abat ; il relâche les fibres ; très-souvent il charrie des principes délétères que la putréfaction a développés dans les pays chauds ; s'il a passé sur des marais, sur de grandes surfaces humides, il en apporte beaucoup de particules qui ont la propriété d'engendrer des fièvres de mauvais caractère ; c'est pourquoi il est toujours nécessaire, dans les villes, de ne placer ni boucheries, ni tanneries, ni cimetières, ni salles de dissection au sud, dans la crainte que le vent n'apporte les exhalaisons qui s'échappent continuellement de ces lieux d'infection par l'action de la chaleur. C'est de ce côté qu'on doit faire de nombreuses plantations d'arbres et établir des promenades publiques. Quand ce vent est grand et chaud, il est le prélude de la pluie ou de l'orage. Les personnes délicates ne se trouvent pas bien alors de prendre l'air, elles éprouvent de la difficulté à se mouvoir, de l'abattement qui les oblige à garder l'appartement.

Le vent d'ouest a à peu près les mêmes inconvénients et produit les mêmes effets.

Celui du nord crispe, resserre les peaux délicates, arrête ou diminue la transpiration cutanée et pulmonaire; de là les catharres, les rhumatismes. Ses mauvais effets sont plus prononcés quand il est joint à l'humidité et qu'il règne dans une saison froide; les tempéraments phlegmatiques s'en trouvent bien quand il n'est pas nébuleux, il leur donne du ton, active leur appétit et augmente leurs forces.

Le vent de l'est est le plus sain de tous; il est frais sans être froid, chaud sans être brûlant; il fortifie sans crisper; il stimule, il anime les organes sans les irriter; ordinairement il est accompagné d'un temps calme et pur, ce qui contribue à le rendre plus salutaire. Il convient en général à tous les tempéraments.

C'est à l'exposition de ce vent que toutes les façades des maisons de santé, des hôpitaux, doivent être exposées.

Il faudrait, quand on en a le choix et la possibilité, que les fenêtres des appartements qu'on habite fussent toujours dans la direction de ce vent. Par là on y gagne pour l'air qu'on respire, pour la lumière du soleil qu'on reçoit et dont l'influence est si nécessaire pour le développement des forces, pour le bien-être qu'elle fait naître et la gaité qu'elle inspire. Comparez la situation d'esprit où l'on se trouve quand une lumière brillante se répand sur l'horizon, à la tristesse de ces jours de deuil où des nuages dérobent la clarté de cet astre, la différence est sensible.

Dans les beaux jours de printemps on se sent plus animé, plus actif, plus disposé à jouir de son existence, la nature nous paraît plus belle et plus riche, tout ce qui nous entoure nous sourit, notre moral participe à ce surcroît de vie, notre esprit est plus vif, notre raison plus active, notre jugement plus solide, notre imagination plus riante; si notre cœur a été sensible, alors il jouit de doux souvenirs. s'il commence à le devenir, il se repait de flatteuses espérances qui font son bonheur présent, quoiqu'il ne l'aperçoive que dans l'avenir. Voyez dans les oiseaux l'effet surprenant de la lumière et de la chaleur du soleil! comme ils s'empressent, dans leurs concerts mélodieux, de célébrer son apparition ! comme ils chantent leurs amours que les feux du soleil font naître ! La matière morte reprend de l'action sous l'influence des rayons du soleil qui la pénètrent.

Si donc tout dans la nature nous prouve l'action bienfaisante d'un air chaud et lumineux, il faut autant que possible habiter les lieux où l'on puisse jouir de ces avantages. Les enfants y deviendraient beaucoup plus forts, les personnes faibles s'y fortifieraient, et beaucoup de maladies qui tiennent à la langueur, à la tristesse, se guériraient d'elles-mêmes. C'est dans des appartements ainsi situés qu'on doit travailler de préférence pendant l'été. On n'a le soleil que le matin et on ne craint pas son ardeur.

Effets des climats.

Les climats qui, comme les saisons, se distinguent par une haute température, amollissent le corps et l'affaiblissent. Ils portent à l'oisiveté, ils exaltent les passions, poussent particulièrement aux excès de l'amour, de la jalousie et de la haine ; ils enflamment l'imagination et la jettent dans tous les écarts. On a remarqué que les climats chauds favorisaient beaucoup le développement des dispositions attachées aux tempéraments nerveux et bilieux, et que les maladies auxquelles ils donnaient lieu avaient les mêmes caractères, seulement l'intensité de ces maladies est d'autant plus grande que la chaleur est aussi plus grande. Voilà pourquoi ce qu'on appelle fièvre bilieuse (chez nous gastro-entérite), est là une fièvre jaune. Une indigestion de notre pays serait là un choléra, etc.

Le régime particulier qu'ils exigent est inspiré en quelque façon par l'instinct. On y éprouve peu de goût pour les substances animales, aussi y conviennent-elles beaucoup moins que dans les contrées froides. Ici les viandes plaisent, digèrent bien et fortifient ; là ce sont au contraire les légumes, les farineux, les fruits sucrés ou acidulés, gommeux, féculents, qui flattent le goût et qui conviennent pour la nutrition des habitants de ce pays.

Aussi la nature les a-t-elle multipliés à l'infini; mais comme cette alimentation rafraîchissante contient en petite quantité des matériaux réparateurs, les digestions sont peu actives, l'estomac est paresseux, il est utile de le stimuler par des épices fortes; les personnes surtout qui viennent d'un climat opposé, feront bien de ne pas changer brusquement le régime qu'elles y suivaient. Comme le goût pour les aliments toniques est peu prononcé, il sera bon de prendre un peu de vin généreux pour réparer les pertes occasionées par la perspiration cutanée et pulmonaire.

On conçoit combien la température élevée des climats chauds doit apporter de changements physiques et moraux dans l'espèce humaine. Le système veineux est très-développé, la circulation plus active, l'appareil bilieux prédominant, ce qui contribue avec la chaleur du soleil à donner à la peau une teinte foncée, et cependant la nutrition est sans énergie.

La vie commence de bonne heure et passe vite; les jeunes filles sont nubiles à dix ans, et vieilles à trente; la grande impressionnabilité du système nerveux les livre à l'exaltation, aux passions. Les hommes sont mous, paresseux; le sol leur fournissant tout ce qui est nécessaire à la vie avec prodigalité, ils sont sans souci de l'avenir, dorment une grande partie du jour, aussi sont-ils énervés, superstitieux, fanatiques, ignorants; c'est dans ce climat que sont nés le despotisme et l'esclavage.

Les climats froids se font remarquer par une population nombreuse et robuste; l'action continue du froid sur les organes les fortifie, active la nutrition et produit ces organisations, type de force. La circulation et la respiration, activées par un air pur et vif, prédominent sur les autres fonctions et donnent lieu à la constitution sanguine et athlétique. C'est dire que le système nerveux est peu développé, que toutes les aberrations qui tiennent à sa prédominance sont très-rares. Les habitants du nord sont plus enclins aux excès de la table qu'à ceux de l'amour ; aussi, mangeant beaucoup, ils ont de l'embonpoint, les facultés intellectuelles ne sont pas en proportion avec les forces physiques ; chez eux les arts sont dans l'enfance ; si quelquefois ils ont subjugué les peuples des climats tempérés, ils n'ont pas su garder leurs conquêtes.

La puberté, chez les femmes, ne commence que de seize à vingt ans ; les passions n'usant pas la vie comme chez les peuples méridionaux, c'est parmi eux qu'on trouve des exemples de la plus haute longévité.

Au delà du cercle polaire arctique, la nature ne produit plus que des êtres mal faits, rabougris, vivant dans la misère, habitant pêle-mêle dans des tanières enfumées. Aussi, avec une organisation aussi chétive, l'intelligence ne peut exister, les sens sont obtus, et l'aspect du sol n'est pas propre à les réveiller de leur engourdissement.

Les climats tempérés n'offrent au physique ni au moral ces extrêmes dont nous venons de parler, ce sont les plus favorables aux développements de l'homme et à la variété des productions du règne animal et végétal. Les peuples qui habitent ces contrées ont une organisation saine.

Les femmes, nubiles à treize ou quatorze ans, ne vieillissent pas aussi vite que dans les contrées méridionales, à quarante ans elles ont encore de la beauté. Les hommes ont une force physique et morale qui leur permet d'exceller dans tous les exercices corporels, de cultiver les lettres, les arts et les sciences, avec une supériorité marquée.

Trop fiers de leurs droits pour les remettre aux mains du despotisme, la monarchie représentative constitutionnelle sera leur forme de gouvernement ; l'abondance des productions du sol, la nécessité d'en faire profiter les habitants d'un climat moins heureux, étendront les relations commerciales ; le commerce prendra un grand essor ; le luxe, source de beaucoup de jouissances et de beaucoup d'abus, y brillera d'un grand éclat ; en un mot, c'est de là que partira la civilisation pour parcourir le monde.

Indépendamment des dissemblances qui existent entre les hommes soumis aux influences des saisons et des climats différents, il en est qui tiennent aux conditions géologiques des lieux qu'ils habitent. Les terrains bas, humides et froids, rendent les habitants inactifs, lourds et lymphatiques ; ils vivent peu.

Dans les gorges étroites des montagnes, comme le Valais, la vallée d'Aost, la Maurienne, le défaut de circulation de l'air produit des goîtreux, des crétins, c'est-à-dire des idiots qui n'ont qu'une existence végétative : ils sont paresseux, indolents, gourmands et lascifs ; leurs chairs sont molles et flasques, leur peau flétrie et ridée, leurs yeux chassieux ; la plupart meurent avant trente ans. Comparez à ces malheureux l'habitant des montagnes ; il est actif, robuste, fier, indépendant, et malgré les travaux nombreux auxquels il se livre pour suppléer à la stérilité du sol, il parcourt gaiment une vie longue.

Sur les bords des mers, l'homme devient pêcheur ; dans les plaines infertiles, il devient pasteur, chasseur dans le pays que la nature a couvert de vastes forêts ; près des fleuves, dont les débordements fertilisent la terre, il est agriculteur, commerçant. Ces courtes réflexions, qui demanderaient un volume pour être développées convenablement, suffisent pour prouver l'erreur de ceux qui soutiennent que les conditions climatologiques sont sans influence sur les mœurs, les usages, l'esprit, le caractère, la forme gouvernementale.   M.

Maladies particulières aux climats et aux saisons.

Il est facile d'apprécier les effets des climats et des saisons sur l'économie, et on devine quelles seront la nature et la prédominance des maladies dans la zône torride et pendant l'été. Cette constitution atmosphérique dispose aux congestions sanguines, aux inflammations cérébrales, aux nombreuses maladies du tube digestif et de la peau ; la circulation étant plus active, le système capillaire et veineux est distendu ; il est pénétré par une plus grande quantité de sang dans un temps donné, aussi les apoplexies foudroyantes sont-elles plus fréquentes dans les grandes chaleurs de l'été ; on éprouve souvent de la pesanteur de tête, de la somnolence, des hémorrhagies nasales et intestinales. Les maladies contagieuses se développent dans ces mêmes conditions ; la chaleur décompose vite la matière animale et végétale, l'air se charge de leurs principes putrescibles, et donne lieu par la respiration aux fièvres pernicieuses et malignes, à la peste, aux typhus, à la fièvre jaune, au choléra-morbus.

Cette température est nuisible aux bilieux, aux imaginations exaltées, aux maniaques, etc. ; mais elle aura de bons effets sur les personnes affectées de phthysie pulmonaire commençante, de scorbut, de rachitis, de rhumatisme. Dans ces maladies on fait en sorte de se rapprocher de cette constitution en élevant la température dans les appartements par la combustion, ou bien en la diminuant par des arrosements à l'eau froide, par divers procédés de ventilation, ou en transportant les malades dans un lieu frais, comme cela se pratique dans le Midi.

Quoique l'homme soit cosmopolite, il ne peut changer de climat sans éprouver quelques modifications dans sa santé ; et il aura d'autant plus de dangers à courir, qu'il ira dans un lieu plus opposé à celui qui l'a vu naître, qu'il sera plus avancé en âge. Aussi on ne peut prendre trop de précautions quand on change de climat ; il ne faut pas embrasser immédiatement le même genre de vie que les indigènes, mais s'y habituer progressivement, de manière à préparer les changements qui doivent se faire dans l'économie sans secousse ; alors se fait l'acclimatement qui a des suites beaucoup moins graves, si on agit avec prudence. L'habitant des climats tempérés est d'autant plus propre aux voyages que, tenant le milieu entre les extrêmes, il en est plus rapproché, et que sa manière de vivre, tenant des deux, en diffère moins ; aussi s'acclimate-t-il plus facilement, et il n'en résulte pas pour lui les mêmes dangers que pour l'habitant du midi qui passe dans le nord, et réciproquement.

Les saisons et les climats froids en agissant sur la périphérie du corps crispent la peau, et les capillaires refoulent le sang vers l'intérieur, et particulièrement dans les organes pulmonaires, d'où la fréquence des affections chroniques, comme l'asthme, les catarrhes, les pneumonies, les pleurésies, les phthisies, ou bien par leur action continue sur les membres les refroidissent et y produisent des rhumatismes musculaires et articulaires, la goutte, etc. Cette disposition de l'atmosphère, jointe à l'humidité, prédispose aux fièvres intermittentes, spécialement près des rivières, des marais, des eaux stagnantes et des bords de la mer, aux inflammations des membranes muqueuses, au scorbut, aux engorgements des glandes, aux hydropisies. Elle favorise les épidémies et les contagions, plus peut-être que la chaleur. Le meilleur moyen de combattre cette influence pernicieuse est de s'y soustraire en changeant de lieux. En général, pour guérir une maladie ou une prédisposition à la contracter, il faut habiter un climat opposé à celui qui l'a fait naître; mais comme cela est rarement possible, on tâche de produire le même effet par la chaleur artificielle, par des vêtements de laine, des aliments excitants, du vin fort et des liqueurs alcoholiques. Que n'endurent pas les malheureux qui, durant les hivers rigoureux, ne peuvent se soustraire à l'action d'un froid intense, ni par l'alimentation, ni par les vêtements, ni par le feu! la charité publique doit venir à leur secours, et ne pourra jamais assez faire pour les soulager. Il est à désirer qu'une ville populeuse comme Paris, et qui a tant de ressources, multiplie les chauffoirs dans les différents quartiers, où les indigents viendraient se réchauffer. Les riches qui sont dans des appartements où ils entretiennent une température de quinze degrés, qui ne sortent, couverts de fourrures, que dans des voitures bien fermées, avec des chauffe-pieds, ne se doutent pas qu'il gèle à dix ou quinze degrés.

Il semblerait, après cet aperçu rapide des maladies qui ré-

gnent dans les deux températures extrêmes, que les habitants
des régions tempérées doivent en être exempts : il n'en est pas
ainsi ; partout les hommes ont la même organisation primitive, partout ils vivent dans des milieux qui les modifient de
mille manières, altèrent, usent leurs organes, et portent atteinte à leur santé. La mort est une loi de la nature, mais
cependant, si l'on veut considérer l'état physiologique de l'habitant de ces heureuses contrées, le rêve des poètes, on voit
que toutes les fonctions s'exécutent avec harmonie et facilité ;
la vie coule riante et paisible, les sensations sont agréables
comme les objets qui les font naître, et les idées de plaisir et
d'amour occupent une grande partie de l'existence, qu'elles
embellissent de leurs charmes. Mais cette douce température
est soumise à des variations et à des extrêmes de chaud, de
froid, de sécheresse et d'humidité, qui la rapprochent des pré-
cédentes, et donnent lieu aux maladies qui semblaient réservées
à celles-ci, variations d'autant plus grandes que la main de
l'homme les a augmentées en déboisant les montagnes, et, par
suite, en desséchant les sources. Voyez comme dans un même
lieu la température est variable : le côté d'une montagne
exposée au souffle des vents du nord sera couvert de neige,
et l'autre, exposé aux vents du midi, sera parsemé de fleurs.
Et puis la sensation de froid ou de chaud est relative à l'habitude ; l'habitant des pays méridionaux ferait son hiver de
notre été, et celui du nord son été de notre hiver ; ainsi donc
l'influence des changements de saisons et de climats pourrait
devenir nulle si on s'habituait de bonne heure à braver l'intempérie des saisons. L'homme bien constitué peut vivre sous
toutes les latitudes ; il supportera sans accident le chaud et le
froid, le sec et l'humide ; il y a plus, il respirera une atmosphère impure, à laquelle ses organes respiratoires sont habi-
tués, sans en ressentir aucun effet nuisible ; et ce même air
frappera de mort le voyageur qui s'exposera à ses effets délétères. C'est encore une nouvelle preuve de ce que peuvent
l'habitude et l'éducation sur le développement et la perfection de l'organisation de l'homme ; cosmopolite, et par sa force

de résistance et sa puissance d'action sur tout ce qui l'entoure, il doit, en quelque sorte, maîtriser les éléments, et s'il n'est pas arrivé à les dompter, c'est qu'il n'a pas su fortifier sa constitution par tous les moyens qui sont à sa disposition, et surtout par l'amélioration successive des races.

M.

CHAPITRE II.

Des maisons ou logements.

L'homme est, de tous les êtres vivants, celui qui a le plus besoin d'être préservé de l'influence trop vive des agents qui l'environnent. Dans les saisons chaudes, l'action solaire, l'insolation, quand elle est trop active ou trop prolongée, enflamme, brûle les organes; elle raréfie les humeurs et l'air qui l'environne, au point de le rendre impropre à sa respiration; elle va jusqu'à le tuer par l'apoplexie. L'ombre devient, dans ces cas, une nécessité première.

Le froid ne lui nuit pas moins que les excès de la chaleur, quoique d'une autre manière. On peut en dire autant de la rosée, des brouillards, de la pluie et des autres météores, etc. La conséquence de tout ceci, c'est qu'il lui faut un abri, une maison, qui soit pour lui et les siens tout à la fois commode, agréable, et surtout salubre. Cette dernière condition ne peut être bien remplie qu'autant qu'elle sera bâtie d'une manière convenable, élevée de quatre à cinq pieds au-dessus du niveau du sol, assez loin des rivières, surtout des marais et de tout autre foyer d'humidité et de mauvais air, et boisee, quand on en a la possibilité, exposée au levant dans les pays chauds, et au sud dans ceux qui sont froids, partagée dans son intérieur en plusieurs pièces assez vastes pour fournir à toute la consommation d'air nécessaire au nombre d'individus qui doivent l'habiter (au moins six mètres cubes par individu pour vingt-quatre heures). Il faut, de plus, que cette maison ait un nombre suffisant de fenêtres pour que l'air puisse y être renouvelé à volonté, et que ceux qui l'habitent y reçoivent, en outre, la stimulation agréable de la lumière, fluide tout aussi nécessaire que l'air et le calorique. Il faut aussi que les chambres en soient tenues proprement, et suffisamment chauffées, suivant ce système de cheminée qui permet à l'air extérieur de s'y répandre, après avoir été tamisé, chauffé et brûlé, en passant par des tuyaux chenets contournés sur eux-mêmes. L'air brûlé est plus pur que celui qui ne l'est pas, parce que les émanations végétales ou animales qu'il pouvait contenir ont été désorganisées et décomposées par le feu ou par de petites cases ou chambrettes qui environnent le foyer de la combustion. Si l'on veut qu'une chambre se maintienne chaude long-temps et à peu de frais, on applique contre ses murs un enduit ou mortier non conducteur du calorique, dans lequel entre la poussière du charbon, de la brique pilée ou des matières bitumineuses, ou l'on garnit de tapis de laine ses planchers et ses murs latéraux. Pour la rendre tout à la fois plus solide et plus facile à chauffer, et surtout pour la mettre à l'abri des eaux pluviales et du feu, qui ruine tant de propriétaires de maisons, et expose à tant de dangers ceux qui les habitent, on emploiera partout, au lieu de planches et de couvertures en bois, le système des voûtes semi-plates, soit en briques ou pots creux, soit en pierres auxquelles l'on donne pour appui des poutres solides (pour éviter l'écartement des murs), et qu'on lie l'une avec l'autre par de solides traverses en bois ou en fer. Le bois, à quelques exceptions près, se trouve alors banni de toute construction. L'on y gagne sous tous les rapport; au moins, l'on est assuré d'en retirer le plus grand des avantages, celui d'être à l'abri des incendies.

Si nos affaires, nos habitudes et nos plaisirs, et surtout notre fortune, laissaient la liberté de choisir une habitation saine, nous dirions que c'est loin des grandes villes qu'il faut faire ce choix ; qu'il faudrait donner la préférence à celle qui se trouverait placée sur le penchant peu rapide d'une colline, qui aurait en face une saine exposition du sud-est dans notre climat, pour point de vue, une belle prairie, une petite forêt bien percée, dont le sol ne serait pas trop humide, encore moins marécageux, ou une rivière à eaux limpides et courantes, à travers cette prairie ou en-deçà de cette forêt.

Il faudrait en outre, pas loin de la maison, des eaux bonnes à boire ; mais comme il est impossible pour les quatre-vingt-dix-neuf centièmes des hommes de faire ce choix, bornons-nous à leur conseiller d'éviter autant qu'ils le pourront de choisir leur demeure dans les rues humides, étroites, sales, mal pavées, dans celles où le sol est dépourvu de pentes suffisantes, qui manquent de fontaines, d'égoûts, etc. ; surtout il faut craindre d'y habiter les rez-de-chaussée, et tous les autres appartements peu élevés, où il n'y aurait pas assez de lumière, ni assez d'espace pour avoir la facilité de respirer un air pur, souvent renouvelé. Conseillons-leur en outre d'avoir bien soin d'enlever ou faire enlever autour d'eux et de leur maison tout ce qui peut se gâter, se pourrir et infecter l'air, et particulièrement toutes les matières excrémentielles et eaux de cuisine, de relavures, celles de savonnages, etc., qui, en se corrompant, empoisonnent l'atmosphère et deviennent une cause des maladies.

Dans les campagnes, où l'air est généralement plus pur que dans les villes, on ne profite pas, ou mal, de cet important avantage :

1° Parce qu'on bâtit mal les maisons. On ne les exhausse pas assez au-dessus du sol ; on les place trop près de la rue, ce qui fait qu'on est incommodé du bruit, de la poussière, et privé du plaisir si utile d'avoir devant ses fenêtres un petit jardin. L'air pur qui les entoure fait éviter la dépense d'y faire des caves. Les chambres y sont trop étroites ; les fenêtres pas assez grandes ni assez multipliées ; les écuries sont trop près de l'habitation des hommes, ainsi que les fumiers et les mares d'eau croupissante, etc.

2° Parce qu'on néglige trop les soins de propreté au dedans et au dehors des habitations ; celles-ci ne sont pas assez souvent balayées, ni aérées ; les rues ne sont ni assez espacées, ni disposées en pente convenable, ni pavées, ni arrosées et balayées, du moins pas aussi souvent qu'il le faudrait. Ajoutez à toutes ces causes qui vicient l'air, qui tendent à troubler, à pervertir l'importante fonction respiratoire, et à faire incorporer à nos humeurs une multitude de miasmes dangereux, celles non moins pernicieuses qui résultent de l'exercice de certains métiers, comme ceux de tanneurs, de corroyeurs, de maçons, de plâtriers, de fabricants de chaux, de ceux aussi qui ont pour but le rouissage du chanvre, la fabrication de la filasse qui fournit une poussière méphitique.

CHAPITRE III.

Des vêtements.

La peau, en sa qualité d'organe sensible, a besoin, dans nos climats froids, d'être plus ou moins couverte. Ce besoin est moins senti chez ceux qui ont endurci cet organe par l'habitude qu'ils ont prise de l'exposer aux vicissitudes du froid, du chaud, du sec, de l'humide, etc., mais si cette habitude n'est pas contractée depuis long-temps, ou si elle a été interrompue, ou si ces bons résultats sont affaiblis par la cessation des exercices physiques, ou s'il y a eu un grand développement de la sensibilité générale du corps, soit par l'abus des plaisirs ou par l'effet des passions débilitantes, ou par la maladie, alors tout est redevenu impressionnable aux vicissitudes atmosphériques, comme avant d'avoir pris cette habitude ; il en résulte que plus de précautions doivent être prises relativement aux vêtements et à leurs propriétés et qualités préservatives du froid.

L'on sait que cet être négatif (car le froid, pour nous, n'est que l'absence d'un certain nombre de degrés de calorique) agit d'autant plus péniblement sur le corps humain, qu'il est plus jeune.

Ainsi, les enfants nouveau-nés éprouvent de très-mauvais effets du froid, il impressionne leurs nerfs délicats d'une manière très-pénible, il les fait réellement souffrir. Or, l'hygiène recommande comme la nature, dont elle doit être l'interprète, d'éviter tout ce qui cause de la douleur. N'écoutez pas ces philosophes qui vous crient qu'il faut se familiariser avec la souffrance pour la moins sentir. C'est un conseil aussi faux que pernicieux, que notre sensibilité, notre instinct repoussent, car la douleur n'est utile que pour nous engager à en éloigner les causes, et si nous devons nous familiariser avec quelque chose, ce n'est ni avec le mal physique, ni avec le mal moral, mais seulement avec les choses dont l'usage, peu agréable quelquefois, doit nous préserver de l'un et de l'autre.

Le froid dispose les enfants, comme tous les êtres, aux rhumes, à la coqueluche, aux coliques et aux convulsions. Voyez quelles précautions prennent les mères des oiseaux, pour en préserver leurs petits; avec quelle adroite et sage prévoyance elles savent tisser leurs nids, de laine, de coton, et ajouter à ces moyens préservatifs du froid la couverture de leurs ailes, lorsqu'il pleut ou que la nuit vient.

Les vieillards sont comme les enfants, ils ont besoin d'être bien abrités du froid.

Les transitions d'une température à une autre qui est très-différente, comme celles qui sont le résultat des saisons des pluies, etc.; tous les passages trop subits du chaud au froid, particulièrement quand l'on est en transpiration, que l'extérieur du corps est très-échauffé, deviennent causes de maladies plus ou moins graves, telles que maux de gorge, fluxions de poitrine, inflammations d'entrailles; voilà pourquoi il nous faut, pour nous en préserver ou pour en atténuer les effets, des vêtements convenables.

Les vêtements ont aussi d'autres effets : 1° ils s'emparent

de la matière de la transpiration ; 2° ils activent par l'espèce de friction qu'ils exercent sur la peau les fonctions exhalantes; 3° ils la préservent de l'action trop vive du soleil, de sa lumière et de sa chaleur, et dans quelques cas du fluide électrique, quand toutefois ils sont formés de substances qui ne sont pas conductrices, etc ; mais comme ces différents effets sont subordonnés à la nature de leurs tissus, il est bon d'en faire ici une légère étude.

Des vétements de laine et de soie.

Par la nature animale organique de leurs tissus, ces vêtements ne sont pas ce qu'on appelle *bons conducteurs* du calorique et de l'électricité, c'est-à-dire qu'ils ne donnent que très-difficilement passage à ces fluides ; ainsi le calorique qui se dégage incessamment de notre corps est retenu concentré sur la peau quand elle en est couverte.

Voilà pourquoi ces sortes de vêtements conviennent parfaitement pendant les saisons froides et humides. Ils sont d'autant plus chauds que leur tissu est à points serrés, que les mailles en sont plus lâches, les fils moins tordus, qu'il retient à cause de cela plus de molécules d'air emprisonnées ; car il faut dire en passant que l'air immobile, l'air captif est aussi un mauvais conducteur du calorique, la preuve, c'est que les doubles vitraux aux fenêtres sont excessivement chauds ; c'est que les feutres, les ouates, le coton cardé, les duvets d'oiseaux et de quadrupèdes, sont pour la même raison tout ce qu'il y a de plus propre à conserver la chaleur ; comme on le voit, ce n'est pas à leur épaisseur et à leur poids que ces divers objets doivent la propriété qu'ils ont de retenir la chaleur autour des corps sur lesquels on les applique ; c'est d'une part, à raison de leur nature animale ; de l'autre, à cause de la dilatation de leurs interstices et au volume d'air qu'ils renferment. Ces propriétés bien connues ont fait imaginer de doubler des étoffes légères avec différentes couches de coton, ou avec des plumes, ou avec des peaux garnies de fin duvet, et l'on a pu se tenir très-chaudement, sans se surcharger de vêtements lourds. C'est aussi par la propriété non-conductrice des résines, que les toiles, dites gommées, cirées, sont si chaudes. Les résines liquéfiées par l'ébullition peuvent, après avoir été mélangées avec suffisante quantité de sables fins, de poudre de chaux, d'argile ou d'oxides métalliques, être poussées par une forte compression dans tous les interstices de vieux tissus ou de cartons, et faire par là des tapis de pieds très-chauds et des couvertures de toutes espèces.

Mais dans l'usage des vêtements il ne faut pas oublier que la peau n'est pas seulement un organe sensible, mais qu'elle est aussi un organe absorbant, épurateur et excréteur. Comme organe qui doit absorber l'oxigène de l'air atmosphérique, ainsi qu'une partie de l'eau qui y est contenue, il ne faut pas que la peau soit trop isolée, trop surchargée de tissus, etc.

Comme organe exhalant, dépurateur, la peau, ainsi que l'appareil de la sécrétion urinaire, a mission d'enlever à nos humeurs ce qu'elles ont de trop, soit sous le rapport de la quantité, soit celui de la qualité. Ce superflu peut aller jusqu'aux 5/8 des aliments liquides et solides pris dans les vingt-quatre heures; cette déperdition se fait principalement en parties aqueuses et en calorique, particulièrement celui qui excède les besoins de l'économie, plus en matières acides, salines et autres qui sont devenues étrangères à nos organes, ou qui étant retenues leur deviendraient nuisibles. Ainsi donc les vêtements doivent être de nature à ne point gêner ces fonctions épuratoires de la peau, il faut au contraire qu'ils les facilitent sans pourtant trop les exciter. Tout vêtement qui ne serait pas assez chaud nuirait, non-seulement parce qu'il serait cause qu'il y aurait suspension des courants de chaleur qui ont lieu du centre à la circonférence, qu'on éprouverait une sensation pénible et pernicieuse de froid, et d'autant plus qu'elle se prolongerait trop long-temps; mais aussi parce que cette sensation de froid serait accompagnée du resserrement de la peau, du refoulement des humeurs à l'intérieur et d'une diminution notable dans la respiration : de là des rhumes.

Tout vêtement qui aurait au contraire la propriété de trop retenir la chaleur, augmenterait la sensibilité de cet organe, activerait plus qu'il ne convient la perspiration dont il est le siége ; par là il affaiblirait et échaufferait outre mesure. De là de mauvais effets sympathiques sur les organes digestifs, pareils à ceux que nous avons décrits à l'article *Calorique* ou *Température chaude* et *Climats chauds*.

Il faut donc que les vêtements ne soient ni trop chauds ni trop froids ; pour tous ceux qui doivent se livrer à des exercices actifs, qui sont confortablement nourris, il vaut mieux qu'ils fassent éprouver la sensation du froid que celle du chaud ; chez les vieillards et les enfants très-jeunes ou très-faibles, la sensation d'une douce chaleur est à préférer. Ceux de laine, etc., leur conviennent donc plus particulièrement que ceux de coton, surtout pour les saisons froides ; cependant il est à remarquer que par la raison que ces sortes de vêtements ne laissent point échapper le calorique qui s'exhale du corps, il ne laisse pas non plus rentrer celui du dehors ; c'est pourquoi les Espagnols et les Orientaux portent, l'été comme l'hiver, des vêtements de laine. Si, pour l'été, ces vêtements étaient plus amples, plus légers et faits avec des fils très-serrés, ils seraient beaucoup plus frais. Dans nos pays nous avons l'habitude d'en porter qui sont de fil de chanvre, de lin ou de coton, ils sont plus propres à absorber les matières de la transpiration cutanée, et la céder à l'air ; ils sont meilleurs conducteurs du calorique et moins chauds.

Nous dirons cependant, en général, qu'il nous a paru, d'après notre expérience, qu'il y avait de graves inconvénients à s'habiller de trop bonne heure, à donner à la peau une enveloppe immédiate d'étoffe de laine, de flanelle ; on rend par là cet organe trop impressionnable aux vicissitudes atmosphériques. On l'expose à une sorte d'isolement par le défaut de circulation d'air et de lumière, et à une véritable macération, parce que la laine gêne l'évaporation et qu'elle retient trop long-temps l'humidité. D'ailleurs, quand ce moyen est salutaire, l'habitude en annule bientôt les bons effets, et plus tard, dans quelques cas où il serait nécessaire, il ne faut plus y compter. Tous ceux qui supportent avec peine la flanelle doivent la repousser; elle ne leur convient pas.

Au surplus, quelle que soit la nature des vêtements, l'on peut dire qu'il faut qu'ils soient en rapport avec les saisons et les autres changements qui ont lieu dans la température, avec l'état de santé et de maladie, avec l'âge, les professions et les habitudes de chaque individu; que toujours ces vêtements soient propres et par conséquent lavés et renouvelés en temps et lieux, car la peau pourrait absorber les matières qui les saliraient, ce qui ne serait pas salubre; qu'ils soient suffisamment longs et larges, pour ne pas gêner les mouvements.

Couleurs des vêtements.

On a reconnu en physique que la couleur des corps influe sur leur capacité pour le calorique. Une étoffe d'une couleur claire réfléchira les rayons de lumière et de chaleur, et une autre de couleur foncée et de même matière les absorbera, comme l'a prouvé Franklin avec deux morceaux de drap, l'un blanc et l'autre noir; le premier resta sur la neige et le second s'y enfonça en en fondant une certaine quantité. Les étoffes de couleur blanche sont plus convenables en été, et les tissus noirs préférables en hiver. L'usage est ici d'accord avec l'hygiène, bien que quelques auteurs en aient tiré une conséquence opposée.

Forme.

La forme est à peu près indifférente, sous le rapport de la santé, pourvu que les vêtements soient commodes, qu'ils soient suffisamment larges, qu'ils ne compriment pas les vaisseaux, les nerfs, etc. Il faut craindre surtout la pression qu'exercent les bonnets, les chapeaux, les cravates, les corsets, les ceintures, les bretelles, les jarretières, les souliers.

Les bonnets trop lourds et trop chauds sont préjudiciables à tout le monde, et à l'enfance surtout, dont les forces se dirigent particulièrement vers la tête; en entretenant une abondante transpiration autour de cette partie, ils exposent, par sa suppression, aux maladies dont elle est le siége.

Les chapeaux d'hommes ont l'inconvénient de comprimer le front et d'occasioner des maux de tête. Pendant l'été, ceux de feutre noir sont trop chauds; on devrait les remplacer par les blancs, garnis de vert à leur partie inférieure; cette couleur est amie des yeux. Il vaudrait mieux encore leur préférer les chapeaux de paille à larges bords, qui ont l'avantage de réunir la fraicheur et la légèreté.

Ceux de femmes devraient toujours être formés, pour l'été, d'une matière légère, et assez grands pour préserver tout à la fois le teint et les yeux de l'action brûlante des rayons du soleil; ceux de paille méritent la préférence. Pour l'hiver, ils doivent être faits en velours ou en soie; mais ce qui serait à préférer pour les femmes et les enfants, c'est la coiffure en cheveux.

La jeunesse et la beauté ont assez pour se parer des ornements que la nature leur a donnés, et quand une femme a assez de cheveux et de santé, la plus belle coiffure pour elle, et la plus saine, est de n'en point avoir. On l'a dit bien des fois: la simplicité en tout est aussi utile à la santé que favorable à la beauté. Ainsi toutes ces coiffures aussi ridicules que composées, qu'une mode bizarre enfante, doivent être rejetées, comme contraires au bon goût et aux principes de l'hygiène. Nous voulons parler de cette ancienne mode de se coiffer, qui, peut-être, n'est pas loin de revenir, et qui consistait à s'affubler d'un tas de frisures et de cheveux étrangers, de poudre et de pommade, assemblage monstrueux qui surchargeait la tête ridiculement.

Les cravates doivent être basses, douces et légères; dans tous les temps, le cou comme la tête n'a pas besoin d'être trop couvert; il faut surtout éviter de le comprimer de manière à empêcher le retour du sang par les jugulaires, ce qui peut occasioner des affections cérébrales, des apoplexies.

La poitrine ne doit jamais être gênée dans ses mouvements par une pression externe. C'est d'un seul mot blâmer tous les vêtements étroits, comme les corsets, les gilets, les ceintures, les lacets, qu'on emploie pour rétrécir cette cavité, et former ce qu'on appelle la taille. Les femmes en général ont toutes la prétention d'avoir une fine taille, et pour acquérir ce que la nature leur a refusé, il n'y a pas de gêne qu'elles n'éprouvent, de tourments qu'elles n'endurent. Elles appellent à leur secours des corps de baleine, ou des lames de fer, dont la pression forte et constante sur des côtes flexibles gêne le développement de la poitrine, dérange toutes les fonctions du poumon, et prédispose, par la stase du sang, à la toux, aux crachements de sang, à la phthisie, aux anévrismes du cœur, accidents terribles qu'on éviterait si on savait avoir raison contre la mode.

Une autre espèce de gêne à laquelle presque toutes les femmes s'exposent, c'est de relever et de serrer la partie antérieure de la poitrine, pour paraître avoir les formes plus arrondies. Le sein a besoin d'être soutenu et relevé, mais qu'on n'aille pas tirailler, étrangler un organe aussi délicat, c'est le comble d'une sotte et dangereuse coquetterie, c'est s'exposer à des douleurs, des engorgements qui déforment cet organe qu'on veut conserver, c'est risquer même de produire cette maladie affreuse qu'on nomme *cancer*. Plaire est un désir si naturel que personne ne peut le blâmer; mais ce que l'on blâme, ce sont les moyens funestes qu'on emploie pour y parvenir; que dirait Rousseau contre ce nouveau genre de maillot. Tout ce qui comprime trop fortement le corps, gêne les mouvements, donne un air peu naturel, et nuit à l'effet qu'on veut produire, celui de charmer ; la santé souffre, et la beauté , qui ne peut exister sans elle, perd de sa fraîcheur et de son éclat. Que les pères qui aiment véritablement leurs filles , fassent tous leurs efforts pour les dégoûter d'une mode aussi perfide, qui s'est établie sans consulter la raison.

La compression exercée sur les organes contenus dans l'abdomen , a aussi les plus graves inconvénients ; elle dérange les fonctions digestives, gêne la circulation des fluides, empêche le développement du fœtus, et provoque souvent l'avortement ; il en est de même des ceintures trop serrées.

Les vêtements et les ajustements les plus beaux , les plus gracieux et les plus sains, sont ceux qui sont le plus en harmonie avec les formes naturelles de nos organes. Ceux des Grecs et des Romains, sous quelques rapports, seraient à préférer à tous autres, surtout si on leur faisait subir quelques modifications relatives à notre climat et à nos habitudes ; dans ces vêtements, rien ne comprime les organes, rien ne gêne leurs mouvements variés , point de ligatures qui puissent nuire.

Les femmes , à leur époque menstruelle , pendant leur grossesse , celles qui allaitent, doivent être mieux couvertes ; les suppressions de la transpiration sont alors plus dangereuses.

Les jupons de flanelle, tricotés, sont très-propres à préserver de l'humidité et du froid ; ceux de soie conviennent pendant les étés humides et orageux.

Les bretelles larges, élastiques , n'ont pas l'inconvénient que quelques auteurs leur ont reproché ; elles remplacent avantageusement les boucles, les ceintures, qui comprimaient les viscères, pour fixer les culottes ; il est certain que si l'on avait suivi la ligne de démarcation établie par la nature , les culottes auraient trouvé un point d'appui sur les hanches ; mais on a dépassé ces limites, et pour les fixer on a recours à une compression plus nuisible sur l'abdomen et la poitrine, que sur les épaules. Les pantalons larges sont d'une forme avantageuse.

Les jarretières seront larges, élastiques, et pas trop serrées.

Les chemises, comme les habits, les gilets, doivent être assez amples, et surtout ne pas trop serrer le cou.

Les chaussures seront faites de manière à tenir le pied chaud et sec ; ce qui enrhume le plus ordinairement les personnes faibles, c'est le froid aux pieds. Les souliers doivent être faits d'une matière souple, élastique ; il serait à désirer qu'on pût rendre le cuir imperméable; les semelles doivent être épaisses et garnies à l'intérieur d'une double semelle de liége, de laine ou de soie. Les claques, les socques que l'on emploie beaucoup maintenant, préservent de l'humidité.

Les bottes trop justes et d'un cuir dur pressent la jambe, empêchent son action et son développement, et nuisent surtout à l'accroissement des mollets.

CHAPITRE IV.

Des bains.

Les Romains, qui imprimaient à tout ce qu'ils faisaient un caractère de grandeur, élevaient, à grands frais, des édifices somptueux, où l'on prenait des bains chauds; d'où le nom de *Thermes*. Une partie de ces vastes bâtiments formait des gymnases, dans lesquels on se livrait aux exercices corporels alors en honneur. Le temps a respecté les restes antiques d'un monument appelé *Palais des Thermes*, situé dans la partie méridionale de Paris, et qui donne l'idée de la magnificence de ces sortes d'édifices.

Vers la fin de la domination romaine, il existait, dans les

Gaules, des bains superbes, qui ont été détruits par les Francs, ou au moins qu'ils ont laissés tomber en ruines. Il est certain, après cela, que les anciens faisaient un plus grand usage des bains que les modernes, car ce n'est plus guère qu'en Turquie qu'on retrouve des bains publics d'une construction élégante. Ce qui tient à la santé les intéressait à un haut point, et c'est sans doute en recherchant avec soin tout ce qui peut la faire naître et la conserver, en évitant tout ce qui peut l'altérer, qu'ils vivaient plus long temps. Les eaux de l'Eurotas et du Tibre fortifiaient la constitution des Spartiates et des Romains. Nous ne voulons pas dire cependant que la coutume de prendre des bains n'ait pas souvent dépassé les limites de l'hygiène, et qu'elle n'ait pas servi d'auxiliaire à la volupté; car il est à remarquer qu'à mesure que les Romains étendirent leurs conquêtes, et que les richesses les eurent corrompus et amollis, les bains publics, de simples qu'ils étaient, devinrent élégants, et prirent ce caractère qu'imprime à l'architecture le relâchement des mœurs; les Orientaux, aujourd'hui encore, en font un abus qui les débilite, les énerve, en stimulant outre mesure le désir des sens. Mais nous ne parlons ici que des bains comme moyen de propreté et de santé, et il est à regretter que leur usage soit inconnu dans beaucoup de provinces de la France; c'est un point de vue hygiénique qui mérite de fixer l'attention des conseils-généraux, nous ne comprenons pas comment, dans leur sollicitude pour le bien public, ils ne s'en occupent pas (voyez l'article *Natation*); mais les membres qui les composent ont l'extrême inconvénient, pour les villages, d'être pris dans les grandes villes, et de ne pas connaître les besoins de toutes les localités, et les conseillers municipaux, qui, grâce à un vice de la loi, comptent rarement des médecins parmi eux, sont généralement trop peu instruits pour s'occuper de pareilles questions.

Si les édifices où l'on prend des bains ont perdu de leur ancienne magnificence, ils se sont multipliés à Paris, depuis quelques années, d'une manière surprenante; il semble, à leur nombre, qu'on ait voulu les venger de l'espèce d'oubli dans lequel ils étaient tombés, ou au moins de la difficulté de se les procurer. Quels avantages le médecin ne retire-t-il pas aujourd'hui des divers bains à domicile! Leur prix modéré, la célérité avec laquelle on les transporte, en font un des meilleurs moyens de traitement dans un grand nombre de maladies. Nous allons étudier les bains par rapport à la température et à la durée de leur administration. On les divise naturellement en *froids*, *tièdes* et *chauds*.

Bains froids.—Le bain froid, c'est-à-dire celui dont la température est au-dessous de 20° centigrades, agit à peu près comme l'air, au même degré thermométrique, quand il est mis en contact subit et immédiat avec la peau privée de vêtements. Il la resserre, la pâlit; il refoule les fluides de la périphérie du corps vers le centre, arrête la fonction exhalante; l'urine est abondante, le visage est bleuâtre; il y a sentiment de compression à l'épigastre. Après ces effets primitifs, si l'action du bain n'a pas été trop long-temps prolongée, au sortir de l'eau, une réaction salutaire se fait à la peau, il survient un commencement de chaleur, un sentiment de bien-être et de force; la faim et la soif se font plus vivement sentir.

Ce bain est éminemment tonique; on l'emploie pour fortifier la constitution, activer la digestion; propre à donner de l'énergie aux organes, il convient dans les affections mentales et nerveuses, et il est contraire dans tous les cas où le refoulement du sang à l'intérieur aurait des suites fâcheuses, comme dans les maladies du cœur et des gros vaisseaux, les maladies de poitrine, etc.; pendant la grossesse et la menstruation.

Si le froid a été très-vif, au-dessous de 12° centigrades, par exemple, et trop long-temps prolongé, si l'individu est trop faible, il y a horripilation générale, frisson, claquement des dents, sensation permanente de froid, altération des traits, lividité de la face, difficulté de respirer, malaise, accablement, besoin de repos dans un lieu chaud.

A un tel degré de froid, ce bain ne peut être prescrit; on ne voudrait pas s'y soumettre; il faudrait, pour le supporter, plus de force que les constitutions molles et lymphatiques, auxquelles il pourrait convenir, car les Russes et les Finlandais ne s'y plongent qu'en sortant d'une température très-élevée, ce qui rend, malgré l'opinion contraire, plus propre à résister au froid.

Bains tièdes ou tempérés. — Ce bain, dont la température est de 25 à 32° centigrades, n'agit plus par sa température, qui est celle de l'air dans les grandes chaleurs de l'été, et de plus, celle du sang, aussi, il ne produit ni sentiment de chaud ni de froid, il n'est ni tonique ni débilitant. Cependant, comme les bains n'agissent pas seulement par la présence ou l'absence de plus ou moins de calorique, mais aussi par la pesanteur de l'eau, par sa nature pénétrante et dissolvante, par son absorption, il en résulte plusieurs effets. L'eau pèse huit cent onze fois et demie plus que l'air, la température étant à 12° 0,5 centigrades. Cette pression est cause que beaucoup de personnes ont peine à respirer dans le bain ; que d'autres éprouvent, au creux de l'estomac, un malaise qui les empêche de s'y plonger jusqu'à cette hauteur. Cette pesanteur est cause aussi que dans le bain nous ressentons une sensation de chaleur plus grande que celle que l'air nous ferait éprouver à température égale.

On voit que le bain tempéré a réellement une action générale ; il repose des grandes fatigues musculaires, il tempère la circulation, et, en produisant un sentiment de fraîcheur, il calme l'irritabilité nerveuse et agit même sur l'encéphale; il est donc relâchant et calmant, et il convient dans beaucoup de maladies inflammatoires, dans les affections cutanées, les spasmes, les insomnies, dans quelques accouchements difficiles. Il adoucit et ramollit la peau, dissout toutes les parcelles desséchées de matières qui résultent de la perspiration et d'une humeur onctueuse qu'on appelle *sébacée ;* c'est un moyen de propreté dont les effets sont de favoriser la fonction exhalante de la peau, et d'empêcher par là une foule d'états pathologiques de cet organe causés par la malpropreté, comme on peut s'en convaincre par l'examen des malades qui affluent à l'hôpital Saint-Louis, et la connaissance des conditions hygiéniques dans lesquelles ils se trouvent habituellement. Il est certain que si ces malheureux pouvaient à moins de frais se procurer, pendant neuf mois de l'année, des bains, qu'ils se refusent quelquefois par défaut de soins pour leur santé et par ignorance, mais plus souvent encore par économie, on ne verrait plus tant de ces maladies dégoûtantes.

Bains de mer. — A ces bains, qui se prennent pendant les chaleurs de l'été dans l'eau courante des fleuves et des rivières, se rapportent les bains de mer, qui ont à peu près le même mode d'action, et sont de puissants toniques, qui conviennent aux scrofuleux, aux rachitiques, aux hypochondriaques, et à toutes les constitutions dans lesquelles prédomine une atonie générale, sans irritabilité. (*V. Natation.*)

Bains chauds. — Ces bains, dont la température varie entre 34 et 40° centigrades, sont plus du domaine de la thérapeutique que de l'hygiène, car on les emploie ordinairement pour combattre des maladies, mais comme ces deux sciences ne peuvent s'isoler, qu'elles s'éclairent l'une par l'autre, et qu'on ne connaît pas l'action d'un agent quelconque sur l'organisme malade, si l'on n'a constaté ses effets sur l'organisme en état de santé, il est utile de s'en occuper, ainsi que de quelques autres, qui trouveront naturellement place dans cet article.

Ce bain dilate et rougit la peau, y appelle le sang, le pouls devient fort et fréquent, la respiration s'accélère, les artères carotides battent avec force, le visage est rouge, gonflé, une sueur abondante ruisselle de tout le corps, dont le volume est augmenté, les facultés intellectuelles s'engourdissent, il y a pesanteur de tête et tendance au sommeil. On éprouve d'abord, pendant l'immersion du corps dans l'eau à cette température, un état général d'excitation, spécialement des organes génitaux, mais qui est bientôt suivi de fatigue et de débilité, qui résultent de l'augmentation de la perspiration cutanée, et surtout d'un surcroît d'action de tous les organes.

Ce bain peut être mis au nombre des moyens antiphlogistiques les plus énergiques et employé avec succès dans tous les cas où les sudorifiques sont indiqués, comme dans la syphilis, les rhumatismes chroniques, certaines inflammations des viscères intérieurs avec sécheresse de la peau, dans les affections exanthématiques, pour favoriser les éruptions qui se font difficilement. Il est inutile de dire que l'usage prolongé et trop fréquemment répété de ce bain aurait pour résultat un affaiblissement extrême, des congestions, des hémorrhagies, et que c'est au médecin seul à diriger dans son emploi.

Bains d'air chaud. — Ce bain ressemble à l'étuve sèche, mais il en diffère en ce que l'air est comprimé. On l'a proposé depuis quelque temps dans les affections tuberculeuses, les hémorrhagies passives, la surdité, les maladies laryngées, l'aphonie qui en est la suite. Le malade est placé dans un espace circonscrit et bien fermé, et à l'aide d'une pompe on augmente la densité de l'air qui l'entoure ; ce moyen, comme toutes les nouvelles médications, a besoin d'un plus grand nombre de faits, et surtout de la sanction de l'expérience.

Bains partiels. — Si l'on n'a égard qu'à la partie du corps qui est plongée dans l'eau, le bain est partiel et prend le nom de *pédiluve*, de *manuluve*, de *demi-bain*, de *bain de siége*. Le premier, surtout, est fréquemment employé ; chaud, il agit comme révulsif dans les céphalalgies, les aménorrhées. Le bain de pieds rappelle aussi les règles ; froid, il est astringent et convient dans les entorses pour empêcher l'afflux des liquides dans l'articulation, dans les brûlures, les congélations, etc. Il a fait quelquefois cesser une hémorrhagie utérine, mais le bain de siége de la même nature produit plus sûrement cet effet. Le manuluve froid agit dans le même sens, il arrête quelquefois un saignement de nez. Du reste, ces bains produisent des effets variables selon leur température.

Précautions à prendre dans l'usage des bains. — Plus un bain s'éloigne par sa température de celle de l'air ambiant, plus il faut prendre de précautions en s'y plongeant. Il serait difficile de déterminer pour chaque personne le degré de chaud ou de froid qu'exige cette prudence, ce n'est qu'à la sensation que cause le bain qu'on peut en juger; c'est dire que c'est de la nature de cette même sensation qu'il tire ses principaux effets; tel individu trouvera froide l'eau à 3o degrés, un autre la trouvera tiède à 25. Tout le monde a pu observer que les premiers bains d'eau courante que l'on prend au retour de la belle saison procurent une sensation de froid désagréable, qu'on a peine à s'y plonger, tandis que quand on en a pris plusieurs, on trouve, comme on le dit, *l'eau très-bonne*. L'habitude, la manière d'être, modifient tellement les impressions que chacun reçoit du même modificateur, qu'elles diffèrent essentiellement dans les conditions qui se ressemblent le plus; on ne peut donc donner que des règles générales.

On ne doit jamais se baigner immédiatement après le repas; il faut laisser quelques heures d'intervalle. Pour avoir manqué à ce précepte, on a vu survenir des indigestions mortelles. Un léger exercice, quand il s'agit surtout d'un bain froid, est nécessaire. Il ne faut pas être en sueur en entrant dans le bain, et l'on ne doit y rester qu'autant qu'on le supporte bien, et quand on commence à se refroidir et que plusieurs frissons se succèdent, il faut se retirer. Une sage précaution, quand on est désagréablement impressionné par la sensation que produit l'eau froide, c'est de passer la main mouillée sur les diverses parties du corps, et particulièrement sur la tête, pour éviter les congestions cérébrales (*Voy. Natation*). On a vu des personnes impressionnables être saisies, en se précipitant brusquement dans l'eau, de spasmes violents, de tremblements nerveux, dont on n'a pu les guérir. Les aspersions d'eau froide sur la tête seront aussi très-utiles dans les bains chauds; elles s'opposeront à l'afflux du sang dans cette partie. Il faut s'essuyer promptement en sortant du bain. On sait qu'un corps ne passe pas de l'état liquide à l'état aériforme, sans absorption de calorique; les gouttes d'eau répandues sur la surface du corps, en se vaporisant, produisent un froid qu'il est prudent de faire cesser immédiatement.

Les bains étant des moyens de traitement dans beaucoup de maladies, sont nécessaires à tous les âges. Il est utile de vaincre le dégoût et la répugnance que beaucoup d'enfants témoignent pour l'eau ; c'est une ressource de moins dans les affections de la peau, si communes à cet âge. On commence par les laver à l'eau tiède avec une éponge, puis on leur mettra les pieds, les mains, dans l'eau, et avec un peu de persistance on arrivera facilement à y plonger tout le corps. Les bains tièdes sont très-utiles à un enfant ; on pourrait même l'habituer à les prendre froids, si on diminuait progressivement la température, et ce serait un moyen de fortifier dans beaucoup de cas une constitution débile.

On peut, dans toutes les saisons, prendre des bains, et comme ce n'est pas avec un thermomètre qu'il faut juger leur température, mais à l'impression qu'on en ressent, ils seront utiles dans tous les temps, seulement dans les saisons froides il sera nécessaire de s'entourer de plus de précautions, de se mettre à l'abri du froid en se tenant dans un appartement bien fermé et bien chaud. Du reste, les effets qu'ils produisent sont soumis aux constitutions, aux idiosyncrasies, aux habitudes, à l'âge, au sexe, etc.

Les femmes, plus impressionnables que les hommes, redouteront davantage les extrêmes de froid et de chaud, et ne prendront des bains que quelques jours avant ou après l'écoulement menstruel ; il est plus nécessaire qu'elles ne le pensent que rien ne trouble la menstruation, nous leur conseillons pendant ce temps d'éviter tout ce qui pourrait causer une suppression qui n'est jamais sans danger, parce qu'une fonction naturelle qui ne s'exécute pas régulièrement produit toujours dans l'économie, tôt ou tard, des effets fâcheux. Il serait à désirer que les personnes qui les entourent, leur épargnassent toute espèce de contrariétés morales, tous mauvais traitements physiques ; l'époque menstruelle est pour beaucoup une maladie de quelques jours, et cette servitude organique, à laquelle la nature les a soumises, mérite de la part de l'homme, pour compensation, des soins et des égards.

Bains et douches de vapeurs. — *Bains russes.* — Ces bains, qui sont sudorifiques et excitants à un haut degré, étaient, comme les précédents, beaucoup plus en usage dans l'antiquité que de nos jours. Ce qu'il y a de remarquable, c'est qu'ils produisent des effets avantageux dans les latitudes les plus opposées, dans le nord et dans le midi ; ainsi, on les emploie en Allemagne, en Angleterre, en Italie, en Égypte, dans l'Inde, et dans la partie septentrionale de l'Europe. C'est à cette espèce que se rapportent *les bains russes*, mis en usage à Paris depuis quelques années. La liste des maladies auxquelles leurs prôneurs les opposent est très-longue, et, comme tous les moyens thérapeutiques possibles, ils ont eu quelquefois des effets avantageux dans les rhumatismes, les maladies de la peau, les affections nerveuses, la sciatique, les maladies syphilitiques, certaines paralysies, etc.; mais on a abusé de cette médication puissante en en faisant une panacée universelle, et en l'appliquant à des maladies qu'elle augmente au lieu de guérir. C'est même cette tendance générale à pousser à l'excès les moyens les plus rationnels, qui met l'hygiéniste dans l'obligation de faire la thérapeutique des agents qu'il étudie, pour prévenir contre l'ignorance et la spéculation. Un malade est guéri par un remède, il parle de sa cure merveilleuse à son voisin ; vite celui-ci veut que le même miracle se renouvelle en sa faveur, il prend la bienheureuse substance ; il meurt quelque temps après, sans se douter que ce qui guérit l'un tue l'autre. Ces cas sont plus fréquents qu'on ne le pense ; si le médecin connaissait toujours les antécédents de son malade, s'il savait tout ce qu'il a pris de drogues avant de l'appeler, il trouverait la cause de beaucoup de maladies mortelles.

Les bains russes, à cause de leur énergie, doivent donc être soumis au contrôle d'un homme de l'art, et étudiés dans leurs effets. En Russie, en Finlande, on jette de l'eau sur des cailloux rougis au feu d'un fourneau, en se vaporisant elle produit une chaleur de ſo à 56 degrés centigrades. Depuis quelques années que la vapeur a été mieux étudiée, et les moyens de l'obtenir perfectionnés, on la fait arriver par des tuyaux dans un cabinet étroit, bien clos, dans lequel se trouve un lit sur lequel on s'étend ; on peut à volonté augmenter ou diminuer la température, en tenant le robinet plus ou moins long-temps ouvert.

Il y a aussi un appareil destiné à des arrosements d'eau tiède ou froide, ce qui est utile dans le cas où on aurait à redouter l'afflux du sang vers la tête ; agréable, en ce que cette grande différence de température est à peine sensible, tant l'énergie des organes est augmentée. Cela explique comment les Russes et les Finlandais se mettent dans la neige en sortant d'une étuve à soixante-quinze degrés centigrades. Sous l'action de la vapeur l'épiderme se ramollit, et se laisse pénétrer par un brouillard chaud et humide ; on éprouve une sensation nouvelle dont on ne se rend pas compte, c'est un bien-être général, une nouvelle vie ; les fatigues des membres, les douleurs mêmes disparaissent. La fonction perspiratoire est singulièrement augmentée, ce qui rend ce bain utile quand un froid prolongé a durci la peau, ou quand une chaleur brûlante l'a irritée ; on augmente ses effets en faisant sur tout le corps des frictions à la brosse ou avec la feuillée de bouleau, des lotions savonneuses, des arrosements d'eau tiède ou froide ; on se soumet aussi à la flagellation, au massage ; puis, ordinairement après une demi-heure de ces divers excitants, de ces douces impressions, on va sur un lit de repos goûter un sommeil bienfaisant comme les sensations qui l'ont amené.

Bains orientaux. — Les bains orientaux ont à peu près les mêmes effets, seulement ils diffèrent des précédents en ce que l'on n'est plus soumis à l'action de la vapeur, mais seulement au calorique qu'elle a dégagé en se condensant, car on n'entre dans le cabinet que quand elle est tombée. Du reste, le même établissement suffit à ces deux espèces de bains, et les pratiques accessoires sont les mêmes. On a singulièrement perfectionné le procédé mis en usage ; jadis c'était une chambre dans laquelle plusieurs personnes, hermétiquement renfermées et entassées, suaient et viciaient l'air d'autant plus vite qu'il était plus échauffé ; aujourd'hui c'est un cabinet particulier, dont l'atmosphère n'étant pas altérée, est très-propre à la respiration. Ce qu'il y a de remarquable dans ces bains, que l'usage rend bientôt très-agréables, c'est la haute température qu'on y supporte, surtout dans celui-ci.

L'homme, en vertu d'*une force vitale primitive*, selon Chaussier, a la propriété de dégager une certaine quantité de calorique, et de garder un degré de température à peu près égale, ce qui lui permet de conserver sa santé sous les latitudes les plus opposées. Les variations dans la température atmosphérique sont ordinairement comprises entre le quarante-cinquième degré au-dessus et le trente-huitième au-dessous de zéro et même beaucoup au-delà, s'il est vrai qu'en Sibérie le froid ait été de soixante-dix degrés. — L'exemple le plus remarquable de la possibilité de supporter une chaleur artificielle énorme, est celui de cette jeune fille qui restait cinq minutes dans un four chauffé à deux cent soixante-six degrés centigrades.

La transpiration sensible ou insensible est le moyen dont la nature se sert pour débarrasser les êtres vivants d'un excès de chaleur. Franklin rapporte que les moissonneurs de la Pensylvanie supportent facilement un soleil ardent, tant que la sueur qu'ils provoquent par une liqueur spiritueuse a lieu ; mais ils meurent quand elle se supprime ; cela explique aussi pourquoi on supporte une plus grande chaleur dans l'étuve sèche que dans l'étuve humide, c'est que dans la première l'évaporation n'est pas empêchée par un liquide, mais qu'elle est au contraire favorisée par un milieu aériforme.

Il résulte de toutes ces variations que les êtres vivants peuvent supporter, qu'ils ont moins une température à eux, que celle des milieux dans lesquels ils vivent. et que cette proposition du mémoire de M. le professeur Pelletan sur la chaleur est vraie : *Tous les êtres organisés sont dans des conditions nécessaires pour être habituellement le siége de courans de calorique.*

Ces courants de chaleur sont favorisés par le changement d'état des liquides qui se transforment en vapeur.

C'est à l'occasion des sueurs abondantes qui ont lieu dans un bain de vapeur, qu'il convient de dire quelques mots d'une nouvelle méthode qui les produit à volonté, sans danger d'enflammer les organes internes. Nous voulons parler de l'*hydrosudopathie ou hydrothérapie, traitement par la sueur et l'eau froide.* — L'auteur est frappé des mauvais effets des bains chauds, qui affaiblissent la peau et la rendent sensible aux influences extérieures. Les personnes faibles, chargées de vêtements de flanelle, se débilitent par la sueur augmentée encore par un mauvais régime, et ne peuvent plus supporter l'impression d'un air frais. Priessnitz raconte qu'une dame, à force d'éviter le grand air, ne pouvait plus sortir de son appartement dont elle chauffait toutes les pièces pour que le froid ne pût y pénétrer. Journellement à Paris nous voyons des faits semblables ; mais nous ne soumettons pas ces personnes à des lavages à l'eau froide et à l'application de compresses mouillées sur tout le corps, on crierait à la barbarie, quand même notre cliente frêle et délicate pourrait, comme la malade citée, faire le quatrième jour une promenade d'une demi-heure par un temps pluvieux.

La médecine a, de tout temps, employé l'eau froide en bains, en affusions, pour relever l'organisme ; mais elle a toujours été modérée dans son emploi, parce qu'elle a craint en refroidissant la peau de donner lieu à des inflammations internes ; c'est donc une découverte importante de pouvoir manier sans danger et à volonté un agent thérapeutique si universellement répandu.

Voici la manière de provoquer des transpirations abondantes : on enveloppe hermétiquement le malade dans une couverture de laine épaisse, à l'exception de la tête, on le laisse transpirer abondamment ; pendant ce temps il boit de l'eau froide à sa soif, et sa tête est couverte de fomentations froides. Quand le médecin juge que la sueur a été assez abondante, il le plonge immédiatement dans un bain froid. L'eau se charge des matières produites par la transpiration ; les pores dilatés se laissent facilement pénétrer par le liquide, et c'est cette grande absorption de l'eau qui produit sur l'économie d'heureux effets.

Boire de l'eau froide quand on transpire, ouvrir même les portes et les fenêtres pour établir des courants d'air, puis passer brusquement de cette température élevée à celle d'un bain froid, cela paraît tellement étrange, dangereux même, que jamais un médecin avec les idées actuelles n'aurait osé, nous ne dirons pas essayer cette méthode curative sur lui-même, mais seulement la proposer ; il a fallu le courage du paysan de Græfenberg, heureusement étranger à la science médicale, pour la tenter. Il explique l'inocuité de ce moyen par l'état de calme et de repos dans lequel se trouvent les organes respiratoires et circulatoires ; en effet, ce n'est pas comme après un exercice violent où l'action prolongée des muscles locomoteurs a associé le cœur et les poumons à leurs mouvements et à leur fatigue, il n'y a ici aucune stimulation de ces appareils.

Nous ne considérons l'hydrosudopathie que comme moyen hygiénique ; ses effets thérapeutiques ont dû être singulièrement exagérés, nous n'en voulons pour preuve que les pneumonies et les pleurésies qu'elle a guéries au bout de trois ou quatre jours : ici commencent cette croyance fiévreuse. cette foi robuste qui ne raisonnent plus. Nous avons le spécifique de ces maladies, la saignée. Notre thérapeutique est assez pauvre, ne lui enlevons pas ce qu'elle possède, mais donnons-lui au contraire ce qu'elle n'a pas, et malheureusement le nombre des affections qu'elle ne peut guérir est assez grand pour occuper la vie entière d'un homme de génie. Dans ces cas on doit employer tous les moyens rationnels, et la méthode hydrothérapique mérite l'attention des médecins, ils doivent l'infirmer ou la confirmer par des expériences bien faites.

Bains de vapeur où tout le corps est plongé excepté la

tête. — L'air que l'on respire dans ces bains n'est pas le même que celui dans lequel le reste du corps est plongé, sa température n'est pas élevée, ni ses qualités altérées. Aussi les modifications qui en résultent ne sont pas les mêmes, et ces bains étant moins énergiques, on les emploie quand on ne veut pas causer de grandes perturbations dans l'économie, par l'accélération de la circulation et de la respiration. Depuis quelque temps on en fait un grand usage; aujourd'hui qu'on les transporte à domicile, on y soumet beaucoup de malades qu'on ne pourrait déplacer; il est probable qu'ils ont moins d'action que ceux que l'on prend dans un établissement, mais cependant ils sont très-avantageux et remplissent les vues du médecin. On place dans le lit du malade un tube dont l'extrémité opposée plonge dans une bouteille contenant de l'eau en ébullition, et constamment chauffée; si l'on peut transporter le malade hors de son lit, on le place au milieu de la chambre à coucher, et on l'enveloppe d'une chemise qui s'oppose à l'évaporation. Les personnes employées à l'administration de ces bains en ville, y mettent ordinairement une adresse qui doit rassurer le malade. Les phénomènes extérieurs sont les mêmes que ceux du bain chaud.

Quand on a l'intention de produire un effet local seulement, on dirige le courant de vapeur sur la partie du corps qu'on veut y soumettre, alors la circulation y devient plus active, la chaleur augmente, elle rougit, il y a de la turgescence, les fonctions générales sont peu influencées.

On n'administre pas toujours des bains de vapeur d'eau simple, on y ajoute quelquefois diverses substances propres à en seconder les effets, comme le vin, l'alcohol, le soufre, le mercure, les plantes aromatiques, etc. Les physiologistes qui ont nié la faculté absorbante de la peau recouverte de son épiderme, n'ont peut-être pas fait assez d'attention à la dilatation des pores produite par la chaleur; quoi qu'il en soit du mode d'action de ces bains, on en retire de très-bons effets.

Bains d'ondée ou de pluie. — Ces bains, nouvellement introduits en France, sont administrés en plaçant le malade dans une espèce de guérite haute de sept pieds, surmontée d'un réservoir contenant trente-six à quarante litres d'eau, et percé d'un grand nombre de trous qui laissent échapper l'eau et qui tombe en pluie.

Bains d'immersion ou par surprise. — Ces bains, comme les précédents, sont utiles dans quelques névroses, et spécialement dans la danse de Saint-Guy ; leur température varie entre vingt-quatre et quinze degrés centigrades ; deux personnes fortes saisissent le malade par les bras et par les jambes et le font passer entre deux lames d'eau de rivière, de mer, ou contenue dans une baignoire.

Des pratiques mises en usage dans les bains. Frictions.— Les frictions tiennent le premier rang parmi les actions qu'on exerce sur la surface du corps. Ce moyen hygiénique, dont les anciens abusaient peut-être, est trop négligé de nos jours. Elles excitent la surface de la peau, activent ses fonctions, y développent une chaleur qui combat avantageusement le froid et l'humidité, facilitent la transpiration, dont la suppression à de si fâcheux effets, augmentent l'électricité. Elles sont très-propres à fortifier le système nerveux. Comme la chaleur et la vitalité de la peau est faible chez les enfants et les vieillards, c'est surtout dans ces deux extrêmes de la vie qu'il faut avoir recours à ce moyen qui, appelant une quantité plus grande de sang dans les vaisseaux capillaires cutanés et sous-cutanés, devient un dérivatif puissant qui diminue les congestions vers la tête, si fréquentes à ces deux âges. Les enfants pâles, lymphatiques, dont on doit chercher à activer la circulation, retireraient les meilleurs effets de cette pratique, d'autant plus facile que la mère en habillant ou en déshabillant son enfant peut lui passer la main nue sur tout le corps, c'est une espèce de caresse dont la tendresse maternelle est ordinairement si prodigue qu'il suffirait d'appeler son attention sur ce sujet pour qu'elle s'empressât de suivre les conseils du médecin. On frictionne aussi avec une brosse douce, une flanelle sèche ou imbibée de liqueurs aromatiques. On a quelquefois employé avec avantage les frictions à la plante des pieds pour exciter le système nerveux dans les maladies de l'encéphale avec tendance à l'état comateux. Mais le chatouillement long-temps continué peut avoir des suites fâcheuses, il ne faut donc pas y soumettre, comme on le fait, les enfants par plaisanterie.

Onctions. — Les onctions sont un mode particulier d'application des corps gras sur la surface de la peau. Les athlètes avant de combattre en faisaient un grand usage pour donner plus de force et de souplesse à leurs membres. Quelques peuplades de l'Océanique, et spécialement les indigènes de la Nouvelle-Hollande, se frottent le corps d'huile, ce qui leur fait exhaler une odeur insupportable.

Cette pratique, comme moyen hygiénique, est trop abandonnée aujourd'hui ; non-seulement en rendant les membres plus souples, elle les dispose aux actions musculaires énergiques sans fatigue, mais elle peut, chez les personnes faibles qui transpirent au moindre mouvement, s'opposer aux sueurs abondantes qui les affaiblissent ; elle pourrait aussi devenir un moyen préservatif dans les épidémies. Généralement, la médecine actuelle n'agit pas assez sur la peau et néglige trop les moyens puissants qu'elle a naturellement à sa disposition, tels que *les affusions*, *les irrigations d'eau froide*, *les frictions*, etc.

Flagellation. — C'est encore un bon moyen d'exciter la peau, d'activer la circulation dans les vaisseaux capillaires, de fortifier les tissus cellulaires et absorbants, de diminuer les effets du passage brusque d'une température froide à une chaude.

C'est avec des verges ou un fouet qu'on pratique la flagellation sur les diverses parties du corps, comme beaucoup d'enfants et de vieillards le savent et s'en souviennent, parce qu'on les fouette et qu'on les a fouettés dans un but fort peu hygiénique. Disons bien vite que nous ne voulons pas ressusciter les pratiques des prêtres d'Isis, toutes ces superstitions asiatiques qui nous ont valu au XIIIe siècle la secte des *Flagellants* qui inondèrent l'Europe. Répandre son sang en public à coups de verges, se mettre la chair en lambeaux, sont des austérités barbares, nées d'un fanatisme stupide, et non de la religion.

Massage. — Le massage, qui nous vient des Orientaux, consiste à exercer une pression douce sur les diverses parties du corps pour exciter les fonctions de la peau ; quelquefois ce n'est qu'un simple attouchement ou des frictions avec la main ; d'autres fois on presse fortement les membres, on les allonge, on leur imprime des mouvements en tous sens, on fait craquer les articulations. C'est surtout en Turquie, en Perse, en Chine, en Égypte, qu'on soumet à cet exercice la personne qui sort du bain ; on le pratique maintenant dans les bains russes à Paris, il y a même quelques charlatans qui en font métier et vont à domicile extorquer l'argent de certains rhumatisants.

Le massage, en déterminant de l'irritation à la peau, y appelle les fluides en plus grande quantité ; modificateur de l'économie, il agit comme les frictions, il diminue surtout les mauvais effets d'un repos prolongé quand on ne peut prendre de l'exercice, et active les fonctions digestives.

La sensation de plaisir qu'il procure, le bien-être qui l'accompagne, doivent le faire rechercher avec ardeur et conduisent même à en abuser ; mais il faut en général se défier de ces moyens qui agissent fortement sur les organes de l'innervation, ils ne donnent lieu qu'à une surexcitation passagère qui est bientôt suivie de collapsus.

Cosmétiques. — On comprend sous ce nom toutes les préparations qui ont pour but d'embellir, on devrait dire d'enlaidir la peau. Tous les peuples de la terre sont travaillés du besoin de gâter la nature en ornant, en peignant leur figure.

Le naturel de la Nouvelle-Zélande se barbouille le visage de rouge avec une ocre mêlée de graisse ; nous rions de cette bizarre coutume, et nos plus jolies et nos plus spirituelles coquettes font bien pis, certainement elles se fâcheraient si on leur prouvait qu'elles ne sont pas plus raisonnables que les Cafres ou les Papons, moins peut-être, car ils cherchent à déguiser leurs hideuses figures , et qu'elles , au contraire , ont assez de beauté pour exercer un empire auquel elles nous soumettent, sans tous ces moyens artificiels et dangereux qui ont pour base le nitrate d'argent fondu , le sulfure rouge de mercure, de potasse d'arsenic , la chaux vive, la céruse, substances corrosives qui ternissent la peau , la rident et la rendent le siége de boutons , de dartres ; mais le public crédule ne croit pas au danger des préparations qu'on lui vend sous le nom pompeux d'*eau noire*, d'*eau d'Égypte*, d'*eau grecque pour teindre les cheveux* , *épilatoire du sérail* , *crème de Turquie*, *pâte de Circassie pour blanchir la peau*, etc. ; tout cela est trop beau pour être nuisible.

A l'empressement que l'on met à faire usage de tous ces secrets de toilette vendus à haut prix p r le charlatanisme qui, de tous temps , a su exploiter l'ignorance et la crédulité , nous serions tenté d'admettre qu'on pense se rajeunir, que l'on croit boire à la fontaine de Jouvence , et que l'antiquité avait foi aux vertus de la miraculeuse fontaine.

Le meilleur des cosmétiques, c'est l'eau froide ou tiède , la pâte d'amandes, le savon , quelques huiles , certaines eaux distillées de plantes aromatiques.

Maintenant qu'il est de mode d'être pâle , blème , d'avoir les joues creuses, le teint hâve , parce que cela donne une physionomie à grandes passions, un air artistique et distingué, le rouge a perdu de sa vogue ; mais comme il faut absolument se déguiser, on se peint la figure, le col et les épaules en blanc, de manière qu'à la clarté de mille bougies, les peaux d'un jaune huileux paraissent de l'albâtre.

Epiderme. — Le feuillet superficiel qui recouvre la peau, et qu'on nomme épiderme, est une membrane fine et transparente , siége des diverses manifestations passionnées , et qui a besoin , pour être apte à cette fonction, de ne pas acquérir un épaississement trop considérable ; en effet , le tact et le toucher s'exerceraient mal. Il y a dans la perfection de ce sens une grande différence entre le citadin et l'habitant de la campagne, entre l'oisif et l'homme de labeur habitué aux rudes travaux. Les sensations données par le tact sont vives chez le premier ; il lui suffit de toucher superficiellement un corps pour avoir la notion de sa forme, de sa température ; tandis que le second aura besoin de le palper plus long-temps, de le retourner en tous sens pour en apprécier les qualités physiques ; c'est peut-être pour cela que les paysans, dans la manifestation de leurs caresses et de leur amitié, frappent et serrent à faire crier ; un léger contact, une douce pression, ne leur donneraient aucune sensation.

Il est nécessaire, pour la perfection du toucher, d'avoir grand soin de l'organe qui en est le siége. Il faut ramollir l'épiderme par des bains, par des lotions émollientes, quelques corps gras ; diminuer sa trop grande épaisseur, ses callosités, par la pierre ponce, la lime et l'instrument tranchant. C'est non-seulement un moyen de propreté, mais c'est aussi une cause de certitude dans les perceptions.

Ongles. — Les ongles, la barbe et les cheveux sont une production de l'épiderme. L'usage des ongles est de garantir l'extrémité des doigts et des orteils de l'action des corps durs. Ils exigent des soins de propreté souvent répétés : c'est avec une brosse, de l'eau et du savon qu'on les nettoie ordinairement. La manière de les couper varie, selon la mode ; mais il ne faut pas les couper trop courts, parce que l'extrémité de la pulpe des doigts n'étant plus protégée, elle se durcit et cause des douleurs. Il faut avoir la précaution de ne pas couper les ongles des pieds en demi-cercle ; car, croissant en largeur, ils pourraient pénétrer dans les chairs, et donner lieu à la maladie désignée sous le nom d'*onyxis*, ou d'*ongle incarné*; il faut donc les tailler carrément, si l'on veut éviter une opération cruelle.

Cheveux. — Les cheveux sont un ornement naturel qu'il faut conserver avec le plus grand soin. La mode de les porter longs revient un peu aujourd'hui ; mais nous pensons que le temps des catogans, des perruques à trois marteaux, est à jamais passé, malgré l'obstination de quelques vieillards qui, fiers de ne pas se soumettre aux usages modernes, se plairent encore la tête. Cette pratique ne peut qu'être dangereuse, parce qu'elle arrête la transpiration dont cette partie est le siège. Il faut au contraire la favoriser par des lotions aqueuses, enlever les écailles furfuracées, à l'aide du peigne et de la brosse.

L'*alopécie*, ou la chute des cheveux, tient à tant decauses physiques et morales, que c'est une erreur de croire que la teinture, les pommades, les graisses d'ours, de lion, etc., la coupe des cheveux, doivent l'empêcher. Si par exemple elle tient à une lésion de la peau, à sa sécheresse, à sa tension, elle réclamera des applications émollientes et onctueuses ; si elle tient à une irritation du bulbe lui-même, les mêmes moyens sont applicables. On n'obtient pas toujours en rasant la tête les effets désirés ; dans le cas d'inflammation du bulbe, ce moyen peut augmenter l'irritation ; il est vrai qu'il favorise les médications adoucissantes, en permettant de les appliquer immédiatement sur la peau. Quand il y a défaut de ton, les aromatiques sont indiqués. Tous les hommes occupés à des travaux de cabinet ont pu remarquer que la tension de l'esprit long-temps soutenue fait tomber les cheveux, et que le moyen de l'empêcher est de se reposer ; il en est de même des affections tristes de l'âme ; il faut, quand on le peut, des distractions.

Barbe. — Il n'y a guère que chez les peuples de l'Orient que la barbe et les habits longs aient toujours été en honneur ; ils y attachaient de la considération. La manière de la porter a beaucoup varié chez les occidentaux ; ils l'ont eue tantôt large, longue, courte, ou en pointe ; ils ont souvent attaché à sa forme une opinion politique, une croyance religieuse. Ceux qui la portent courte doivent se raser souvent ; ceux qui la conservent longue doivent la peigner et la laver tous les jours, s'ils ne veulent pas que la poussière qu'elle retient ne leur irrite la peau. Il est préférable pour les hommes qui passent peu de temps à leur toilette, les ouvriers, par exemple, de la porter courte ; ils auront moins de peine à se tenir proprement.

Dents. — Les dents, qui contribuent singulièrement à la

beauté, doivent être l'objet de soins particuliers ; souvent les douleurs qu'elles causent, les altérations qu'elles subissent, viennent d'un défaut de propreté. On doit les laver souvent avec de l'eau simple, et les frotter avec une brosse douce ; éviter de boire froid, et chaud immédiatement après. Le charbon pulvérisé est la meilleure poudre dentifrice, il ne contient rien qui puisse attaquer l'émail. On emploie des élixirs composés d'alcohol et d'huiles essentielles, ils conviennent particulièrement quand il y a faiblesse des gencives, menace ou commencement de scorbut. Tous les acides concentrés doivent être rejetés. Aujourd'hui que la *prothèse dentaire* est si avancée, il faut les remplacer quand elles manquent. On ne peut trop tenir à la propreté et à la fraîcheur de la bouche ; mais avec Brillat-Savarin nous blâmons hautement cette coutume dégoûtante de se rincer la bouche à la fin d'un repas, et de cracher de compagnie dans un rince-bouche. Voyez la puissance de la mode : il y a de petites-maîtresses qui sont dégoûtées de tout, qui ne mangent de rien dans la crainte que les aliments ne soient pas proprement préparés, et on crache sur leurs robes, presque à leur nez, elles trouvent cela très-bien, parce que cette méthode nous vient des Anglais. On pourrait bien disposer des rince-bouche dans une pièce particulière, on éviterait des nausées à ceux qu'elles incommodent.

Organes génitaux. — Ces organes demandent de grands soins de propreté, ils doivent être lavés très-souvent. Les femmes ne peuvent trop recourir aux lotions, aux injections. Nous leur dirons à cette occasion que ces organes étant le siége de maladies très-graves, elle ne doivent pas, par une fausse honte, se refuser à l'examen du médecin, qui peut, en s'y prenant de bonne heure, les guérir, et qui, appelé trop tard, les laisse infailliblement mourir dans des douleurs affreuses. Un excès de pudeur serait ici blâmable.

M.

CHAPITRE V.

Du travail en général.

L'homme est organisé pour être occupé physiquement et moralement ; pour lui, le travail est réellement une condition d'existence, un véritable besoin, par conséquent un devoir.

S'il reste inoccupé, ses fonctions languissent, l'ennui vient le tourmenter, c'est la première punition du paresseux. Mais, pour chasser ce premier degré du mal-être, le malheureux se met à l'affût des émotions ; il recherche avidement les plaisirs, il lui en faut à tout prix ; dès qu'il en a découvert, il ne s'en fait pas faute ; l'oisiveté lui fait rechercher toutes les occasions de s'y livrer; il a bien soin de les saisir. Alors, de nouveaux besoins s'établissent, de mauvaises habitudes se forment, et des vices, qui en sont les résultats, viennent le dominer. Son temps, il l'emploie, non à les combattre, mais à en suivre les funestes impressions. Une fois sur cette pente, il ne lui est plus possible de résister. Ses années s'écoulent ainsi, sans autre guide que l'instinct des jouissances les plus brutes. Sa jeunesse se flétrit ; sa santé se détériore, et sa vie finit par se consumer dans la débauche et la misère. Heureux si elle ne s'éteint pas dans l'opprobre !

Telle est l'histoire de la plupart des oisifs, privés des avantages d'une bonne éducation, ou des ressources d'une grande fortune.

Ainsi, le travail, quand il n'aurait d'autre avantage que de prévenir les maux et les vices qui dérivent de l'oisiveté, serait déjà un grand bien.

Mais, lorsqu'on vient à le considérer successivement comme cause productive de la richesse, et comme condition de santé et de moralité, comme moyen de gymnastique ou de distraction

et de jouissance, surtout comme devoir individuel et social,
l'on est conduit à dire qu'il est pour tous les hommes, sans
distinction, l'une des premières nécessités de la vie, l'une de
ses plus grandes obligations. Mais, pour qu'il fasse à l'homme
individuel et collectif tout le bien possible, pour qu'il entre-
tienne sa santé et lui procure le bien-être, qui est son véritable
but, il faut qu'il soit :

1° En rapport avec ses aptitudes ;

2° En proportion avec ses forces ;

3° Gradué suivant son âge ;

4° Varié selon ses besoins ;

5° Éclairé, dirigé par la science ;

6° Régularisé par l'habitude ;

7° Pratiqué au milieu d'un air sain, et selon toutes les autres
conditions voulues par l'hygiène.

S'il n'est pas en rapport avec les dispositions ou aptitudes
des individus, il ennuie, il fatigue, il n'est pas bienfaisant ;
s'il est en disproportion avec les forces et non gradué selon
l'âge, il use, il flétrit, il abrège la vie ; s'il n'est pas varié, la
société peut en souffrir, car il peut se faire qu'il y ait simultanément excès de production dans un genre et pénurie dans
un autre. Il en résulte au moins que l'ouvrier qui fait toujours la même chose devient une machine. Il manque de stimulants intellectuels et d'objets de comparaison ; il est réduit
à ne mettre en action que quelques organes, que quelques
muscles, tandis que les autres restent en repos. Ce n'est plus
un homme exerçant toutes ses fonctions et jouissant alternativement de toutes ses facultés ; c'est une véritable mécanique,
un être incomplet au moral comme au physique ; car il a perdu
nécessairement de son intelligence et de sa force, et même de
son adresse et de sa moralité ; car la constante uniformité du
travail partiel va jusque-là.

Si le travail n'est pas éclairé et dirigé par les lumières ou
les secours de la science, et facilité par les machines qu'elle
invente, il sera bien moins abondant ou plus imparfait,
moins lucratif et d'ailleurs plus difficile.

Si la coutume ne façonne pas l'ouvrier à son travail, si elle ne l'y ramène à des heures fixes, il aura moins de facilité à s'y livrer, il se fatiguera davantage; il perdra de son temps; ses produits seront moins nombreux ou moins soignés, etc.

Si l'air qu'il respire en travaillant n'est pas pur, ce qui arrive quand il y a trop d'ouvriers ensemble, ou quand leur atelier n'est pas assez spacieux, pas tenu assez proprement, alors les agents et les stimulants les plus nécessaires à la vie étant en défaut, la santé en souffre, les forces en sont affaiblies, et le travail s'y fait avec apathie et répugnance.

Quand les lieux où les ouvriers travaillent sont humides ou marécageux, que l'atmosphère environnante est chargée d'émanations méphitiques, alors ils sont menacés et souvent atteints par des fièvres intermittentes et typhoïdes. Quand ils sont mal ou trop peu nourris, qu'ils le sont avec des substances malsaines ou pas assez variées; quand ils manquent de distractions convenables et surtout d'un repos suffisant, ils sont, dans ce cas, exposés à des maladies de langueur, à une vieillesse précoce.

Le travail imposé par l'extrème misère, ou commandé par le despotisme ou la tyrannie, a des résultats plus déplorables encore sous le rapport moral : il révolte celui qui a de la fierté, il rend servile celui qui en manque ; il fait les uns haineux, vindicatifs ; il rend les autres bas et rampants.

La santé chez ces êtres est mal assurée ; un rien la trouble, la dérange et la compromet. Ces malheureux résistent rarement aux épidémies.

Il y aurait tout à la fois justice, humanité et avantage matériel, à donner aux hommes de labeur, outre leur pécule quotidien, une petite part proportionnelle dans les productions de leurs travaux, ou mieux, dans le profit qui en revient à ceux qui les font faire, afin qu'ils aient de quoi nourrir leur famille chaque jour; ce serait une sorte d'action ou une coopération dans l'entreprise de ces travaux qui les stimulerait, leur donnerait du zèle, de la force pour mieux faire et produire davantage; alors le salaire perdrait le caractère qui, dans beaucoup de circonstances, le rend odieux, et celui qui n'a rien ne serait plus le serf de celui qui a tout. Son infériorité cesserait de lui être aussi onéreuse; ce serait un premier pas de fait vers l'égalité. Nous sommes bien convaincu que la moralité des ouvriers, ainsi que leur santé, qui en est inséparable, aurait tout à gagner à ce mode de rémunération.

Qu'on se persuade donc bien que les forces productives de l'homme, soit qu'elles viennent de l'esprit qui dirige, ou des muscles qui obéissent, doivent être considérées comme de véritables capitaux, susceptibles aussi de porter rente. Ces capitaux, dans le système que nous indiquons, viendraient avec justice se placer parallèlement à côté de ceux qu'on nomme argent, terres, immeubles, etc. Si ces derniers sont comme des instruments tout-à-fait indispensables à la production de la richesse, la tête de l'ouvrier qui dirige ou surveille, et les bras de celui qui exécute, ne le sont pas moins comme *agents*. Ainsi, l'équité ou l'égalité (car ces deux mots de la même famille sont à peu près synonymes), l'équité, qui est la première loi du genre humain, cesserait d'être blessée si la récompense était proportionnée au service, ou mieux, si le salaire était tout à la fois en rapport avec la peine et les besoins de l'ouvrier, et le profit que son travail procure à celui qui l'emploie. Mais pour que tout avantage pécuniaire qu'on voudrait accorder aux ouvriers leur profitât réellement, il est indispensable qu'ils reçoivent une éducation et une instruction dirigées de manière à ce qu'ils acquièrent le sentiment de leur dignité, le besoin d'avoir de l'ordre et de l'économie, et celui de marcher de pair avec les hommes estimables.

Du travail spécialisé ou des professions.

Il y a des professions salubres, ou favorables à la santé; il y en a d'insalubres, ou qui lui sont nuisibles. De là deux grandes classes de professions qui doivent chacune, et en particulier, être examinées sous le rapport hygiénique.

En tête des premières, nous plaçons l'agriculture avec toutes ses divisions et sous-divisions (1), et tous les travaux qui s'y rattachent et qui se pratiquent dans les champs.

La vie agricole et pastorale est la vie la plus naturelle à l'homme; c'est celle qui s'adapte le mieux à ses goûts primitifs, qui satisfait le plus à tous ses besoins véritables; c'est celle qui convient le mieux au développement normal de ses organes, et qui est le plus favorable à l'exercice régulier de leurs fonctions.

Le grand poète qui a si bien célébré les travaux des champs a donc eu raison de dire qu'ils seraient heureux, les agriculteurs, s'ils connaissaient tous leurs avantages, et nous ajoutons, s'ils savaient en profiter! Pour que les professions de la vie agricole, et celles qui en dépendent, soient toujours favorables à la santé, il est nécessaire:

1° Que ceux qui les exercent le fassent avec mesure et sans excès, sans fatigues outrées, et avec des alternatives de sommeil et de repos suffisantes;

2° Que leur alimentation soit substantielle et confortante, surtout pendant les saisons froides; qu'elle se divise au moins en trois repas par vingt-quatre heures, et se compose alternativement de soupes grasses et maigres, de viandes et de légumes, d'œufs et de laitage;

3° Que durant les grandes chaleurs leur régime soit moins excitant, plus végétal qu'animal;

4° Que leur boisson soit tout à la fois acidule et alcoholique, rafraîchissante et tonique, comme le sont naturellement les petits vins, les cidres faibles, et autres boissons semblables qu'on prépare avec des fruits à demi desséchés au four, et qu'on fait ensuite fermenter, ou avec des farines de céréales mises en fermentation avec la levure de bière, ou avec des mélasses qu'on aromatise ou avec le genièvre ou avec la cannelle : ces boissons sont salutaires aux moissonneurs, fau-

____

(1) Comprenant l'horticulture, la silviculture, la viniculture, l'animale culture, etc.

cheurs, et à tous ceux qui travaillent pendant les grandes
chaleurs (1);

5° Il faut qu'ils mettent au rang de leurs premières obligations satisfaites le soin de se changer lorsqu'ils sont mouillés;
celui de ne pas se laisser refroidir trop promptement lorsqu'ils
sont en sueur; de ne pas prendre dans cet état de boisson trop
froide, et surtout s'ils doivent rester en repos immédiatement
après. Nous n'avons pas besoin d'ajouter que si, à des travaux
déjà par eux-mêmes fort échauffants, les laboureurs et leurs
ouvriers allaient joindre les excès de la débauche et de l'ivrognerie, cent fois plus échauffants encore, ils nuiraient autant
à leur santé qu'à leurs affaires; ils s'exposeraient particulièrement à contracter des maladies inflammatoires des entrailles,
de la poitrine et des articulations (rhumatismes aigus), auxquelles ils sont déjà, par la nature de leurs travaux, fort pré-
disposés.

Parmi les autres professions salubres, nous mettons celles
de charrons, de charpentiers, de menuisiers, voituriers,
rouliers, etc. Mêmes conseils à leur donner qu'aux laboureurs.

Dans la classe des professions insalubres, nous placerons,
comme ne l'étant qu'à un faible degré, celles des maçons,
tailleurs de pierres, chaufourniers, plâtriers, boulangers,
vanneurs de blé, meûniers; celles des cardeurs de laine, de
coton, cordonniers, portiers, imprimeurs, les tisserands,
des ouvriers de manufactures, les tonneliers, les laveuses, les
cuisiniers.

Les neuf premiers métiers ne doivent leur insalubrité qu'à
la poussière de pierre, de plâtre, de chaux ou de farine, que

____

(1) Nous devons recommander aux moissonneurs, qui ont tant à souffrir
d'avoir la tête baissée, de renoncer à l'usage de la faucille, en la rempla-
çant par la faux; ils feront quatre fois plus de besogne, et leur santé y ga-
gnera.

Nous donnerons aux cultivateurs des environs de Paris le même conseil
que M Thouvenel aux moissonneurs; ils remuent la terre avec une pioche
dont le manche n'a guère que 50 centimètres de longueur, ce qui les oblige à se courber en deux, diminue leurs forces et les fatigue beaucoup,
quoique la terre meuble qu'ils cultivent n'oppose que peu de résistance. M.

ceux qui les exercent sont exposés à respirer; cette poussière empâte, obstrue les cellules bronchiques, les irrite, gêne et altère plus ou moins les fonctions respiratoires, au point de nuire à l'hématose. De là la mauvaise couleur de la peau, qui est chez presque tous d'un jaune pâle et terreux; de là aussi les toux chroniques, les crachements de sang, et ces dispositions à l'asthme et à l'hydropisie de poitrine. Il faut que ces ouvriers prennent journellement leurs mesures afin de respirer le moins possible de ces poussières nuisibles. Il leur est plus facile qu'ils ne pensent d'échapper à leur influence; il suffit pour cela de se mettre à l'opposé du vent, ou d'établir artificiellement de petits courants d'air qui éloignent de la bouche et du nez la couche d'air qui en est chargée. Ils doivent aussi prendre leurs repas et passer les heures du repos loin des lieux où ces poussières se répandent. Par le secours des machines, il est facile aujourd'hui de prévenir les inconvénients attachés à l'exercice du plus grand nombre de ces métiers.

La machine qui sert à battre les céréales sert aussi à les nettoyer, et préserve leurs batteurs et leurs vanneurs de la poussière. Il en est de même de celles qui servent à carder la laine, le coton, et nettoyer le crin; à écraser le plâtre, etc.

Les boulangers ont de plus à éviter l'influence d'une chaleur trop élevée, qui les expose aux maladies des habitants des pays chauds, aux fièvres gastriques. Dans ce but, ils feront bien d'adopter le nouveau mode de chauffer le four par le moyen des aréothermes de Lemare; et pour échapper aux inconvénients du pétrissage, ils doivent adopter le pétrin mécanique.

Quant aux autres métiers que nous avons nommés, leur insalubrité résulte : de la position qu'ils obligent à prendre, comme celui des tailleurs ; ceux qui l'exercent doivent renoncer à la manière de s'accroupir comme ils le font, cela est d'une facilité qui les rend inexcusables de ne pas le faire; ou de l'immobilité physique à laquelle ils condamnent, comme ceux de portiers, d'ouvriers de fabriques, etc., d'imprimeurs; ou du séjour humide qu'ils obligent de faire dans des caves, comme font les tonneliers et tisserands ; ou sur les rivières, comme le métier de laveuses. Celles-ci feraient bien de couvrir de laine la peau, de mettre des intervalles dans leurs travaux, et d'exercer leur métier dans les lieux les moins humides.

Par cela seul, celles de toutes ces professions qui les forcent à mener une vie sédentaire, une vie claustrale, nuisent à leur santé. Quand on est privé chaque jour, et long-temps de suite, du plaisir de voir de nouveaux objets, qu'on est empêché de satisfaire au besoin de marcher, d'exercer ses muscles, d'impressionner ses sens, et surtout de respirer un air pur, les fonctions digestives s'affaiblissent, le sommeil devient mauvais, ou il se perd ; un état général de langueur survient, la vitalité s'affaiblit dans tous les organes, on n'a plus cette puissance de réaction qui repousse les influences morbides ; alors l'on se trouve disposé à beaucoup de maladies ; aussi, quand une épidémie survient, elle frappe avec fureur sur ces nombreuses catégories d'ouvriers, et d'une manière d'autant plus cruelle, qu'ils sont plus entassés et plus affaiblis par le concours d'autres causes. Les lieux bas, humides et mal éclairés, où la plupart d'entre eux travaillent, ajoutent beaucoup à tous les dangers que nous venons d'énumérer.

L'on a peine à concevoir comment tant d'hommes utiles peuvent se condamner à végéter, comme cela se voit dans toutes les grandes villes : les uns, dans des caves sans lumière, remplies d'air humide et d'acide carbonique ; les autres, dans des chambres basses, qui, sous le rapport de l'humidité, de l'absence de lumière, etc., sont aussi de véritables caves, et parfois aussi dangereuses que des cachots ; le plus grand nombre, dans de petites pièces étroites, où ils courraient tous les jours les risques de s'asphyxier si l'on n'ouvrait à chaque instant la porte. A Paris, la classe des portiers se trouve particulièrement dans ce cas. Il faut que, par une bonne loi sanitaire :

1° On défende de loger ainsi les hommes : c'est un attentat

indirect à leur existence, qui, dans beaucoup de cas, peut se comparer à un empoisonnement lent;

2° Qu'on oblige tous les chefs de manufactures et d'industrie à avoir des ateliers vastes, convenablement aérés, ventilés et chauffés selon toutes les règles de l'hygiène;

3° Que des visites y soient souvent faites par des médecins nommés *ad hoc*;

4° Que des heures de repos soient fixées;

5° Que les enfants avant un âge déterminé ne puissent y être admis, et que les heures de travaux soient proportionnées à leur âge.

En attendant cette loi, qui détruirait le mal dans sa source, disons à ces ouvriers qu'ils doivent faire au moins deux fois par jour de l'exercice en plein air; que lorsqu'ils en sont empêchés, il faut qu'ils le remplacent par des frictions sur la peau le soir en se couchant, et le matin avant de se lever; pendant le jour, par des jeux ou des espèces de danses qui mettent les jambes et les bras en mouvement; qu'ils doivent être très-propres, se laver souvent avec de l'eau savonneuse, et se nourrir sainement, avec de bonnes soupes ou potages, et avec des viandes rôties, des légumes frais et un peu de bon vin.

Nous conseillons des exercices semblables à tous ces hommes d'arts et métiers, à tous ces négociants, commis et hommes de boutiques, dont tout le corps, excepté les mains, reste toute la journée immobile; quelques exercices de gymnastique, répétés au moins une fois par jour, seraient pour eux la chose la plus salutaire. (*Voy.* l'article *Exercice.*)

Des professions ou métiers essentiellement insalubres et dangereux.

Ces métiers sont malheureusement fort nombreux. Nous nous bornerons à l'énumération de ceux qui sont exercés par beaucoup d'individus; nous en ferons plusieurs catégories.

Dans la première, nous placerons ceux qui ont pour but la

préparation et le travail des substances végétales, comme pré-
parateurs de tabac, amidonniers, chanvriers; ceux qui surveillent la fermentation du vin, du cidre, de la bière; tous
ceux qui respirent du gaz acide carbonique.

Dans la deuxième, ceux qui s'exercent sur des substances
animales : les anatomistes, les charcutiers, les bouchers, les
équarrisseurs, les boyaudiers, les fossoyeurs, les tanneurs,
corroyeurs, les fabricants de chandelles.

Dans la troisième, forgerons, verriers, fondeurs de métaux, potiers, faïenciers.

Dans la quatrième, les peintres en bâtiments et en voitures,
les fondeurs de caractères; ceux qui travaillent le zinc, les
oxides, le cuivre, le plomb, le mercure, tels que les doreurs,
les plombiers-fondeurs, les broyeurs de couleurs, les potiers
d'étain, les vernisseurs.

Dans la cinquième, les mineurs, vidangeurs, et tous ceux
qui, comme les fabricants d'acides minéraux, sont exposés à
respirer des gaz corrosifs, des vapeurs délétères capables de
causer des empoisonnements miasmatiques, des inflammations du poumon, ou l'asphyxie.

Première catégorie. Les hommes qui pilent, broient, ta-
misent des substances âcres, comme le tabac, sont exposés aux
irritations des fosses nasales, des bronches, que l'habitude
tend à affaiblir, mais qui tous les jours, dans le commencement, sont fort incommodes. Il faut pour s'en préserver travailler sous une vaste cheminée, ou bien entourer son moulin,
ou pilon, de peau flexible, ou d'une étoffe préparée au caout-
chouc. Ces précautions auront un avantage plus grand, c'est
celui de préserver ces ouvriers des effets généraux qui résultent de l'exercice prolongé et soutenu de leur métier; ces effets nous ont paru être les mêmes que ceux qu'on observe chez
les forgerons; ceux qui les éprouvent sont jaunes, maigres,
irritables, disposés aux maladies des bronches, des entrailles
et du foie.

Un observateur d'un grand mérite, M. Parent-Duchâtelet,
a remarqué, à Paris, que les ouvriers qui travaillent le tabac

n'en souffrent pas. De notre côté, nous avons vu tout le contraire dans une fabrique de notre département. Les observations de ce savant, que nous ne contestons point, ont été
faites sans doute dans une fabrique bien aérée, où les ouvriers
n'étaient point très-rapprochés, et se trouvaient dans des conditions hygiéniques plus favorables que ceux que nous avons
observés nous-même en province; cette différence de circonstances et de position des ouvriers suffit pour expliquer la
contradiction de nos observations (1).

Ceux dont le métier est de broyer et de préparer les couleurs, respirent une poussière qui, en agissant mécaniquement, suffirait pour agacer et irriter les poumons, déterminer
de la toux, des crachements de sang, mais qui, par les miasmes
qui s'y trouvent, produit d'autres maladies, telles que des dérangements des digestions, des vomissements, et quelquefois
des fièvres typhoïdes; ces derniers effets n'ont lieu que fort
rarement, et quand le chanvre a été placé dans des eaux dor-
mantes, dans des mares susceptibles de se putréfier par l'effet
d'une grande chaleur.

Nous avons vu deux hommes de la campagne qui, après
avoir retiré d'une fosse où l'eau était putréfiée, du chanvre
dont l'odeur était infecte, et avoir respiré, pendant toute une
soirée, cette même odeur, ont été attaqués d'une espèce de
fièvre jaune, qui les a fait périr au bout de deux jours.

Les ouvriers qui soignent la fermentation de la bière, du

---

(1) Il est à remarquer que Parent-Duchâtelet, qui a cherché à apprécier
l'influence de presque toutes les professions sur la santé de ceux qui les
exercent et sur la santé publique, conclut presque toujours que les plus insalubres sont sans inconvénient; à l'occasion du battage des tapis, il affirme
que tout individu bien portant peut vivre impunément au milieu d'une atmosphère infecte et tellement chargée de poussière qu'on peut à peine y
voir. Ces faits, difficiles à croire, font désirer que les médecins chargés
d'éclairer l'autorité infirment ou confirment les conclusions de cet observateur infatigable. M. Thouvenel ne partage pas son opinion relativement à
la respiration des poussières délétères. Qui sait si Parent-Duchâtelet, exposé trop souvent à leur influence, n'est pas mort victime de son zèle en
niant leur action pernicieuse ?   M.

cidre, du vin, doivent redouter de respirer le gaz acide carbonique qui, se dégageant des tonneaux, cuves ou barils, pourrait les asphyxier.

Nous donnerons, pour le même motif, un conseil semblable à ceux qui emploient la braise, le charbon, la houille, comme combustible; rien n'est plus dangereux que la vapeur qui s'en dégage.

Chaque fois donc qu'on les emploie, il faut que ce soit dans des cheminées dont le courant ascendant soit bien établi, des cheminées qui tirent bien, sans quoi l'on risquerait de se donner des maux de tête, des vertiges, de l'engourdissement, et même de s'asphyxier.

L'on voit arriver aux ouvriers de la seconde catégorie (à ceux qui s'exercent sur des substances animales) des incommodités ou des accidents qui diffèrent entre eux, autant que leurs causes diffèrent entre elles; à ceux par exemple qui font métier de travailler des substances animales déjà décomposées, comme les corroyeurs, les tanneurs, un état de langueur, une sorte de cachexie; aux anatomistes, des fièvres dites putrides et malignes, etc.; aux charcutiers, une maigreur particulière, un teint jaune et une diathèse scorbutique, qui contrastent de tout point avec l'embonpoint, le teint frais des bouchers; cependant ces derniers ont aussi leurs maladies, mais elles sont d'une nature inflammatoire. Quelquefois ils s'inoculent la pustule maligne ou charbon, en dépeçant des animaux qui en sont eux-mêmes atteints.

Ceux qui habitent au milieu d'une chambre où des fromages se trouvent en fermentation, ceux aussi qui respirent souvent des vapeurs de suif mal conservé, à demi décomposé, sont, comme les charcutiers, exposés à prendre un aspect hâve, un air de rancidité qui annoncent une détérioration lente dans les fonctions assimilatrices.

Ceux de la troisième catégorie, les forgerons, verriers, fondeurs, ont surtout à souffrir de la haute température à laquelle ils sont exposés. Si, aux mauvais effets d'une excessive chaleur, l'on joint ceux qui tiennent aussi à l'air chargé de vapeurs métalliques et de gaz oxide de charbon, de gaz acide carbonique , l'on s'expliquera facilement pourquoi ils sont maigres, décharnés et pâles.

Aujourd'hui que la physique est connue de tant de personnes, pourquoi donc ne pas l'employer à assainir tous les ateliers ? Il ne s'agirait, pour les ouvriers dont il est ici question, que de construire leurs fourneaux dans des lieux élevés au-dessus du sol , sous un grand hangar, bien ventilé, avec des doubles murs, dont les éléments seraient non conducteurs de la chaleur, ainsi que les matières qu'on placerait dans les intervalles, comme platras ; puis de les entourer d'une enveloppe extérieure, en forme de rideaux, en grosse toile imprégnée d'un vernis fait avec de la résine, de la poudre d'argile et de l'huile de lin, ce qui empêcherait la chaleur de rayonner sur l'ouvrier.

Au haut de la toiture, des ouvertures et des ventouses ; en bas, au niveau du sol , des ouvertures qui, mettant l'atelier en communication avec l'extérieur, permettraient l'introduction d'un air frais.

Les professions de la quatrième catégorie sont exposées aux accidents qui résultent de la respiration et de l'absorption de substances minérales qui agissent à la manière des poisons ; ces accidents sont, pour les plombiers et tous les autres qui emploient ce métal à l'état d'oxides, la colique de plomb ; et pour ceux qui travaillent le cuivre, les lapidaires, les monteurs en cuivre, les serruriers , les chaudronniers, la colique de cuivre. Les moyens propres à préserver les ouvriers de ces maladies sont d'une application difficile.

Les éponges de Macquer, imbibées d'une liqueur aromatique, et placées dans les narines; le tube de M. Brisé-Fradin, qui communique au dehors de l'atelier, et dans lequel on a mis du coton imbibé de liquides variables, selon la nature des vapeurs ; l'éponge de M. Gosse, de Genève, placée au devant de la bouche et du nez; le voile plié en plusieurs doubles, récommandé par M. Rigaud-Delisle, sont impraticables. L'appareil ingénieux de M. Darcet peut seul obvier à une partie de ces inconvénients. Il consiste dans un fourneau d'appel, qui établit la libre circulation de l'air, en le raréfiant. Il faut, comme on le fait dans quelques fabriques, ne permettre aux ouvriers de travailler qu'un mois de suite, leur conseiller de ne manger ni dormir dans leurs ateliers.

Les métiers qui font partie de la cinquième catégorie sont la source de graves dangers. Les mineurs sont exposés aux gaz délétères qui se développent dans les mines, par la stagnation des eaux croupissantes, la viciation de l'air par la décomposition des bois qu'on emploie, par des exhalaisons provenant des pierres, des terres, des métaux, formées par le gaz acide carbonique, par l'hydrogène, l'oxide de carbone, l'acide hydrosulfurique, le gaz hydrogène arsénié, etc. Ils ont à se prémunir contre le *feu-brisou, terou*, ou feu sauvage, qui s'enflamme avec une détonation violente, quand il rencontre la lampe ; contre le *ballon*, qui les asphyxie, quand il éclate sur eux ; contre la *moffette*, dont on reconnaît la présence quand les lampes perdent de leur clarté ou s'éteignent. Les ouvriers doivent prendre les plus grandes précautions pour se soustraire au méphitisme des mines.

La lampe de sûreté de Davy, la lumière portée de loin dans la mine, les fumigations de chlore, les divers modes de ventilation pour imprimer du mouvement à l'air et à l'eau en stagnation, tous ces moyens doivent être mis en usage, et les mineurs ne doivent se hasarder qu'après que l'un d'eux, enveloppé d'un linge mouillé, sera descendu, et aura mis le feu à la vapeur ; le danger aura cessé. Leurs maladies les plus fréquentes sont des ulcères rebelles et l'anémie.

Les vidangeurs sont affectés de deux maladies graves, connues sous le nom de *mitte* et de *plomb*, causées par l'exhalaison de deux gaz du même nom, qui sont dus, le premier, aux vapeurs ammoniacales ; le second, au gaz hydrogène sulfuré, à l'hydrosulfure d'ammoniaque, et quelquefois à l'azote, qui se dégagent des fosses d'aisance. Les précautions à prendre pour éviter ces accidents sont les suivantes. Ouvrir la fosse douze heures avant de commencer, éviter d'approcher

de l'ouverture une lumière qui pourrait déterminer une explosion dangereuse ; détourner la tête quand on rompra la
croûte : on se sert maintenant de pompes ; ne descendre dans
la fosse que quand on sera assuré qu'une chandelle y brûle à
toutes les profondeurs, ce qui prouve seulement que le gaz
azote ne domine pas, mais sans annoncer l'absence des gaz
hydrosulfuriques, qui ne servent pas à la combustion. L'ouvrier qui descend doit être soutenu au moyen d'une ceinture
à laquelle s'attache une corde tenue par deux hommes ; par
ce moyen il peut se faire retirer s'il est incommodé. La meilleure condition pour empêcher tous ces accidents, c'est la
construction des fosses, qui doit être sous la surveillance de
l'administration. Pour désinfecter une fosse azotée, Dupuy-
tren conseille d'y placer un réchaud plein de charbon allumé.

Les soins à donner aux individus asphyxiés consistent à
les exposer au grand air, à leur faire des aspersions avec de
l'eau froide et du vinaigre, à employer tous les moyens capables de leur faire recouvrer les sens : des frictions avec une
brosse de crin, l'inspiration du chlore, provoquer le vomissement, comme le font les ouvriers, par quelques cuillerées
d'huile d'olive, et un verre d'eau-de-vie, mais plus sûrement
par l'émétique. Ce que nous dirions du méphitisme des puits,
des égouts, des cimetières, des tombeaux, des celliers, des
cuves en fermentation, etc., serait une répétition de ce que
nous avons dit des deux précédents ; ce sont toujours des gaz
ou impropres à la respiration, ou activement délétères. Dans
les exhumations, M. Orfila conseille d'arroser la terre qu'on
remue avec cent quatre-vingts grammes de chlorure de chaux
dissous dans huit ou dix litres d'eau ; la bouche et les narines
des fossoyeurs seront couvertes d'un mouchoir trempé dans
du vinaigre ; arrivé à l'endroit où se trouve le cercueil, ou le
cadavre, on y jettera trois ou quatre litres de la solution ci-
dessus, on le fera macérer quelques minutes dans cent cinquante litres d'eau, tenant en dissolution deux ou trois kilo-
grammes de chlorure de chaux, pour le raffermir, si des
recherches de médecine légale étaient nécessaires.

CHAPITRE VI.

Du travail mental , ou des professions qui occupent l'esprit.

Chaque état a ses incommodités et son genre de souffrances ; ceux qui ne connaissent que celles qui résultent du travail physique, s'imaginent qu'il n'y a que des jouissances à éprouver dans les occupations de l'esprit ; c'est une grande erreur. Sans doute, quand le travail de la pensée n'est pas poussé trop loin , quand il est réglé, qu'il s'alterne avec des occupations physiques ; quand surtout on y est porté par un désir bien senti d'arriver à la connaissance de vérités utiles, ou par le besoin d'exercer, d'agrandir les plus nobles facultés de son être ; quand aussi il est rendu plus facile par de bonnes méthodes, et plus attrayant par la variété des exercices ; alors il est accompagné et suivi d'une satisfaction toute particulière, qui est loin, dans les premiers moments, d'avoir la vivacité d'un plaisir sensuel , mais qui , en se répétant, devient plus tard la source d'un contentement intérieur, qui est pour l'âme une douce volupté. Ce genre de plaisir, qui fait les délices des savants, des hommes de lettres , de tous les amis des livres, au lieu d'user le corps, lui fait du bien ; au lieu d'abréger la vie, la prolonge (Pythagore , Solon, Hippocrate, Bacon, Locke, Newton, Fontenelle, Voltaire , Franklin , Lalande, Laplace , le prouvent), car il augmente l'influence cérébrale, ce qu'on appelle en physiologie, faculté d'innervation, faculté qui sert à activer toutes les fonctions qui donnent du ressort, ou plutôt de la vie à tous les organes ; mais quand le travail de l'esprit se fait avant le développement de ses instruments, ou sans qu'au préalable l'on ait su en faire naître le goût, en développer le besoin ; quand il n'est pas en rapport avec les aptitudes, proportionné aux facultés ;

enfin quand il est ardu, difficile, fait sans but, sans ordre et sans méthode, ou quand il est trop long-temps continué, alors il fatigue, il ennuie, il provoque le dégoût, il cause un mal-être moral qui n'est que le prélude d'un plus grand mal. Si l'on insiste et que l'on veuille le prolonger, malgré l'avertissement, il irrite le cerveau, cause des maux de tête, dispose aux inflammations aiguës ou chroniques de cet organe, à l'apoplexie qui en est souvent la suite; au moins, il nuit au sommeil, qui est l'état de repos des sens et du cerveau; il le trouble, l'interrompt, l'agite, ainsi que beaucoup d'autres fonctions. Pour être nuisibles, il n'est pas nécessaire que les occupations de l'esprit aillent jusqu'à provoquer les maux dont nous venons de parler; en général, il suffit qu'il y ait trop de continuité dans les fonctions de la vie intellectuelle, et discontinuation trop prolongée dans celles des autres modes d'existence, pour qu'il y ait rupture d'équilibre, trouble de cette harmonie générale, sans laquelle une santé parfaite n'est pas possible. Cuvier, à soixante ans, avait beaucoup de peine à marcher; chez lui, la vitalité était dépensée en travaux scientifiques; le système musculaire souffrait de cet excès de dépenses; un autre effet de la rupture d'équilibre, c'est d'absorber l'esprit, de le concentrer. Archimède, absorbé par le soin de résoudre un problème de géométrie, ne voit pas le soldat qui s'approche pour le tuer; il meurt victime d'une distraction scientifique.

Ce sont plus particulièrement les fonctions de la vie nutritive qui souffrent le plus de l'extension trop grande donnée aux travaux de la pensée, et de la diminution proportionnelle des exercices musculaires; de là vient que les hommes de cabinet sont sujets aux flatuosités, aux vapeurs, à l'hypochondrie, aux embarras et irritations des viscères, à beaucoup d'aberrations dans les fonctions de leur vie mentale et affective, à des bizarreries de sentiments et à des erreurs des sens et de l'esprit. J.-J. Rousseau voit des ennemis jusque dans ses admirateurs; Newton tombe dans la mélancolie; Pascal, sur la fin de ses jours, est tourmenté par une hallucination bien singulière : il croit voir à ses côtés un gouffre prêt à l'engloutir. Le Tasse devient fou à la veille d'être couronné au Capitole.

Si les exercices de la vie intellectuelle sont très long-temps continués, qu'ils occupent presque exclusivement, et sans être coupés et contrebalancés par des promenades et d'autres distractions physiques, alors la sensibilité trop excitée devient extrême; l'amour-propre s'exalte, le désir de la gloire s'échauffe; une passion devient un fanatisme. Dans cette situation, un rien blesse; la moindre contradiction, le rival le moins redoutable est considéré comme un ennemi. On se livre à la jalousie; on se laisse emporter par la haine. Voltaire en est un exemple frappant. L'un de nos grands peintres modernes, trop sensible à des critiques injustes, prend en dégoût la vie, et va se noyer. Un autre, bien plus jeune, et déjà célèbre par plusieurs chefs-d'œuvre, se suicide d'une autre manière sous le beau ciel d'Italie.

Si le genre d'occupations tend à développer exclusivement ou principalement l'imagination par exemple, et qu'il en résulte une trop grande activité dans cette même faculté, comme cela se voit chez beaucoup de poètes, de musiciens, de peintres, etc., alors il y aura disposition à la folie. Spinello, après avoir peint *la Chûte des Anges*, croyait constamment voir Lucifer lui reprocher la figure hideuse sous laquelle il l'avait représenté.

Ce sont les travaux du soir, après les repas, surtout ceux de nuit, qui fatiguent le plus les hommes de cabinet. S'ils tiennent à la conservation de la santé, ils doivent se faire une obligation de se les interdire, sinon, ils en seront cruellement punis.

L'hygiène les avertit d'être très-sobres dans leur régime alimentaire, parce qu'un rien peut troubler leur digestion ; elle leur recommande d'éviter tous les mets lourds, gras, indigestes, tous ceux qui sont fortement salés, épicés ; elle leur conseille des viandes tendres, des substances féculentes, des fruits sucrés, acidulés, et des légumes frais ; elle leur prescrit, comme chose indispensable, des distractions, des exercices en plein air, des voyages à pied, à cheval, etc.

Elle les engage surtout à être très-réservés dans l'usage du vin, des liqueurs, du café, et de tous les plaisirs qui épuisent; enfin, elle leur impose comme un devoir de suspendre tout travail actif de la pensée, chaque fois qu'ils se sentent fatigués, faibles, souffrants, et d'y renoncer entièrement lorsqu'ils sont arrivés à un certain âge.

Si la jeunesse se doit à l'étude, les hommes mûrs aux grands travaux, la vieillesse, comme l'enfance, ne doit s'occuper qu'à jouer innocemment avec la vie.

CHAPITRE VII.

De la pauvreté considérée sous le rapport hygiénique.

L'on a cru pendant long-temps, et c'est encore l'opinion de quelques philosophes moralistes fort arriérés, que les prolétaires, c'est-à-dire tous ces ouvriers que l'indigence condamne à être mal logés, mal nourris, mal vêtus, vivaient en meilleure santé, et surtout plus long-temps que les riches. C'est une grande erreur. Des observations faites en Angleterre, en Écosse et en France, prouvent au contraire que les hommes qui vivent dans l'aisance, dont la nourriture est saine et variée, le logement commode et bien aéré, les vêtements propres et chauds, et le travail modéré, sont bien moins exposés aux maladies que les indigents; qu'ils résistent beaucoup mieux aux épidémies et aux contagions, et qu'en général ils ont, suivant les localités, un tiers de chance de vie de plus qu'eux, et quelquefois le double. Cela est mis hors de doute par les relevés des registres mortuaires, et par les listes de mortalité publiées à la suite de ces épidémies meurtrières qui ont ravagé, dans le cours de quelques siècles, plusieurs grandes villes de l'Europe.

Le docteur Villermé, qui s'est beaucoup occupé de statistique médicale, est parvenu à démontrer, par suite de recherches faites pendant cinq ans, que le nombre des morts dans le premier arrondissement de Paris est à celui du douzième, comme cinquante est à cent. Or, l'un est composé d'une population riche en général, et l'autre d'une population ouvrière pauvre. Ainsi, il meurt dans cette localité deux pauvres pour un riche.

Il a été aussi constaté :

1° Que dans le cours de l'existence des pauvres, un dixième, un douzième (au *minimum* un quinzième) des années qu'ils ont à vivre, se passaient dans un état de souffrance ;

2° Que dans les grandes villes, lorsque ces souffrances prenaient un caractère assez grave pour les forcer d'entrer dans les hôpitaux, il en mourait, suivant les saisons et la situation de l'hôpital, le cinquième ou le quart, *minimum* le sixième, malgré les bons traitements qu'ils y recevaient ;

3° Qu'environ la moitié des enfants pauvres meurent avant d'avoir terminé leur seconde dentition ; que cette proportion est souvent dépassée dans les très-grandes villes.

Ainsi, tout ce qui conduit à la pauvreté, tout ce qui l'entretient, tout ce qui l'augmente, devient cause d'insalubrité, de souffrances, de maladies et de mort.

Au contraire, tout ce qui donne de l'aisance, par conséquent tout ce qui favorise le travail, tout ce qui le rend plus facile, plus productif, comme l'instruction largement répandue, un bon régime alimentaire, le secours des machines, la liberté des communications, l'ordre et l'économie dans les dépenses; tout ce qui augmente en un mot la richesse publique et privée, et principalement tout ce qui tend à la répandre et à la proportionner aux besoins du plus grand nombre, comme ce qui enseigne à chacun et à tous d'en faire un bon usage, tourne au profit de la société et de la moralité des hommes, diminue les causes de leurs maladies, et dans les mêmes proportions les chances de mortalité.

Ici, les faits publiés par le savant confrère que nous

venons de citer, ne permettent pas de douter de ces vérités.

Au XIV° siècle, époque d'ignorance, de misère et de barbarie, il mourait, à Paris, un individu sur seize à dix-sept; au XVII° siècle, un sur vingt-trois ou vingt-six. Aujourd'hui, dans le même espace de temps, il n'en meurt plus qu'un sur trente-deux six vingtièmes.

Les chiffonniers, les savetiers, les tisserands, les portiers, et tous les manœuvres qui vivent au jour le jour, voilà les classes et les professions de pauvres qui comptent le plus de morts.

Les chances de vie ont donc été en croissant de siècle en siècle, en proportion de la diffusion des richesses, des lumières, de la liberté et de la moralité des hommes.

En d'autres termes, leur existence a toujours été d'autant plus malheureuse, d'autant plus dégradée et d'autant plus courte, que leur misère, leur ignorance, leur servilité et leurs dégradations ont été plus grandes.

Aux Antilles, sur cent esclaves noirs, vivant dans l'abjection et sous le despotisme de maîtres souvent fort durs, il en meurt dix-sept; et sur cent soldats de la même race, qu'on soigne mieux, qu'on traite moins en esclaves, il n'en meurt que trois et un tiers. Quelle énorme différence!

Lors du choléra il est mort de dix-sept à dix-neuf pauvres pour un riche.

Ainsi, la pauvreté, qui place nécessairement l'homme qui la subit dans cette situation pénible et dégradante de *malpropreté*, *d'ignorance*, de dépendance, espèce d'esclavage modifié, situation qui, à son tour, en détermine d'autres plus terribles encore, tend, par degrés insensibles, à détériorer l'individu, tant au physique qu'au moral, et à faire dégénérer sa race. De là des souffrances graves et variées qui empoisonnent son existence, des vices nombreux qui la dépravent, et trop souvent des crimes qui la déshonorent.

Les maladies qui détériorent la constitution physique du pauvre sont, en général, des maladies de langueur et de faiblesse, des affections du système lymphatique et de la peau, des engorgements et des subirritations des viscères, des vices dartreux, scrophuleux, et d'autres dépendant d'une altération particulière du sang et de la lymphe, d'une mauvaise composition de ses principes, le scorbut, les fièvres putrides, résultats d'une mauvaise nourriture, d'un logement humide, d'impressions tristes, de malpropreté et de travaux sédentaires, pénibles ou dégoûtants.

A cette liste, il faut ajouter les inflammations, auxquelles ils sont fort exposés à raison des vicissitudes atmosphériques, dont ils subissent l'influence d'une manière bien plus désastreuse que les riches, et qui, chez eux, deviennent promptement mortelles, surtout s'ils se sont adonnés aux boissons spiritueuses. Quel que soit l'état de santé du pauvre, tout de suite vous le reconnaissez, à part ses vêtements déguenillés, à ses yeux ternes et sans expression, à sa figure maigre, terreuse, blafarde et bouffie ; à son corps voûté, à ses genoux semi-fléchis ; à son air gauche, timide, triste ou envieux. Les vices qui infestent son moral sont encore la conséquence de sa misère ; c'est le mensonge, qui va souvent jusqu'à l'hypocrisie ; c'est la gourmandise, qui est d'abord ou une suite d'un jeûne prolongé, ou l'effet d'une irritation gastrique, et qui ensuite devient une mauvaise habitude ; c'est l'ivrognerie, qui, chez beaucoup de ces malheureux, tient au besoin qu'ils éprouvent de se donner une stimulation forte qui les tire de leur abattement, et qui, chez d'autres, provient du besoin d'oublier leurs peines. Quand ce vice s'est changé en habitude, il y a alors démoralisation complète..... C'est enfin l'improbité..... Les tentations sont si fortes chez ceux qui manquent de tout ! Cependant l'on en voit beaucoup qui sont probes, honnêtes ; ce sont à nos yeux les êtres les plus respectables de ce monde.

Sous le rapport intellectuel, il est encore plus dégradé qu'au physique ; il est plein de préjugés ; il croit aux sorciers, aux revenants ; il est entêté, routinier ; il repousse les lumières ; il ne se souvient pas du passé ; il est insouciant de l'avenir : il est ignorant ; c'est tout dire.

Ici la science hygiénique se trouve encore d'accord, comme toujours, avec l'humanité, la morale et la politique, pour faire cesser les causes de pareilles misères, ou au moins pour en affaiblir les tristes résultats.

Dans ce but, elle recommande :

1° La multiplication et l'encouragement de tous les genres de travaux propres à augmenter la richesse publique et à la répandre avec le moins *d'inégalités possible* ;

2° Une nombreuse création d'écoles, où une instruction professionnelle et une éducation morale seraient données gratuitement à tous les indigents;

3° De donner du travail sur les routes, canaux, chemins de vicinalité, etc., à tout individu qui n'en aurait pas d'autres ; d'encourager toutes les industries qui sont nécessaires à leurs premiers besoins; de faire cesser toutes les charges qui pèsent injustement sur les malheureux, et diminuer celles qui sont en disproportion avec leurs forces.

Encourager l'ordre, l'économie, en même temps qu'on favorisera toutes les associations qui auraient pour but :

1° De donner des secours aux travailleurs ;

2° De les intéresser dans les travaux, par l'espérance de partager une partie des profits ;

3° D'imposer en leur faveur tous les objets de luxe, susceptibles de l'être ; dans le même but, doubler les droits sur les successions indirectes.

CHAPITRE VIII.

Des comestibles considérés dans leurs rapports avec l'hygiène sociale.

Malgré l'immense variété de substances que la nature fournit à l'homme pour sa nourriture, il est fort à désirer qu'on parvienne à en découvrir ou à en former de nouvelles, qui soient, par leur abondance et leur bas prix, de nature à préserver le peuple de ces affreuses disettes qui, de temps à autre, viennent menacer son existence.

Si le vœu d'une célèbre amie de l'humanité, de voir un jour les rivières charrier de la bouillie, ne peut se réaliser, nous croyons cependant qu'il est possible à la charité, aidée de la physiologie végétale et animale, non de créer, mais d'opérer de nouvelles combinaisons des éléments du règne organique, de manière à en former des composés tout nouveaux, et propres à l'alimentation de notre espèce.

On arrivera à ce résultat en changeant par des procédés qui restent à trouver (ou en imitant ceux de la nature que la physiologie indique) l'ordre de composition ou la proportion des éléments constitutifs de certaines substances qui, bien qu'elles soient, dans leur état actuel, impropres à la nourriture de l'homme, auraient cependant peu de changements à subir pour devenir nutritives.

Si cette œuvre n'est pas réservée aux chimistes de notre époque, elle sera la gloire, nous le prophétisons avec assurance, de ceux qui bientôt leur succèderont.

Pour aider à cette importante découverte, ou plutôt pour y faire réfléchir les esprits supérieurs, mettons en regard les uns des autres quelques principes admis par tous les chimistes :

1° Toutes les substances végétales non nutritives se composent, tout aussi bien que celles qui ont cette propriété, d'hydrogène, d'oxigène et de carbone (quelques-unes ont en outre un peu d'azote);

2° La proportion de ces éléments constitutifs pouvant, pour ainsi dire, varier à l'infini, il en résulte qu'il est possible d'avoir une immensité de composés, et que dans ce nombre il doit s'en trouver beaucoup dont les propriétés seraient alimentaires;

3° Quand, dans une substance non azotée, la quantité d'oxigène est dans un plus grand rapport que celle de l'hydrogène n'est dans l'eau, cela suffit pour que la substance soit acide ;

4° La même substance sera, en général, éthérée, résineuse ou huileuse, si au contraire c'est l'hydrogène qui prédomine ;

5° En traitant la sciure de bois, de vieux chiffons de linge, etc., par l'acide sulfurique, on obtient une matière sucrée pareille à ce sucre qu'on retire aujourd'hui si facilement et si abondamment de la fécule de pomme de terre, et de tous les amidons, en employant en grand le procédé de Berzélius ;

6° L'on convertit facilement toutes les substances sucrées en alcohol ou esprit ; de l'alcohol à une substance huileuse il n'y a peut-être qu'un pas... Ce pas fait, voilà une nouvelle substance nourrissante créée. Déjà l'on fait du vinaigre de bois, on tire des gommes, des sucres et des alcohols, de corps qui n'avaient pas de similitude avec ces substances ; pourquoi n'arriverait-on pas à faire quelque chose de plus nourrissant ? Une fois qu'on y sera parvenu, la classe malheureuse, assurée alors de son existence, cessera d'être en proie aux sollicitudes tourmentantes et avilissantes de la misère ; elle ne sera plus obligée de vendre, pour vivre, son temps, sa liberté et son honneur. Son travail lui servira à se procurer aisément les choses confortables de la vie, et ces nobles jouissances intellectuelles qui la rapprocheront des autres classes. C'est alors que l'égalité sera possible et que le véritable progrès aura lieu, et cela parce qu'on aura augmenté le nombre des comestibles (1) !

(1) Alors aussi la science chimique nous fournira les moyens de faire et de perfectionner beaucoup de choses utiles, telles que chaussures, coiffures et autres vêtements économiques. Nous avons déjà des pierres, des ciments, des marbres factices, de belle et bonne qualité ; des cartons-pierres pour couverture d'habitations, etc. Nous croyons possible de faire en outre, en étendant ou variant les procédés connus, des paillassons imperméables et incombustibles pour remplacer la tuile ou servir d'ardoise au pauvre. Il suffirait peut-être de faire pénétrer, par une forte pression, quelques mélanges de résines communes, comme la poix, avec des poudres argileuses et siliceuses, ou des oxides métalliques mêlés ou d'huile grasse, ou de quelques substances bitumineuses, etc., dans de vieux tissus de laine, de toile gros-

Pour mettre plus d'ordre dans ce que nous avons à dire dans cet article, nous allons le diviser en cinq sections.

Conditions d'une bonne alimentation.

1° Il faut que les comestibles qu'on consacre à la nourriture plaisent à l'odorat et au goût, ou tout au moins qu'ils n'aient rien qui répugne à ces deux sens ; 2° qu'ils aient reçu de la nature une maturité suffisante, ou de l'art une préparation convenable, telle que la cuisson, lorsqu'ils sont d'une nature farineuse, fibreuse ou animale ; 3° qu'ils soient en outre variés ; car, par la raison que les tissus de nos organes sont différents, il leur faut aussi des substances différentes pour les réparer, les accroître ou les entretenir. Aux muscles, organes actifs du mouvement, il faut un aliment qui leur fournisse de la fibrine. Voilà pourquoi la chair est nécessaire aux travailleurs, surtout dans les pays froids. A nos organes membraneux conviennent les comestibles féculents, sucrés, gélatineux. C'est le besoin de changer d'aliments qui fait naître le dégoût pour l'uniformité du régime diététique. Ce n'est pas assez d'avoir la possibilité de se procurer des mets variés ou à éléments multiples, comme le pain et la viande, il est encore nécessaire que la quantité en soit proportionnée, non-seulement avec les forces digestives, mais aussi avec la déperdition que l'on fait, avec l'âge que l'on a, et la saison régnante. En général, les enfants, parce qu'ils croissent, et les hommes de

siéré ou de paille, pour avoir tout à la fois des tapis de pieds, des dessus de toiture, etc., pour toutes les fortunes. L'on fera aussi des meubles délicats avec des compositions de poudres ligneuses colorées, et qu'on agglutinera avec des colles fortes, et par ces fortes pressions qui durcissent les corps les plus poreux et les plus mous. Pourquoi, avec de la gélatine et autres substances tirées des membranes rendues solubles, n'imprégnerait-on pas, par exemple, de vieux bas de laine, pour en faire des bottes économiques sans couture ? Il ne s'agirait ensuite que de les tanner convenablement et de les passer à l'huile, etc. On ferait de même des casquettes, des chapeaux, etc. En variant les procédés, l'on arriverait de même à faire d'autres espèces de vêtements de toute pièce.

peine, parce qu'ils sont souvent en dépenses de forces, ont plus à redouter le trop peu de comestibles que l'abondance. Il est donc bien important de favoriser la production de tous ceux qui sont le plus essentiels à la vie, de rendre facile leur importation, et de dégager de toutes entraves leur circulation à l'intérieur, d'où la conséquence : *que le commerce des comestibles doit être libre.*

En vérité, l'on a peine à croire que des hommes instruits aient pu manifester une opinion opposée. Ils se sont imaginé que l'agriculture souffrirait si l'on supprimait les taxes sur les viandes et sur les céréales étrangères. Cependant l'expérience a démontré que les laboureurs ne nourrissaient pas plus de bœufs et de vaches, depuis qu'on empêchait ces animaux de nous venir de chez nos voisins, et que cette prime qu'on leur accordait pour se livrer plus activement à l'engraissement, était en pure perte, et fort injustement payée par les consommateurs. L'expérience a aussi prouvé que les taxes sur les blés étrangers n'ajoutent que fort peu, en général, au prix de ceux de l'intérieur, et n'en facilitent pas la vente, si ce n'est dans un ou deux ports de mer. Il nous est également démontré que s'il était possible que les céréales pussent entrer en France en très-grande quantité, au point que les nôtres en perdissent la moitié de leur valeur, il s'opèrerait une révolution dans notre agriculture, qui, au lieu de lui nuire, tournerait à son avantage. Nos agriculteurs seraient alors forcés de cultiver d'autres denrées. Ils sentiraient la nécessité d'en venir enfin à la culture des plantes sarclées, d'un grand nombre de celles qu'on appelle fourragères ; et pour consommer toutes ces plantes et en tirer un bon profit, ils sentiraient aussi qu'ils n'ont rien de mieux à faire que d'élever beaucoup de bestiaux, de vaches surtout ; qu'avec ces bestiaux ils feraient beaucoup d'engrais (1), ce qui les mettrait à

(1) Les cultivateurs, pendant les épizooties meurtrières qui leur causent de si grandes pertes, devraient enterrer les animaux (ce à quoi l'autorité doit veiller pour la salubrité publique), jeter par-dessus de la paille et la recouvrir de terre ; au bout d'un certain temps, quand la putréfaction au-

même d'améliorer leurs terres et de les rendre aptes à porter davantage, et surtout de ces plantes oléagineuses (à huile, colza, navettes), tinctoriales et autres, qui se vendent toujours si bien ; qu'avec ces bestiaux ils feraient, en outre, beaucoup d'argent en les vendant comme comestible du premier ordre, ainsi que leurs produits (lait, beurre, fromage, cuir, etc.). Mais cette révolution en agriculture, que depuis long-temps tous les hommes instruits désirent et provoquent de toutes leurs forces, il ne faut pas l'attendre de la libre introduction en France des blés et farines étrangères. Jamais l'on n'a introduit dans notre pays, alors que les taxes ont cessé, assez de comestibles pour en nourrir les habitants pendant plus de huit jours. Et dans les temps de disette, il faudrait en acheter pour près de 200,000,000 de francs pour nourrir pendant un mois seulement nos 32,000,000 d'individus.

C'est donc des lumières seulement qu'il faut attendre de la culture en grand ces comestibles si précieux qu'on a nommés plantes sarclées, et cette multiplication si importante des races bovines et ovines, qui doivent nous fournir un jour quatre à cinq fois plus de comestibles que nous n'en avons maintenant. Une fois qu'il sera possible, pour les travailleurs, de manger une demi-livre de viande par vingt-quatre à trente heures, avec des pommes de terre, carottes et navets, œufs, laitage, etc., il y aura alors pour eux augmentation de puissance musculaire, plus d'aptitude au travail ; par conséquent plus d'ouvrage fait, plus de richesses produites, plus de bien-être et de jouissances pour tous. Ajoutons aussi qu'il y aura plus de santé ; par contre, plus de chances de vie et plus d'énergie vitale pour résister à ces terribles épidémies qui tuent

rait décomposé ces matières animales et végétales, ils auraient un excellent engrais pour amender leurs terres. Les Anglais sont d'autres spéculateurs que nous, ils n'ont pas craint d'outrager l'humanité, en ramassant les os de nos braves qui jonchaient les champs de Leipsick, d'Austerlitz et de Waterloo, etc., de les envoyer pêle-mêle avec ceux du cheval qui les portait, au port de Hull, pour être réduits en poudre à l'aide de machine à vapeur, et servir d'engrais ; et c'est au XIXe siècle que de semblables sacriléges se commettent.   M.

d'autant plus les hommes qu'ils sont plus mal nourris, plus mal logés et plus mal vêtus. Résultat final : la multiplication des comestibles par le perfectionnement de l'agriculture, outre les bienfaits que nous venons de signaler, produira encore celui qui n'est pas le moindre de tous, de rendre impossibles la disette et la famine. En attendant la réalisation de ce progrès, faisons des vœux pour que le commerce de tous les comestibles soit dégagé de toutes entraves, et que la circulation à l'intérieur en soit facilitée par des canaux, des routes, des chemins de fer, et surtout par des chemins vicinaux qui partent des lieux où s'en font la production et la plus grande consommation.

Ce que doit faire la police pour s'assurer des bonnes qualités des comestibles et de leur salubrité.

Il n'y a aucun peuple civilisé qui n'ait senti l'importance de veiller à la salubrité publique ; tous ont cherché à faire régner la propreté dans les rues et les maisons ; à empêcher qu'on ne viciât l'air, qu'on ne détériorât les comestibles et qu'on n'en vendît qui fussent malsains. Les Hébreux ont mêlé à leurs livres religieux un code de salubrité. Les Athéniens, les Romains avaient des magistrats pour veiller à l'abondance et à la bonne qualité des substances alimentaires, et inspecter les marchés et les boucheries. Nous avons aussi des réglements à l'observance desquels il est bon de rappeler l'autorité.

Comestibles de nature animale.

Il faut qu'on s'assure que tous les bestiaux destinés à l'abattoir ont l'œil vif, l'air gai, une marche facile, la peau propre et saine, qu'ils n'ont point de pustules, de croûtes, etc. ; qu'ils ont de l'embonpoint, etc. Quand on les visite tués, il faut que leurs organes soient trouvés dans un état normal ; c'est-à-dire sans traces d'inflammation, de gangrène et de pourriture, sans pustules ni ulcères, ni engorgement ; que leur chair soit sans vergeture, sans taches violettes, brunes ou noires, etc.

Il faut prohiber la vente de viandes de toute espèce provenant de trop jeunes animaux ; celle d'individus malades, toutes celles dont l'aspect est violet, bleuâtre ou noir, dont la consistance est flasque, dont l'odeur est désagréable, et qui annoncent ce qu'on appelle vulgairement le *passé*, *l'éventé*, ou la *putréfaction*.

L'on doit exiger des bouchers, charcutiers et débitants de viande, qu'ils ne se servent d'aucun instrument de cuivre ; que la plus grande propreté règne dans leurs boucheries, étaux et boutiques, qu'un air frais y circule facilement, qu'on les lave tous les jours, sous peine d'amende, etc.

Le poisson vieux, rance ou putréfié, est encore plus dangereux que les viandes en décomposition. On reconnaît à sa couleur d'un pâle terne, ou à une teinte violette ou verdâtre, à sa peau glutineuse, etc., qu'il vise à la putréfaction : il n'y a plus de doute quand il exhale une mauvaise odeur. Alors, il est très-malsain. S'il est salé, sa couleur d'un jaune rance, son air de vétusté, son odeur nauséabonde, doivent le faire rejeter. Dans les ports de mer, la police doit veiller à ce que toutes les précautions soient prises pour que les poissons qu'on doit saler et sécher, et qu'on destine au commerce, soient salés ou fumés et séchés convenablement, et avant qu'ils aient eu le temps de se gâter. Tout poisson altéré est fade, nauséabond, âcre et caustique. Il peut causer beaucoup de mal à ceux qui le mangent. Quant au lait, beurre, fromage, il existe des règlements qui défendent de vendre ces comestibles quand ils sont altérés, sophistiqués, ou quand ils proviennent de bêtes malades ; mais il est difficile de les mettre en pratique. L'on sait qu'on mêle au lait de l'eau, ce qui le rend aqueux, bleuâtre, et diminue sa sapidité, ou qu'on en augmente la consistance avec de la farine, ce qui se reconnaît aisément en le cuisant, car il s'épaissit alors en bouillie. On ne doit jamais le renfermer dans des vases de cuivre. Le beurre ayant la propriété de dissoudre les oxides de plomb et de cuivre, ne doit jamais être mis en contact avec des vases ou ustensiles formés de ces métaux. Le beurre rance est malsain. Celui qui, en vieillissant, a contracté cette mauvaise qualité, est quelquefois renfermé dans de l'autre beurre qui est frais. La fraude se reconnaît en faisant ouvrir le pain. La différence des couleurs est un indice qui ne trompe guère, d'ailleurs on le goûte; la rancidité de ce comestible, lorsqu'elle n'est pas trop ancienne, peut s'enlever par un lavage et pétrissage réitérés à l'eau de fontaine.

Quant aux fromages, leur aspect et leur odeur dénoncent assez leur mauvaise qualité. Trop décomposés, ils sont âcres, d'un goût de putridité : dans cet état ils peuvent rendre malade.

Des comestibles appartenant au règne végétal.

Les céréales, qui servent à faire les farines dont on fait le pain, sont les plus importantes. C'est sur celles-là plus particulièrement qu'on doit exercer une grande surveillance. L'on connaît le danger des seigles ergotés, des blés chargés de carie noire, de ceux avariés par les insectes ou par l'humidité et la fermentation, etc. Tous doivent être repoussés du commerce et des marchés. Leur aspect, leur couleur et leur odeur, les font reconnaître à ceux même qui ne sont point connaisseurs. Les propriétaires peuvent cependant tirer parti des seigles qui ont l'ergot, en les agitant et les criblant ensuite ; des blés à poussière noire, par le lavage, etc. Les farines, lorsqu'elles proviennent de blés humides, ou lorsqu'elles n'ont pas été séchées, s'échauffent, fermentent, et contractent un mauvais goût. Dans cet état, elles font un mauvais pain. Il faut en défendre la vente : on les reconnaît à leur tassement, à la perte de leur gluten, et surtout à leur odeur.

Une falsification qu'on dit commune dans les farines, surtout dans celles qui servent à la fabrication du pain du soldat, c'est celle qui résulte de leur mélange avec celle de haricots, de vesces, de pommes de terre. La chimie a donné des moyens de la reconnaître ; mais il serait trop long de les rapporter ici.

Le pain mérite une attention toute particulière : ce n'est

point assez qu'on exige qu'il ait le poids requis, il est nécessaire qu'on veille à ce qu'il soit fabriqué avec de bonnes farines et une levure qui ne soit point trop aigre. Il faut qu'il ne
soit point compacte, ni lisse; qu'il soit au contraire léger, à yeux
multipliés et bien répartis, qu'il ait particulièrement un goût
agréable et une odeur qui attire. Lorsqu'il est vieux, il est dangereux.

La vente des pommes de terre mal mûres, parce qu'elles
n'ont rien de nutritif; celles à tâches verdâtres, qui ont pris
naissance à la superficie du sol, au contact de la lumière, et
qui ont, à cause de cela, une acrimonie narcotique, devraient
être prohibées. Il devrait en être de même des pois, des haricots, des lentilles, etc., lorsqu'ils sont piqués des insectes,
qu'ils ont subi quelque altération par l'effet de l'humidité et de
la fermentation.

Nous ne dirons rien des fruits. L'on sait que lorsqu'ils sont
mal mûris ou altérés, ils sont nuisibles, surtout les prunes,
et particulièrement lorsqu'on les prend en trop grande quantité.

*De quelques précautions à prendre pour conserver les comestibles et faire
disparaître en eux un commencement de détérioration.*

Principe général : Pour conserver une substance organique,
il faut la soustraire à l'action de l'air, de la lumière, de l'humidité, du calorique, du très-grand froid pour quelques-unes,
et de l'électricité. C'est particulièrement la chaleur humide
qui favorise le plus la décomposition des substances nutritives.

Les viandes sont conservées quelques jours de plus que
leur terme ordinaire (qui est, pendant l'été, de deux ou trois
jours, et plus du double, l'hiver) (1), par le soin qu'on prend
de les tenir dans un lieu sec et frais tout à la fois, où l'air
venant du nord circule facilement. Pour les garder plus long-
temps, on les enveloppe, après en avoir enlevé l'humidité,

______

(1) Ce terme varie selon le degré de température, l'âge des animaux et la
nature de la viande.

d'un linge propre ; puis on les enferme dans un pot ou autre vase, dans lequel on aura mis du charbon pilé (1). La volaille sauvage, comme la privée, est préservée pendant trois à quatre semaines de la putréfaction, si, tout aussitôt qu'on l'a tuée, on la place dans une cave froide, sur une table de marbre, couchée sur la poitrine et le ventre, après avoir auparavant arraché les plumes de ces parties. L'on conserve plus de temps encore du gibier et même d'autres viandes, en les enfermant dans un pot calfeutré avec de la pâte, et dans lequel pot on aura mis assez de lait caillé pour le couvrir en haut comme en bas. Si l'on a une glacière, il n'y aura besoin d'autre précaution que celle d'y déposer ce qu'on veut y conserver. L'on fait voyager, en Russie, les volailles entourées de glace ; dans le Midi, on les fait voyager tout aussi long-temps sans altération, toutes déplumées et vidées, et entourée de graisse fondue dans le vase qui les contient.

Quand on ne tient plus à avoir des chairs fraîches, on les fume ou sale par les procédés connus. Cependant un Allemand a donné un moyen de conserver fraîches les grosses viandes, par milliers de livres, en les faisant cuire aux trois quarts à la vapeur ; puis ensuite on les entasse fortement (2), après les avoir râpées à l'aide d'une machine. Ainsi préparées, on les place dans des lieux frais. Ce procédé a quelque rapport avec celui de M. Appert, qui consiste à les cuire incomplètement à une douce chaleur, et à les renfermer dans des vases de fer-blanc bien privés d'air.

Le poisson se corrompt plus vite que la viande. Pour retarder cette corruption, on le tient au frais sur du marbre à la cave, ou bien on l'environne de glace, ou on le plonge dans le vinaigre. Si l'on tient à le conserver long-temps, alors on le fait dessécher ou saler.

Les substances animales qui ont subi un commencement de décomposition sont ramenées à leur état primitif par un commencement de cuisson avec du charbon.

(1) De la poudre de charbon sec en dessous et en dessus.
(2) Dans des tonneaux qu'on ferme bien.

Au poisson salé, on enlève la rancidité par une infusion d'eau de chaux ou de carbonate de soude.

Les œufs plongés, à l'état frais, dans un vase rempli d'eau de chaux, où il faut qu'ils séjournent constamment (une livre suffit pour dix litres d'eau , pourvu qu'elle soit en pierre), se conservent très-bien plusieurs années à la cave.

Entourés de poudre de charbon, ou frottés d'huile, ils se conservent aussi fort bien à l'abri de la chaleur, de la lumière et de la gelée.

Sur mer , on conserve les jaunes d'œufs dans des tonneaux de vinaigre.

Du bœuf et du porc, on fait des salaisons selon les recettes connues, etc. (1).

Les céréales, ainsi que les graines légumineuses, remuées et séchées convenablement, doivent être renfermées de manière à n'avoir à redouter ni le froid , capable de les geler, ni l'humidité et la chaleur, qui les feraient fermenter , ni la poussière, ni les insectes. Les silos remplissent ce but. On peut, par économie et pour d'autres avantages encore, les faire en terre argileuse , préparée comme celle à briques. On les bâtit en forme de voûtes coniques.

On fait dans leur intérieur, lorsqu'ils sont ressuyés, un feu de branches demi-vertes, qui les durcit sans les faire fendre. Une fois secs, on y renferme les blés qu'on veut y garder, puis on referme hermétiquement, on les recouvre de paille et de terre, en ayant soin que l'humidité n'y pénètre jamais.

On se préserve de la voracité des mites, charançons, teignes , etc., en tenant les céréales et autres farineux à une

____

(1) Le lait , pris en bouteille , et qui a subi une légère ébullition , se garde quelquefois pendant trois mois ; le fromage , en le tenant à l'état de dessèchement , ne s'altère pas ; le beurre, bien dépouillé de la battue et tenu sous de l'eau fraîche souvent renouvelée , reste à l'état frais assez longtemps, comme nous l'avons déjà indiqué dans un journal d'agriculture.

température au-dessous de neuf à dix degrés, ces insectes ne mangeant ni ne pullulant qu'à une température plus élevée.

L'on sait comment on conserve les pois et les haricots verts.

Quant aux pommes de terre, carottes, betteraves, on les place dans des celliers, des caves, ou mieux dans des fosses, à l'abri de l'eau et de la gelée , et que pour cela on recouvre de terre. C'est surtout réduites en farine que les pommes de terre se conservent avec toutes leurs propriétés autant d'années qu'on veut, et sous cette forme elle deviennent l'une des plus grandes ressources pour le pauvre dans les années où le pain est rare ou cher (1).

Comment dans les mauvaises récoltes il serait possible de remplacer les céréales et le pain.

Nous avons déjà dit que la culture en grand des carottes , navets, betteraves, et pommes de terre , rendrait, à l'avenir, impossibles les maux qu'enfantent la pénurie des céréales et leur trop haut prix , si on la faisait coïncider avec la multiplication des races ovines et bovines. Mais la routine continuant à prévaloir, indiquons sommairement les substances qui pourraient remplacer , sinon en totalité , du moins en partie, les farineux qui font la base de l'alimentation ordinaire.

D'abord nous dirons que dès qu'il y a grande abondance d'un comestible comme le blé , susceptible d'être conservé, il faut en faire sa provision , au moins pour deux ans, le gouvernement pour ses places fortes et même ses armées , les villes pour leurs hôpitaux et leurs bureaux de bienfaisance, et les particuliers pour leurs besoins éventuels. Les petites fortunes devraient , quand elles ne peuvent faire de fortes provisions de céréales , au moins amasser des farines de pommes de terre , faire avec ces farines, qu'on broie avec du lait caillé, ou mieux, quand on le peut, avec du bon lait, des

(1) Voyez, pour d'autres détails, les articles *lait* , *fromage,* pour le procédé de M. Braconnot ; les articles *fruits* , *légumes* , *pommes de terre.*

espèces de fromages qui ont la propriété de se conserver à l'état de siccité pendant bien des années, surtout quand on les a salés. Dans le besoin ces fromages, qu'on amollit à la manière des autres, deviennent d'une grande ressource. L'on doit avoir aussi en réserve autant qu'on le peut, surtout quand on prévoit de mauvaises récoltes, des viandes salées, des légumes secs, des pâtes réduites en galettes sèches, du riz, des semoules, etc.

Enfin, quand une disette arrive, que toutes ces provisions sont à la veille d'être consommées, que le besoin de se procurer d'autres ressources est pressant, il faut alors recourir à beaucoup de substances qu'on eût dédaignées dans d'autres circonstances. Aussi nous allons indiquer toutes celles qui peuvent, avec certaines préparations, devenir alimentaires.

En première ligne se présentent les os, qu'on peut faire moudre, et mettre au four avec de l'eau, pour en faire des bouillons gélatineux, etc. Ces bouillons peuvent se pétrir avec les farineux qu'on a à sa disposition, et l'on en fait des galettes qu'on fait sécher pour les conserver pour le besoin journalier. On réduit aussi en gélatine par une cuisson long-temps continuée, ou à la vapeur, les cornes et sabots d'animaux, ou on les râpe pour en faire aussi des pâtes ou des bouillons.

Le sang de tous les herbivores, qu'on perd ordinairement dans les autres temps, est, dans les cas que nous supposons, d'une grande ressource ; cuit avec des graisses, des herbes, ou des farineux, il fait une bonne et saine nourriture, si l'on en prend peu à la fois. On le fait sécher aussi et réduire en poudre pour le conserver ; mais le mieux est de le mêler frais avec du lait caillé ou autre, et des farines ou fécules, pour en faire des espèces de gâteaux qui, bien séchés, se conservent assez long-temps. Pour se procurer ce genre de comestible l'on peut saigner toutes les semaines une fois, vaches, bœufs et chevaux, pourvu qu'on les nourrisse bien et qu'on ne tire pas plus d'une à trois livres de sang aux vaches, et plus de trois à cinq aux bœufs et chevaux, suivant au reste leur âge et volume. On agite ce sang pour empêcher le sérum de se séparer.

Quand on a des étangs, dans un pays de disette, les riches doivent se cotiser pour en acheter le poisson, le faire saler et mettre en magasin, pour en faire faire une distribution journalière.

Nous ferons remarquer qu'il serait plus convenable de le faire râper en grand, moudre ou écraser avec des légumes secs ou d'autres farineux, pour en composer des espèces de pâtes qu'on distribuerait ensuite au poids.

Cela serait tout à la fois plus économique et plus salubre.

Les huiles, graisses, etc., pourraient se mélanger de la même manière, ou elles s'emploieraient à cuire les herbes et légumes.

Enfin, quand tous les bons aliments sont épuisés, et qu'une partie de la population est affamée, comme nous l'avons déjà vu, l'on a recours aux herbes, racines, écorces, etc. Ici il y a un grand choix à faire ; car sans un choix fait avec discernement, l'on risquerait de s'empoisonner (1).

Les herbes à préférer sont : les chicorées, les laitues, les bardanes, les chiendents, tiges et racines (surtout ces dernières qui sont très-sucrées), les orties, pimprenelles, chardons, les scorsonères des prés, etc. On fait cuire ces plantes à la manière des épinards ; on y mêle les graisses qu'on peut se procurer. L'on a aussi les fécules (qu'on extrait par un lavage répété pour en enlever les principes âcres et narcotiques) des racines ou tubercules du colchique, de la brione, de l'arum ; la fécule des orchis n'est pas mélangée avec une substance malsaine, elle ne demande pas les mêmes préparations. Enfin, *in extremis*, l'on a, comme certains peuples du Nord, les lichens ; ceux qui ont un petit goût sucré sont à préférer ; les écorces de bouleaux et d'érables, surtout le tissu qui est sous l'écorce, qui contient du sucre. Chez ces peuples, ces écorces se pilent avec des os de poissons, et ser-

____

(1) Nous avons vu de graves diarrhées-flux en être la suite.

vent à faire une espèce de pain. Chez nous, si l'on en était réduit à ce chétif aliment, il faudrait y joindre des hachures très-fines de racines, de chiendents par exemple, et d'autres plantes à mucilage sucré, etc.

CHAPITRE IX.

De la richesse, considérée sous le rapport hygiénique.

Dans son acception la plus générale, le mot richesse représente l'idée d'abondance dans la possession de tout ce qui a de la valeur pour l'homme. Nous considérons comme riches tous ceux qui ont à leur disposition beaucoup de valeurs, ou moyens d'échange, à l'aide desquels ils peuvent se procurer les choses propres à satisfaire leurs goûts et à leur procurer une grande variété de jouissances. Par elle-même, la richesse est une très-bonne chose, mais, concentrée entre les mains d'un petit nombre, elle en devient une très-mauvaise. Autant l'aisance est utile, nécessaire à l'homme, autant l'abondance ou le luxe, résultat d'une grande fortune, lui est nuisible. Si toujours la pauvreté contraint le malheureux qu'elle accable à rester en deçà de ses besoins, la richesse, au contraire, en éveillant sans cesse le désir de celui qui la possède, le pousse et l'entraîne bien au-delà de ses limites naturelles.

L'une fait languir par la privation et tourmente par la convoitise, l'autre fatigue par les excès dont elle est la cause, blase ou irrite par leur fréquence et leur multiplicité. Tôt ou tard elle finit par engendrer le dégoût et l'ennui, ou tout au moins l'indifférence. De là naît pour le riche la nécessité de se créer des besoins imaginaires, car, à tout prix, il faut qu'il se sente vivre; mais bientôt ces besoins satisfaits laissent un vide pénible dans l'existence; vite, il faut chercher à les remplacer et à les varier de plus en plus. Voilà pourquoi on remarque tant d'inconstance et de bizarrerie dans ses goûts, et tant d'irrégularités dans sa conduite. Tandis que les organes de la locomotion et de la pensée restent chez lui dans le repos et végètent dans l'inertie, d'autres organes, comme les sens, plus stimulés qu'ils ne devraient l'être, se subirritent, se développent, et acquièrent une énergie désordonnée et contre nature. De là des penchants et des habitudes souvent aussi contraires à sa santé qu'à sa moralité. Comme on le voit, la richesse, ou plutôt l'abus des choses qu'elle procure, a pour résultat nécessaire, inévitable, de changer ou de modifier puissamment les conditions physiologiques de celui qui la possède, et de substituer à un état naturel et harmonique un état factice et irrégulier. Aussi, qu'arrive-t-il? Sous le rapport de la vie physique, on voit le riche plein d'antipathie contre tout travail actif; on le voit entraîné à vivre en homme futile, distrait, ennemi de toute contrainte, impatient de tout joug, recherchant les jouissances du monde, particulièrement les plaisirs sensuels; aussi est-il sujet à toutes les incommodités ou maladies qui tiennent à une vicieuse distribution des forces vitales, à la surabondance du sang (aux affections nerveuses, aux inflammations viscérales); aux maladies par excès d'irritations, de satiété et de pléthore; aux embarras gastriques, aux affections goutteuses, etc.; à l'apoplexie et à ses effets consécutifs, les paralysies.

Et sous le rapport de la vie affective, que voyons-nous? Le contraire de ce qui a lieu chez le pauvre. Chez celui-ci, la misère rabaisse l'homme au-dessous de lui-même; elle le condamne à l'humiliation, à l'abdication de son moi.

La richesse agit en sens inverse : elle exagère le sentiment de l'égoïsme, elle exalte l'amour-propre; elle fait éclore ou développe la suffisance, la vanité et l'orgueil; aussi le principal plaisir du riche est de se poser en supérieur au milieu de ceux parmi lesquels il vit, de les dominer, soit par la vanité de son faste, soit par l'influence de son crédit, soit par l'autorité que les sots, si nombreux en ce monde, accordent toujours à ceux qui possèdent beaucoup.

Trop indépendant des autres hommes, le riche est peu intéressé à leur plaire ; d'ailleurs sa sensibilité étant absorbée ou pervertie par les distractions, les plaisirs, et surtout par le sentiment de sa haute position sociale et par les flatteries qu'elle lui procure, il n'est guère susceptible d'éprouver ces sympathies bienveillantes qui nous attachent à nos semblables, encore moins cette affection plus vive et plus concentrée qui nous enchaîne plus fortement et plus agréablement à quelques-uns d'entre eux ; c'est ce qui a fait dire à plus d'un moraliste célèbre : le riche n'a pas d'amis ; c'est là l'un des grands malheurs de sa position. Mais quand il a le sentiment que sa fortune est mal acquise, qu'il sait qu'on ne l'ignore pas, et qu'on le méprise, alors quel tourment pour son amour-propre, car les riches fripons n'en manquent pas ; s'ils sont peu sensibles à l'amitié des hommes, ils redoutent leur mépris.

Sous le rapport de la vie intellectuelle, est-il plus heureux ? Généralement, non. Trop gâté dans son enfance, trop occupé de futilités, ou trop absorbé par les plaisirs, il n'a pas le temps de s'instruire ; il n'en sent pas le besoin. D'ailleurs, une application sérieuse ne peut être de son goût ; elle le fatiguerait trop. En conséquence, il reste étranger aux sciences et à la littérature ; point de développements dans ses facultés mentales ; on dirait qu'il y a incompatibilité naturelle entre l'or et lascience, entre Plutus et Apollon. Ses passions peuvent devenir fortes, mais sa raison reste débile ; il est, sous le rapport intellectuel, enfant toute sa vie. Quant à sa vie générative, il est moins raisonnable encore : il use et abuse de manière à se préparer bien des regrets, ou à marcher rapidement vers une fin prématurée.

Le riche est donc généralement entraîné à vivre sous l'empire des sens, à se livrer à ses appétits gastronomiques et aux plaisirs de la vanité et de l'orgueil, c'est-à-dire en homme plein d'imperfections, de vices et de travers. C'est à l'aspect de pareils riches qu'un poète anglais (Pope) a dit naïvement qu'on peut juger du cas que Dieu fait des richesses par les gens à qui il les donne !

Cependant, soyons vrai pour être juste ; aujourd'hui les

riches ne sont pas tout-à-fait ce qu'ils étaient autrefois; ils abusent moins de leur fortune; ils élèvent mieux leurs enfants que leurs aïeux ne l'ont été; on les instruit davantage dans la connaissance des choses sérieuses et utiles.

Les préjugés qui faisaient considérer la science comme inutile, l'industrie comme ignoble, et le *far niente* comme chose de bon ton, perdent tous les jours de leur crédit, et le moment n'est pas éloigné où un riche oisif, qu'on appelait un homme comme il faut, ne sera plus, aux yeux de tout le monde, qu'un sot ridicule. Enfin, nous marchons à grand pas vers cette époque depuis si long-temps annoncée, où les lumières, pénétrant dans les chaumières comme dans les maisons opulentes, balaieront tous ces vestiges impurs de distinctions, aussi futiles qu'iniques, qui mettent la zizanie entre les hommes, que Dieu a faits pour vivre dans une communauté d'intérêts, de pensées, et de véritable confraternité de sentiments; c'est parce que les esprits de tous nous paraissent bien préparés à cette révolution mentale, que nous croyons pouvoir dire aux riches, sans les blesser : Rapprochez-vous des hommes de labeur; ils sont vos frères, et cependant ils font valoir vos biens; leur temps vous est consacré, leurs forces sont à vous, ils sont les instruments de vos jouissances, de votre bonheur; sans eux, à quoi servirait votre richesse? Soulagez-les donc dans leurs peines, assurez-leur une part dans vos bienfaits; vous le devez : leur santé s'en trouvera mieux, et la vôtre aussi; car le contentement que vous en éprouverez agira sur vos organes d'une manière favorable. La bienfaisance est un baume qui fait autant de bien à celui qui le distribue qu'à celui qui le reçoit. N'oubliez pas que la meilleure manière de leur être utile, c'est de les occuper fructueusement, et de les traiter avec égards et bonté. Initiez-vous à leurs travaux, ne serait-ce que pour les éclairer de vos conseils et les encourager par votre présence. Essayez parfois de travailler un peu à leur côté, vous verrez le bien que cela vous fera, combien vous y gagnerez en appétit, en sommeil, et même en plaisirs. Au moins êtes-vous sûrs par là de chasser vos ennuis, de soulager votre goutte, de guérir vos maux de nerfs et vos rhumatismes.

L'hygiène, par notre organe, vous dit, vous répète et vous répètera en toute occasion : employez une partie de votre fortune à vous créer des occupations sanitaires ; l'homme est fait pour l'action et non pour l'oisiveté, pour les champs et non pour la ville : allez-y cultiver vos terres, y planter des bois ; enrichissez vos jardins de bons fruits, ornez-les vous-mêmes de belles fleurs : l'on en a aujourd'hui de si belles et de si nombreuses variétés, que tous les goûts peuvent se satisfaire. Rien, à notre avis, n'est plus agréable, plus poétique, plus délicieux, plus salubre, que tous ces genres de culture. C'est un préservatif de bien des peines. Que si vous n'avez par hasard aucun goût pour ces occupations que tant d'autres trouvent si attrayantes, alors faites des voyages instructifs, occupez-vous d'art, associez-vous à des travaux utiles, devenez instruments actifs d'œuvres de charité philantropique, de vérités utiles ; voilà des distractions qui, accompagnées d'exercices musculaires, et souvent répétées, remueront agréablement votre sentiment, plairont à votre esprit, fortifieront votre santé et prolongeront votre existence. Mais comme vous n'êtes pas faits pour rester dans le célibat, que le sentiment, la santé, la nature enfin, exigent que vous contractiez des liens de famille, vous aurez alors à dépenser une partie de vos richesses en faveur de vos enfants. Ici encore, l'hygiène doit vous conseiller de faire cette dépense de manière à leur faire acquérir des biens plus importants, plus durables, que ceux que vous devez leur laisser après votre mort. Il faut donc que l'éducation que vous leur ferez donner ait pour but principal de faire germer dans leur cœur ces sentiments de sympathies bienveillantes et ces douces vertus qui doivent les faire chérir et estimer de leurs semblables.

Que l'instruction à son tour développe les nobles facultés de leur entendement, le remplisse de vérités utiles ; que tout concoure, exemple et préceptes, maitres et leçons, à leur donner tout à la fois cette pureté d'affections, cette candeur, cette

expansion de sentiments. qui font l'homme bon , doux et aimant , et de l'autre, cette suprématie de raison , cette énergie
de volonté qui le rendent capable de discipliner tous les appétits , de réfréner toutes les passions qui pourraient mettre le
trouble dans son organisation , et compromettre sa santé , le
premier de ses biens. Si l'éducation des enfants était vicieuse,
leur conduite mauvaise, que de chagrins vous auriez , et combien votre santé en souffrirait !

Enfin l'hygiène, dans toutes vos indispositions, vous prescrit une diète sévère, comme principal moyen de les faire cesser promptement. Vous n'êtes pas comme les indigents ;
ceux-ci sont plus souvent malades d'inanition et de faiblesse ;
vous, vous l'êtes par trop de réplétion, ou par excès de stimulants ; s'il leur faut de bons bouillons, des fortifiants , à
vous il faut au contraire des saignées et des rafraîchissants ; eux
sont usés par les rudes travaux, vous par les violentes passions ;
c'est donc à calmer celles-ci qu'il vous faut employer toute
la puissance de votre raison. Prenez un peu de la peine physique des indigents ; donnez-leur le superflu de votre alimentation, et vous établirez une sorte d'équilibre qui vous profi-
tera autant qu'à eux. En résumé, travaillez , exercez-vous
plus , mangez beaucoup moins , modérez-vous davantage dans
l'usage des plaisirs , vous vivrez mieux, plus moralement, plus
sainement et plus long-temps.

CHAPITRE X.

Nouvelle théorie des droits de l'homme, basée sur l'organisme.

Depuis long-temps nous avons eu la pensée de démontrer
que ce qu'on est convenu d'appeler nos droits , n'est autre
chose que la prétention incontestable que nous avons ou que
nous devrions avoir d'obéir hygiéniquement et consciencieusement à la loi de nos besoins (à l'état normal), soit

moraux, soit physiques, soit intellectuels ; si nous parvenons
à faire cette démonstration, nous aurons donné aux droits de
l'homme une base inattaquable, aussi solide que les lois
physiologiques de son être. Dans un ouvrage où nous traitons
de l'homme social, de son évolution intellectuelle et morale,
de ses besoins, de son bonheur, nous devons exposer, pour
servir de base au droit politique futur, une nouvelle théorie
de ses droits ; mais pour arriver à la connaissance la plus rationnelle et la plus complète en même temps de la triple série
de nos droits, il nous faudrait, par une analyse logique très-
détaillée, remonter à tous les divers besoins dérivant de notre
triple mode d'existence, et étudier ceux-ci dans chaque fonction de notre organisme ; c'est ce que nous avons fait. (Voir
Besoins attractifs et répulsifs.)

Nous ne séparerons jamais dans cette étude *les devoirs des
droits*. Il est pour nous d'une évidence mathématique que
les uns et les autres sont intimement liés, qu'ils ne peuvent
et ne doivent jamais être séparés, excepté par la pensée, que
là où le devoir ne paraitrait pas, ce qu'on appelle droit serait
bientôt un abus, donc il ne serait plus un droit, donc il n'y
a pas de droit sans devoir qui lui corresponde ; l'un est le
cortége obligé de l'autre... Le devoir est la limite nécessaire,
la règle suprême du droit : sa condition *sine quâ non*.

La vie, pour notre espèce, c'est sentir, se mouvoir, désirer, connaître, aimer, jouir ou souffrir, penser, croire, espérer et vouloir. Ce mode compliqué d'existence est le résultat
de fonctions diverses qui ont été désignées sous les noms de
sensoriales, motrices, affectives, réparatrices et intellectuelles,
et reproductives ou génératrices. Toutes ces fonctions ont
chacune leurs organes spéciaux, liés plus ou moins entre eux
et vivant sous la dépendance commune d'un organe central
(le cerveau et ses dépendances) qui, lui-même, a pour mo-
teur et régulateur un principe d'animation et d'intelligence
connu par ses effets et non dans sa nature. Nous n'avons de
santé et de bien-être ou plaisir à exister, qu'autant qu'il y a
liberté, activité et harmonie dans le jeu des organes char-

gés d'exécuter, chacun dans leur sphère, toutes les fonctions
que nous venons d'énumérer. Cette liberté, cette activité et
cette harmonie, ont, comme tout ce qui dérive d'un ordre
ou d'un arrangement quelconque, leurs conditions essentielles de durée, d'énergie et de régularité. Quand ces conditions
manquent ou ne sont point remplies d'une manière convenable ou à temps opportun, alors nous en sommes avertis par
un sentiment plus ou moins vif, plus ou moins pénible ; ce
sentiment, qui varie selon la nature, le siége, l'intensité de la
cause à laquelle il est dû, est l'expression, le vœu ou la
plainte de nos organes en état de pénurie, de mal-être, d'a-
pathie ou de souffrance. C'est l'avertissement, le cri ou le
langage de ce qu'on a appelé en termes génériques et vulgaires
nos besoins.

Toutefois, ne confondons pas, en poussant trop loin les
conséquences de ces besoins, la liberté ou le droit que nous
avons, comme simple individu, de satisfaire aux exigences de
notre nature, avec le droit pris dans un sens social, sympathique et religieux. Considéré sous ces derniers points de
vue, le droit ne peut s'isoler entièrement de la loi de charité
ou d'affection pour nos frères, et d'obligation sociale de se
résigner à quelques sacrifices quand ils sont commandés par
l'utilité qu'en doit retirer l'association dont nous sommes
membres : dans beaucoup de circonstances, le dévoûment
devient un *devoir* qui ne détruit pas le droit sans doute,
mais qui le restreint alors qu'un grand besoin sociétaire le
commande. La liberté ne serait donc que l'abus d'une faculté
physique, si d'une part elle allait au delà d'un besoin normal de notre nature, si de l'autre elle était préjudiciable à
nos semblables, si elle n'était enfin tout à la fois *réglée, dirigée* par le sentiment, par la raison hygiénique de notre conservation, et l'intérêt social. Répétons-le en d'autres termes :
cette liberté, quand même elle ne serait mise en action que
pour satisfaire aux plus impérieuses exigences de notre bonheur, ne pourrait dans tous les cas se confondre et s'identifier avec le droit sociétaire ; car celui-ci, dans un état poli-

tique bien rationnellement coordonné, suppose non-seulement un but utile et profitable à chaque particulier sociétaire, et surtout à l'association en général, mais aussi la *direction* la plus courte, la plus praticable et la plus sûre pour arriver à ce double but d'intérêts individuels et collectifs ; or, cette direction froissera nécessairement dans plus d'une circonstance des intérêts individuels. Nous voulons conclure de ce qui précède, que l'usage de nos droits particuliers doit avoir pour frein et pour limite : 1° Le respect des lois de notre conservation, car nous ne devons ni ne pouvons abdiquer le premier droit de tous, celui de vivre, excepté dans les cas très-rares où la société combat pour son salut ; 2° celui des droits des autres, soit qu'on les considère isolément comme individus, soit qu'on les considère collectivement, comme unité sociétaire ou corps politique ; 3° Qu'alors qu'il y a conflit entre tous ces droits, le devoir et le dévoûment exigent que les intérêts les plus importants et les plus nombreux l'emportent sur les autres ; ainsi donc le devoir doit toujours être posé à côté du *droit*, non-seulement pour en prévenir l'abus dans l'intérêt de chacun pris isolément, mais aussi pour en régler l'usage d'une manière qui réponde aux besoins et aux droits de la patrie commune. C'est cette large idée que nous nous sommes faite du devoir qui nous a porté à le définir : *l'obligation de jouir avec une consciencieuse réserve de nos droits et d'aider nos semblables à jouir eux-mêmes de tous ceux qui leur appartiennent au même titre qui fait que les nôtres sont à nous.* C'est à la religion du devoir et à une bonne constitution sociale qu'est réservée la puissance d'arrêter les combats de l'intérêt individuel contre ceux de la société en général, ou plutôt de les prévenir en les conciliant, en leur donnant aux uns et aux autres une juste satisfaction, c'est-à-dire en l'appuyant sur l'immortel et divin principe de l'égalité chrétienne.

Le droit naturel, ou primordial, est dû aux inspirations du sentiment moral. Ce sont ces mêmes inspirations, formulées en préceptes ou établies en règles de conduite par la raison des législateurs, ou en lois de conscience par la puissance des fondateurs des religions, qui forment toute la science et composent tout le système de ce qu'on entend par droit naturel. C'est à ces mêmes inspirations de notre instinct moral qu'est due la première idée de nos devoirs envers l'ordonnateur de toutes choses, envers nous-mêmes et nos semblables.

Nous avons pris pour synonymes du mot droit les mots équité, égalité, justice ; leur étymologie justifie parfaitement cette commune acception. C'est encore par suite de la faculté que nous avons de faire dériver d'une idée physique une idée morale, que nous avons représenté la divinité qui préside à la justice une balance à la main, dont les plateaux sont en équilibre, ne penchant d'aucun côté, par conséquent en ligne horizontale droite ; en effet, avoir une mesure égale pour tous les humains, peser chacun de leurs actes dans la même balance avec les mêmes poids, sans avoir égard à leur origine, à leur nom, leur fortune et leur puissance, c'est suivre les règles de l'équité, c'est être juste, c'est se tenir dans le droit ; car telle est la signification du mot juste ; c'est se conformer à la loi primordiale, la loi naturelle, loi de **Dieu** qui nous proclame tous égaux et veut que nous soyons appréciés et jugés selon nos œuvres, et non selon le mérite de ce qui n'est pas *nous*, ni à *nous*. Ainsi, *équité*, *justice*, *égalité*, *droit*, sont des mots qui se correspondent, qui représentent des idées de la même famille ou de même nature. C'est pour avoir prêché la loi d'égalité, cette loi qui finira par affranchir le genre humain, cette loi sans laquelle nulle société ne peut avoir de base solide, que Jésus a été reconnu pour le plus juste, le plus équitable, le plus divin des législateurs. *Droit* est encore employé comme annonçant, comme exprimant que ce qui est selon la loi de notre organisation ou celle de la droite raison, *recta ratio*, nous est dû, nous appartient et fait partie de nos justes prétentions. Ainsi l'on dit : Il est de mon *droit* d'être maître de ma personne, de ma liberté, de jouir sans entraves des facultés de mon esprit, de vivre librement de mon travail, etc.

Le *droit* veut que les avantages sociaux soient partagés par tous, et non accaparés par quelques-uns. Le droit devrait tout régler, tout soumettre; mais malheureusement les *faits* démontrent qu'il n'en est point ainsi. Toutefois consolons-nous en nous réfugiant dans l'espérance. Le *fait* a beau être opposé au *droit*, il ne peut le détruire, tôt ou tard il triomphera de tous les obstacles.

D'après les principes du droit naturel, les lois positives ne doivent jamais rien ordonner ni rien défendre qui ne soit dans l'ordre des choses possibles, justes et utiles. Ces lois, pour être obligatoires, ne doivent point être en désaccord avec les véritables besoins de notre triple mode d'existence physique, morale (ou sympathique) et intellectuelle.

Le droit naturel se résume par ces maximes de l'Evangile : Ne faire à personne ce qu'on ne voudrait pas qui nous fût fait *et omnia quæcumque vultis ut faciant vobis et vos facite illis*. Aimez-vous, tolérez-vous, et faites-vous les uns aux autres le plus de bien possible; c'est là la quintescence du droit naturel.

Les lois qui s'appliquent aux nations et qui servent à régler leurs rapports réciproques forment ce qu'on a appelé *droit international, droit des gens*. Ces lois ne devraient être que l'application, de peuple à peuple, des règles du droit naturel; elles consistent, selon Montesquieu, à faire dans la paix le plus de bien qu'on peut, et dans la guerre le moins de mal possible. Les peuples sont frères, ils ont les mêmes droits, les mêmes devoirs; ils doivent se traiter comme les membres d'une même famille; si l'union fait leur force, elle fera aussi leur bonheur.

Le *droit civil*, pris dans le sens le plus général, est la réunion des lois qui doivent régir les hommes dans l'état de société, dans la cité, *civitas* (d'où sont venus les mots civil, civique, citoyen). Ce droit, vu l'état actuel des lumières, est établi d'une manière peu philosophique, il n'est pas en harmonie avec les besoins de la nature humaine. Pour être utiles au bonheur social des hommes, les lois civiles devraient être la consécration et la garantie de tous leurs droits véritables.

Elles devraient fixer et régler tous leurs rapports entre eux selon le principe de la fraternité chrétienne, elles devraient donner à l'intelligence, alors qu'elle est productive de valeurs réelles, et à la force musculaire, quand par son activité elle crée ou augmente la somme des produits agricoles ou industriels, le même rang et les mêmes droits qu'aux autres capitaux et propriétés; l'esprit et les bras de l'homme ne sont-ils pas des instruments de richesse comme la terre et les signes monétaires? ce sont de vrais capitaux qui doivent porter leur rente tout aussi bien que l'argent; enfin, elles devraient réglementer tous les travaux de la société, de manière à ce qu'ils soient en proportion avec les besoins bien constatés de tous, et divisés ou partagés selon les aptitudes de chacun, selon des spécialités reconnues. Ces lois civiles, telles que le système anti-libéral et aristocratique du droit des Romains les a fait établir, portent partout l'empreinte plus ou moins forte du privilége et du despotisme. En France, le Code Napoléon les a modifiées de manière à être moins mauvaises qu'elles ne sont chez la plupart des nations voisines. Elles se bornent à fixer plus ou moins bien l'état des personnes, la propriété des choses, l'ordre des successions, la nature des obligations, etc.

Le *droit public* est celui qui traite des intérêts généraux de la société et s'occupe du système politique qui doit la régir. Ce droit public ou politique devrait, s'il était élevé à la hauteur et à la dignité qu'il doit atteindre, primer tous les autres *droits* et les tenir sous sa dépendance immédiate, comme lui-même devrait être subordonné aux lois de l'organisation humaine, c'est-à-dire aux besoins et aux droits qui en dérivent. (Voyez *Droits de l'homme.*) La raison du droit public, sa puissance, son utilité et sa durée ne peuvent être que le résultat de sa parfaite harmonie avec ces droits. La société ne sera bien constituée et bien réglée que lorsque l'homme et les modifications et directions heureuses qu'on peut imprimer à ses facultés seront bien connus des puissants (*bene volentes*) de la terre.

Comme il nous est démontré que nous avons un triple mode d'existence, c'est-à-dire qu'étant destinés à vivre physiquement, sympathiquement et intellectuellement, il en résulte pour chacune de ces manières d'exister une série de besoins, et par conséquent autant de droits que nous allons brièvement examiner sous les trois divisions suivantes.

PREMIÈRE DIVISION.

Droits résultant de la nature physique de l'homme.

Nos principaux besoins physiques sont, en première ligne : celui de notre conservation immédiate, d'où résultent pour nous le droit et le devoir de veiller à notre sûreté, de rendre notre domicile impénétrable à nos ennemis, de nous vêtir selon l'exigence des saisons, de nous nourrir confortablement, c'est-à-dire d'une manière qui puisse donner à nos organes toute l'énergie vitale nécessaire pour exercer activement leurs fonctions, pour résister en même temps aux causes nombreuses d'altération et de destruction qui agissent incessamment sur eux *intrà* et *extrà*.

2° D'exercer hygiéniquement ou selon la mesure que notre instinct indique, notre système respiratoire, sensorial, musculaire. D'où pour nous le droit et le devoir de posséder autour de nous un air pur, et de faire éloigner tout ce qui pourrait le vicier ou lui ôter les qualités qui le rendent vital, de ne jamais être enfermé dans des habitations infectes, humides et privées de lumière, l'un des premiers excitants de la vie, etc.

De là pour nous le droit et le devoir de rechercher les sensations qui sont en harmonie avec notre sensibilité, qui conviennent essentiellement à notre système nerveux, et de repousser toutes celles qui le blessent et l'incommodent notoirement ; de là pour nous encore le droit d'exiger, d'exercer notre système musculaire, de changer de place à volonté, d'aller, de revenir d'un lieu à un autre, selon, au reste, les diverses nécessités de notre triple nature. C'est ce qui constitue la liberté de locomotion et celle du travail.

3° Du sentiment de notre faiblesse et du besoin de la protéger est venu primitivement le droit de se réunir et de s'associer. L'exercice de ce droit devient indispensable chaque fois qu'il s'agit de lutter contre de grands obstacles, ou de combattre, ou de repousser les puissances ennemies de notre espèce. Le droit d'association est encore annexé à l'exercice de beaucoup de travaux industriels, agricoles et manufacturiers, etc.

4° De la nécessité de pourvoir quotidiennement à notre alimentation et à d'autres exigences physiques, résultent également pour nous le droit et le devoir de travailler, de nous choisir volontairement un état ou métier, ou d'exercer librement une industrie quelconque. De tous ces divers besoins naissent comme conséquences le droit de posséder et d'user des choses et des instruments qui doivent servir directement ou indirectement à les satisfaire; de là le droit de propriété. Ce droit peut-il être limité? Nul doute, pourvu que ce soit d'une manière qui puisse concilier l'intérêt collectif avec l'intérêt individuel. Ce droit de propriété peut-il être porté pour quelques individus jusqu'à la possession exclusive d'une contrée, d'un pays où se trouvent un grand nombre d'habitants vivant dans la misère? Quand tant de personnes se trouvent forcément privées du nécessaire, est-il juste que quelques autres vivent dans les excès de l'abondance et du superflu? L'humanité et l'esprit du christianisme, qui en est la plus noble expression, répondent d'une manière fort intelligible pour tous ceux que la richesse et l'orgueil n'ont point endurcis et corrompus. On l'a déjà dit : la chose indispensable à tous appartient à tous, quand elle peut pacifiquement et convenablement être partagée à chacun, ou plutôt elle doit devenir ou rester propriété inaliénable pour l'usage commun. Une fontaine, dans beaucoup de circonstances, est réservée pour la jouissance de tous; pourquoi une terre, qui serait aussi nécessaire pour fournir des aliments à ceux qui en manquent, qu'une source pour fournir de la boisson à ceux qui sont altérés, ne deviendrait-elle pas à son tour propriété collective?

Il est bien entendu que, pour arriver à cet état d'utilité générale, elle ne doit pas être enlevée violemment à ceux qui la possèdent ; il y a pour arriver au bien d'autres moyens que la spoliation. La terre est la mère nourrice du genre humain, et non de *quelques humains* ; Dieu l'a voulu. Pleins de cette idée, quelques peuples l'ont représentée sous la figure d'une femme ayant une multitude de mamelles. Qu'ils sont insensés ou orgueilleux (car ces deux mots pour nous sont synonymes), ceux qui se croient prédestinés à être les nourrissons privilégiés de cette mère commune! Ah! qu'ils profitent peu de la leçon qu'elle nous donne en nous faisant *tous* naître de la même manière et en nous absorbant *tous* à notre mort pour nous mélanger sans distinction dans son vaste sein ! L'usage des choses qui conviennent à la satisfaction des besoins attractifs de la vie physique amène dans notre organisme des changements ou dispositions qui déterminent à leur tour la série de besoins que nous avons appelés répulsifs ou négatifs ; ainsi, la satiété est un de ces besoins négatifs, qui, aussitôt qu'elle commence, fait naître le droit et surtout le devoir de s'arrêter dans l'action de l'organe qui détermine ce sentiment ou qui l'éprouve. La fatigue qui résulte de la satisfaction donnée aux plaisirs d'exercer ses sens, ses muscles, de la nécessité de travailler, etc., est encore un besoin négatif qui donne lieu au droit et impose le devoir de se livrer au repos avant que cette fatigue soit portée trop loin , etc.

DEUXIÈME DIVISION.

Droits de l'homme résultant des besoins de sa vie affective ou sympathique.

Comme l'ani, le castor, l'abeille et l'agami, l'homme est né pour la vie commune. Sa sociabilité est un fait qui résulte de son organisation nerveuse et sympathique ; elle est partout l'attribut de son espèce et de ses variétés. La solitude lui fait horreur, et lui cause souvent la mort si elle se prolonge. Enfant, il n'a de véritable plaisir que lorsqu'il joue et vit avec les êtres de son âge; adulte, il lui faut, dans ses jouissances comme dans ses travaux, la compagnie de ses semblables. Il a soif en tout temps de leur approbation comme de leur présence ; à l'état sauvage même, il s'exalte à l'idée de s'en faire admirer. Avant le développement de leur vie intellectuelle, les hommes éprouvent des émotions, ils ont ce qu'on appelle des sentiments ; ils ressentent de la compassion pour les faibles, de la pitié pour les souffrants, de l'admiration pour les courageux qui se dévouent ; ils sont sensibles à la gloire, susceptibles d'être entraînés par l'amitié, subjugués par l'amour ; enfin, ils sont attractifs les uns pour les autres ; en d'autres termes, ils sont sympathiquement sociables avant de le devenir rationnellement ; de là ces besoins tout d'instinct, qui donnent lieu au droit et au devoir pour tous de se rechercher, de se réunir, de s'affectionner, d'être en spectacle vis-à-vis les uns des autres, pour se communiquer leurs impressions communes, et partager leurs sympathies et antipathies réciproques. Du besoin de s'aimer et de vivre d'une vie collective ou générale naît le droit et le devoir de se secourir, de se préserver des haines de ses ennemis, et par conséquent la nécessité de réunir ses forces individuelles, et de les mettre sous la direction de chefs qui aient mérité la confiance du plus grand nombre. Ici l'on voit encore paraître, comme partout ailleurs, le besoin et le droit d'association ; dans ce dernier cas, il s'exerce pour obéir à des besoins répulsifs de la vie sympathique.

Aux besoins d'émotions variées, et qui sont si nécessaires pour donner de l'expansion à la sensibilité, une stimulation à nos divers organes, se rattachent l'obligation et le droit de cultiver la musique, d'élever des théâtres, etc. Ce sont là des sources de jouissances affectives, et surtout de grands moyens, si l'on sait en faire un usage convenable, de modifier et perfectionner les facultés sentimentales de l'homme (*voyez Éducation*), et de satisfaire en partie à ses besoins pratiques et religieux, besoins qu'on a méconnus dans le dernier siècle, mais qui n'en sont pas moins une des plus grandes exigences de notre vie affective. Pour chaque individu arrivé au développement complet de ses organes, et jouissant de la plénitude de sa santé, il est un sentiment affectif qui fait naître en lui le besoin presque irrésistible de concourir à la propagation de son espèce. De ce besoin impérieux surgit le droit (et c'est pour celui qui est bien constitué un devoir sacré d'en jouir, mais avec prudence) de rechercher et de se choisir, suivant des convenances d'âge, de caractère et de sympathie réciproques, l'époux, le conjoint qui lui est nécessaire, et de se constituer ensemble en société conjugale. Les enfants qui en proviennent, en leur qualité d'êtres faibles, et en vertu des sentiments de pitié et de tendresse qu'ils inspirent aux auteurs de leurs jours, obtiennent tous ces soins indispensables sans lesquels ils ne pourraient vivre. Le droit pour eux de les obtenir est une nécessité de notre nature. Il est inspiré, comme tous ceux de la vie sympathique, plutôt que commandé. Du besoin qu'ils ont pendant bien des années de leurs parents naît pour ceux-ci le devoir de les nourrir, de les élever et les protéger jusqu'à ce qu'ils puissent eux-mêmes pourvoir à tous ces soins. Dès qu'ils existent, ils font partie intégrale de la société, qui compte leurs parents parmi ses membres. Ils ont droit, par la raison qu'ils en ont le besoin, d'obtenir sa protection et ses secours.

A côté du besoin *attractif* qu'on a appelé amour, il en est un autre d'une nature *répulsive*, qui lui est ordinairement parallèle, et qui sert à retarder et à tempérer l'explosion de cet impétueux sentiment ; nous voulons parler de l'instinct de la pudeur. Ce besoin instinctif, qui est, pour des raisons physiologiques, dans l'intérêt des individus comme dans ceux de l'espèce, constitue un droit pour le sexe qui l'éprouve comme pour ceux auxquels il doit profiter, et c'est un devoir pour tous de le respecter. Donc tout ce qui outrage la pudeur doit être réprimé. Il est d'autres sentiments appartenant à notre vie sympathique qui doivent non-seulement être respectés comme des droits sacrés, mais aussi cultivés et pratiqués comme des devoirs : tels sont ceux de la bienveillance ou charité, du dévoûment et de l'amitié. Si nous avons besoin moralement de repousser ce qui est contraire à ces nobles et utiles

sentiments , nous avons également le droit et le devoir de résister à tout ce qui tendrait à rabaisser celui de l'estime de
nous-mêmes , et à nous faire perdre de notre dignité ; ainsi
tout ce qui se pose devant nous comme suprématie non méritée , tout ce qui se présente comme usurpation vaniteuse, et
qui peut avoir pour résultat de nous ravaler du rang que l'a-
mour légitime de nous-mêmes veut que nous occupions, nous
inspire le besoin et nous donne le droit de protester contre
ces prétentions, et de les combattre s'il le faut ; ainsi l'amour
de l'égalité se retrouve encore, comme dans la vie intellectuelle, dans les exigences de la vie sympathique. Les sentiments religieux, par les besoins qui les font naître et les émotions qui les accompagnent , font essentiellement partie du
domaine de la vie affective de l'homme. Dans tous les temps,
ils ont joué un grand rôle dans sa destinée. Alors que ces sentiments ont été développés, ils ont suffi pour réunir beaucoup
de familles, en former des tribus, établir des sectes puissantes,
et fonder de vastes empires. La foi religieuse a une grande influence sur les masses. Elle sait captiver la raison et la diriger
selon son esprit. En général, tout ce qui excite le sentiment
de l'espérance, rend les hommes patients, dévoués, courageux
et heureux. C'est à l'aide des sentiments religieux chrétiens,
bien dirigés, qu'on excite sans peine au dévoûment, qu'on
pousse à l'abnégation, et qu'on peut donner une base solide à
la moralité et à l'union fraternelle de tous ceux qui sont élevés dans la même croyance. Les sentiments religieux établissent des droits pour ceux qui les éprouvent. Ces droits reposent
sur le besoin que ressentent les vrais croyants d'admirer la puissance suprême dont les œuvres aussi sublimes que variées les
frappent à chaque instant ; de l'aimer, d'espérer, de croire en
elle, et de l'adorer. Bien que ces besoins religieux aient quelque chose de poétique, d'indéfini, d'idéal, ils n'en fondent pas
moins un droit réel ; c'est dans l'usage de ce droit que consiste
la liberté de conscience, ou la faculté de faire, sans entraves,
tout ce que notre foi religieuse exige, sans blesser la croyance
d'autrui.

TROISIÈME DIVISION.

Droit résultant des besoins de la vie intellectuelle de l'homme.

Nous ne vivons pas seulement par les fonctions nutritives et locomotives, etc. (mode physique), mais aussi par celles qui sont la source de nos émotions, sentiments ou affections (mode sympathique), et bien plus encore par celles qui composent notre vie de relation, notre vie mentale ou intellectuelle; à chaque instant nous avons à exercer quelques-unes des facultés qui tiennent à ce dernier mode d'existence. C'est par ces mêmes facultés qu'il nous a été donné de régner sur la nature et sur nous-mêmes; c'est par elles que nous pouvons protéger, éclairer et diriger notre vie physique et affective, en calculer tous les actes, en prévoir les bonnes ou mauvaises conséquences. Il y a donc une grande nécessité pour nous de soigner, d'exercer, de développer et de perfectionner nos facultés pensantes et rationnelles, et au point de leur donner la suprématie sur toutes les autres. Les besoins de notre vie mentale sont donc principalement, sous le rapport de notre dignité et de notre puissance morale, du premier ordre. Ces droits sont, par conséquent, les plus importants de tous nos droits. Le premier besoin de la vie intellectuelle est de chercher à se développer par le secours de la vue, de l'ouïe, du toucher, etc.; c'est par les fonctions de ces organes que les premiers matériaux des idées arrivent au siége de la pensée. La curiosité, qui n'est d'abord que le désir d'exercer nos sens pour enrichir notre esprit, devient donc la source première d'un droit intellectuel que nos parents et tous ceux qui nous dirigent ont le devoir de respecter, ou plutôt celui de donner une juste et convenable satisfaction au besoin dont il émane, celui de s'instruire: c'est par l'éducation des sens que doit commencer celle de l'entendement. Du besoin de connaître naît un double droit: 1° celui d'être enseigné et d'être instruit dans une proportion qui soit en rapport avec les facultés et la dignité de l'homme et les besoins de la société dont il fait partie; 2° celui d'enseigner à son tour, c'est-à-dire de communiquer aux autres les connaissances utiles qu'on a acquises, en y ajoutant autant que possible tout ce que l'esprit de découverte de chaque époque fait connaître d'important; il est sous-entendu qu'on ne doit jouir de ce droit qu'alors qu'on réunit toutes les conditions de moralité et d'instruction suffisantes pour en faire un bon usage.*

Le droit d'enseigner résulte encore de celui que chacun a ou doit avoir d'exercer librement ses facultés mentales, comme celui d'exercer ses facultés physiques, soit pour son plaisir, soit pour obliger les autres ou se rendre service à soi-même. Quelle raison pourrait-on donner pour empêcher quelqu'un de gagner sa vie avec son esprit, comme d'autres la gagnent avec leurs bras?

Le droit d'enseignement comme celui d'être enseigné est donc inattaquable; il doit même être respecté comme un droit sacré, car sans lui il pourrait arriver, sous un gouvernement ennemi des lumières, que notre vie intellectuelle, notre plus noble manière de marquer notre passage dans ce monde, fût commé si elle n'existait pas. Nous serions rabaissés à la condition des animaux, encore ceux-ci resteraient-ils supérieurs par l'instinct qui ne les abandonne jamais.

Une fois arrivés au développement de nos facultés pensantes et rationnelles, à cette maturité d'âge et d'instruction qui légitiment et rendent nécessaire notre émancipation, alors surgissent pour nous d'autres droits, parce qu'aussi sont nés d'autres besoins. Au premier rang de ces besoins, il faut placer :

1° Celui d'exercer une profession, d'avoir un état, un champ de travail, un sujet utile d'occupation mentale ou physique, suivant nos aptitudes et le besoin du pays que nous habitons; d'où pour notre esprit le droit et le devoir de bien s'enquérir, afin d'exercer avec connaissance et convenance le droit de choisir l'état ou métier qui nous est nécessaire:

2° Celui d'étendre nos relations par la famille, nos parents

et nos amis ; de multiplier nos connaissances, de chercher à
leur plaire, à leur être utiles, afin d'en obtenir la confiance,
l'amitié, et par suite cette estime de nous-mêmes, sentiment
qui n'est doux pour notre cœur et flatteur pour notre amour-
propre qu'autant que nous sommes sûrs de l'avoir mérité, et
nous n'en sommes sûrs qu'alors même que nous avons tout
fait pour obtenir celle des autres. Ici la vie affective se mélange avec la vie mentale au fur et à mesure que la vie de relation s'étend et se multiplie; il en découle comme conséquences nécessaires d'autres besoins qui, chez les uns, se
spiritualisent, prennent la forme idéale; qui, chez les autres, au contraire, se matérialisent, se changent en désirs de
choses positives; de là des droits de plus d'une espèce, mais
qui se résument pour la plupart en ceux que nous désirons
tous de pouvoir exercer dans certaines circonstances intéressantes de notre vie, comme de mettre, par exemple, en
rapport nos esprits, d'associer nos ressources intellectuelles,
de faire des pactes ou conventions, d'y stipuler des conditions
d'intérêt social, c'est-à-dire dans le but d'assurer ou d'augmenter le plaisir ou la santé, la liberté et le bien-être, comme
le perfectionnement des associés, et de fixer les conditions du
gouvernement de leurs intérêts sociétaires. Mais comme il est
d'expérience que dans une société nombreuse l'on ne peut pas
par soi-même exercer tous ses droits, que d'ailleurs la capacité, ainsi que le temps pour en exercer quelques-uns d'une
manière convenable, manque à beaucoup, il s'en suit pour
chacun le droit de déléguer ses pouvoirs, de se nommer des
chargés d'affaires, des représentants, tant dans les petites sociétés d'administrations locales que dans la grande société politique dont elles font partie; c'est ce qu'on appelle le droit
d'être électeur. Mais comme les affaires générales ou politiques, dans une société intelligente qui a su se constituer rationnellement, intéressent tout le monde, il s'ensuit encore
pour chaque associé, ou au moins pour un grand nombre, le
besoin mental (à part le besoin matériel qui s'y joint aussi),
et le droit, par conséquent, de dire son avis sur les affaires

publiques, de porter son jugement sur ceux qui les dirigent, de critiquer ceux qui font mal, comme de louer ceux qui font bien ; mais vainement aurions-nous le droit et la faculté d'exprimer nos pensées sur nos affaires, de formuler notre jugement sur la direction qu'on leur imprime, de déverser le blâme ou la louange sur ceux qui ont mérité l'un ou l'autre ; à côté de ce droit marche parallèlement celui d'*être élu*, quand toutefois l'on réunit les conditions que les électeurs ont pu faire régler d'avance. Si nous n'avions pas à notre libre disposition des moyens sûrs et faciles de nous faire comprendre à distance, de publier, colporter et répandre au loin tout ce que nous avons cru raisonnablement devoir penser et dire ou sur les choses ou sur les personnes publiques, notre droit serait restreint ; ces moyens sont : l'écriture ou les manuscrits, la gravure de cette écriture ou l'imprimerie, dont la presse est l'instrument essentiel. Le droit d'user de ces instruments doit donc avoir pour tous autant de latitude qu'il doit en exister pour l'esprit de chacun d'émettre ses idées, de donner son avis, de prononcer ses jugements, et sur tout ce qui intéresse la société. Ce droit d'*écrire*, d'*imprimer* et de *publier* est le complément nécessaire de ce premier de tous les droits de notre vie intellectuelle, de ce droit sacré, le plus bel attribut de notre espèce, que nous avons tous, de penser et de parler ; l'un découle de l'autre, ou plutôt il n'en est que l'extension. La nature du moyen employé pour la propagation de nos idées ne peut en affaiblir le droit, encore moins l'annuler. Qu'importe l'instrument, pourvu que nous répondions du mauvais usage, de l'abus que nous pouvons en faire? Il n'y a donc point de lois préventives relativement à la presse, mais seulement des lois répressives. Outre les raisons sociales pour légitimer ce droit, il y a aussi la raison physiologique ; car il suffit que notre cerveau sécrète beaucoup de pensées par suite de la réaction du principe intelligent qui l'influence et le dirige, pour que nous ayons le besoin de les exprimer. Ce besoin spirituel redouble, et le droit qui en résulte en est alors plus impérieux et plus sacré, quand notre conscience et notre raison nous avertissent que nos semblables doivent retirer des avantages de son usage. Il y a aussi une raison religieuse, c'est que nous ne pouvons avoir de mérite qu'avec la liberté de choisir entre le bien et le mal.

A l'état où se trouve notre vie de relation, vu les besoins immenses que le développement de l'intelligence a fait naître, la presse est devenue la machine la plus utile qu'on ait jamais pu inventer ; elle sert autant à la satisfaction des intérêts matériels, qu'aux intérêts moraux ; car c'est par son moyen que toutes les découvertes industrielles et scientifiques, tous les secrets d'art, sont connus et répandus ; c'est devant elle que les préjugés de castes disparaissent, que les distances qui séparent les nations s'effacent ; elle est devenue le lien fédéral de tous les peuples, le fanal qui les éclaire, le feu sacré qui anime tous leurs sentiments, qui échauffe et féconde leur intelligence, le levier qui les pousse à l'œuvre du bonheur général ; elle est enfin le plus grand moyen civilisateur connu. Après tant de bienfaits dont elle est la cause ou le moyen, n'est-ce pas le comble de l'injustice et de l'ingratitude de vouloir l'entraver? Quoi! c'est au moment où l'intelligence des nations s'agrandit tous les jours davantage ; c'est quand leurs besoins de relation se multiplient de plus en plus, qu'on voudrait leur enlever le moyen le plus facile d'y satisfaire ; c'est comme si on voulait, au moment où notre appétit est le plus développé, nous retrancher de nos aliments! L'idée seule de restreindre l'usage de la presse quotidienne est déjà un commencement d'attentat à la liberté de l'esprit humain et au plus précieux droit politique de la raison des peuples ; mais que les amis du progrès pacifique et moral, de celui qui s'opère par la diffusion des vérités de conscience et de science se rassurent, toutes les tentatives des amis des ténèbres, des lucifuges, seront vaines; car vouloir aujourd'hui paralyser l'imprimerie, cette artillerie de la pensée (comme l'a appelée un homme d'esprit), ou seulement restreindre le droit de s'en servir, c'est à peu près comme si on voulait arrêter le cours du soleil. Il n'y a pas de Josué à notre époque qui puisse opérer ce miracle. La puissance de l'alphabet est invincible ; elle continuera à éclairer le monde intellectuel, comme l'astre du jour éclaire le monde physique.

Continuons l'énumération des droits qui dérivent des besoins de notre nature intelligente et sociale, droits qui s'augmentent et se multiplient en raison directe du développement même des facultés qui appartiennent à ce mode d'existence. Si en même temps que par l'étude on perfectionne nos facultés mentales, l'on développe aussi par l'éducation nos sentiments moraux ; l'amour de nous-même prend alors une noble direction. Nous désirons jouir de l'estime des autres comme de la nôtre même. Nous éprouvons le besoin d'occuper dans la société une position qui ne rabaisse point notre dignité et ne blesse point le sentiment de notre indépendance. Nous voulons jouir du *droit d'égalité*, qui n'est autre chose que l'équité ou la justice, comme nous l'avons prouvé précédemment, le premier, le plus important de tous dans la société humaine ; car sans le règne de ce droit, les avantages sociaux sont accaparés par les plus rusés ou les plus forts, aux dépens des faibles et des confiants : de là des priviléges de diverses sortes qui d'un côté augmentent la vanité et l'orgueil de ceux qui jouissent, de l'autre excitent l'envie et la jalousie de ceux qui en sont privés ; or, rien de plus anti-social que ces divers sentiments mis en regard et en état de lutte les uns contre les autres ! et cependant le bonheur social ne peut exister sans l'harmonie ! Un gouvernement marche donc contre son but quand il ne fait pas respecter le *droit d'égalité*, de cette égalité raisonnable qui doit nécessairement exister entre des êtres également estimables, de cette égalité qui veut que la capacité ou l'aptitude soit en rapport avec la fonction, et que ce qui doit être la récompense du mérite ou de la vertu, ne soit pas donné à la fortune ou à la naissance ; que les impôts et autres charges sociales soient en proportion avec les moyens de ceux sur qui ils pèsent, et nous venons de nous expliquer suffisamment pour faire deviner aux esprits sagaces jusqu'où peut aller l'usage de nos droits positifs résultant du besoin mental de nous approprier ce dont la jouissance nous est devenue, sous ce rapport, utile ou nécessaire.

Maintenant, voyons en quoi consistent les droits que nous avons appelés négatifs, répulsifs, appartenant à cette catégorie. Lorsque notre esprit a acquis de l'élévation et notre sentiment moral de la délicatesse, nous avons le désir d'acquérir une bonne réputation, de la gloire même, qui est un besoin intellectuel très-vif de vivre dans le souvenir de nos semblables. Dès que nous sommes assurés d'avoir mérité cette réputation, que nous avons vu briller un rayon de cette gloire que nos œuvres ont pu nous procurer, alors on conçoit ce sentiment d'honneur (autre besoin intellectuel et moral des peuples civilisés) qui nous irrite contre les envieux et les calomniateurs qui voudraient nous enlever ces biens, dont à juste titre nous sommes fiers. Ce sentiment peut être porté assez loin pour qu'il se change en véritable besoin de fuir ces calomniateurs ou de les exclure de notre présence, ou au moins de repousser leurs calomnies avec l'énergie d'une pure et généreuse conscience. Voilà un premier exemple d'un besoin de notre vie mentale, qui donne naissance à l'un de ces droits que nous avons appelés *répulsifs*. Autre exemple. Nous avons le bonheur, je le suppose, d'être doués d'un jugement sain, d'une raison droite, etc. Eh bien! alors, dans cette situation mentale, l'erreur nous déplait, le faux nous choque, le mensonge nous peine; de là surgit en nous le besoin, et toujours à la suite le droit de dévoiler l'erreur et de combattre le mensonge, surtout quand nous sommes prévenus du mal que la société pourra en éprouver; c'est alors que l'usage du *droit* devient impérieux et se change en *devoir*. Autre hypothèse : Nous sommes pleins de franchise, par conséquent nous n'aimons pas qu'on en manque et qu'on abuse de notre confiance, ni de celle de la société où nous vivons; aussi, quand cela arrive et que des intérêts majeurs en souffrent, nous ressentons bien vite le *besoin*, et nous obéissons avec plaisir au *devoir* (qui ici découle encore immédiatement du droit que nous avons, comme tous ceux qui sentent comme nous) de démasquer l'hypocrisie, et de faire connaitre les tartufes, non pour nous venger, ce sentiment est trop ignoble, mais afin qu'ils ne puissent plus faire de victimes. Voulant le règne du bon et du beau, du vrai et de l'utile, c'est encore pour nous un *besoin*, un *droit* et un *devoir* de travailler à faire aimer et à répandre tout ce qui en a le caractère et les avantages, et par conséquent aussi de repousser tous les obstacles qui s'y opposent ; d'user du *droit répulsif*, d'éloigner ou de combattre les puissances ennemies de ces bonnes choses ; enfin, aimant la liberté (qui n'est, comme nous l'avons établi, que le droit d'obéir à la loi de nos besoins, réglés par le devoir privé et social), et la respectant comme la plus noble prérogative de notre vie intellectuelle et morale, nous croyons que tous ceux qui en sentent comme nous tout le prix, doivent se considérer comme ayant à remplir le devoir sacré de faire moralement la guerre à tous les préjugés, à tous les abus, à toutes les institutions qui en sont évidemment ennemies ; de prouver aux gouvernants qu'il n'y a pas de droit contre le droit, comme le dit M. Royer-Collard d'après Bossuet, qu'ils ne doivent rien exiger de nous qui soit contraire aux droits de l'humanité et de la justice. Nous croyons que tous ceux qui éprouvent consciencieusement le besoin de réformes sociales favorables à cette liberté, propres à en assurer le règne, doivent s'imposer le devoir d'user du droit d'y préparer les esprits par tous les moyens que la raison et l'humanité peuvent approuver ; toutefois, nous pensons que la force brute ne doit pas faire partie de ces moyens ; elle ne sera jamais propre à assurer le droit : entre elle et lui il y a nécessairement antipathie. En tout, le progrès doit se préparer et se mûrir lentement, il ne peut s'évolutionner et durer qu'à ces conditions. Qu'on se persuade bien que, quelle que soit la belle coordination que l'on donne aux institutions, les droits de tous ne seront jamais assurés et garantis que lorsqu'on aura long-temps d'avance développé dans des proportions convenables la vie intellectuelle et affective du plus grand nombre des hommes, et implanté dans leurs esprits

comme dans leurs cœurs ces semences de vertus, d'abnégation et de sentiments de bienveillance, sans lesquelles la
société politique ne peut être, quelle que soit sa forme, qu'un
misérable troupeau d'exploitants et d'exploités, de dupes et
de fripons.

CHAPITRE XI.

Devoirs.

Le mot devoir emporte avec lui l'idée d'obligation, d'une
chose due, ou d'une action qui doit en conscience être faite ou
évitée. Il est le corrélatif du mot *droit* (voyez ce mot); ils ne
peuvent exister l'un sans l'autre. Obéir aux lois de son organisation sans nuire à autrui, satisfaire aux conditions de la société où l'on vit en se conformant aux règles de la justice et
de la raison, en un mot, faire ce que l'on doit en respectant
les droits des autres, c'est remplir son devoir.

Quels que soient le pays qu'un homme habite et la position
qu'il y occupe, il y a nécessairement pour lui des obligations
auxquelles il doit se soumettre, des devoirs qu'il faut qu'il
remplisse; ces obligations dérivent des rapports de contact
forcé qu'il doit avoir avec les êtres qui l'entourent, du soin
qu'il doit prendre de ne pas les blesser, ni leur nuire, du besoin qu'il éprouve de veiller à sa conservation et de travailler
à son bien-être, enfin de cette condition tacite de toute société,
qui exige que chacun paie son tribut à l'association dont il fait
partie, qu'il fournisse sa quote-part des charges qu'elle supporte. Cette obligation a été si bien sentie, et trouvée si juste,
qu'elle a été érigée en devoir religieux chez beaucoup de nations. En effet, la religion de Mahomet veut que chacun apprenne un métier, afin qu'il ne puisse pas consommer sans
produire. Celle des chrétiens met le travail au-dessus de la
prière, et l'oisiveté au rang des plus grands vices; c'est même

un véritable vol fait indirectement à la société, puisqu'elle la prive des services qu'on lui doit en compensation de la protection qu'elle accorde, et des autres avantages qu'elle procure. Il n'y a donc qu'un insensé, ou un pervers, qui puisse avoir la prétention de se soustraire aux règles du devoir.

Certains philosophes ont eu le tort très-grave de vouloir rabaisser la condition humaine, et de l'assimiler en quelque sorte à celle des animaux. Cette manière de considérer l'homme est aussi fausse qu'immorale. Elle est une insulte gratuite faite à sa dignité. C'est, de plus, une subversion des principes qui servent de sanction à nos devoirs et de base à notre moralité. Non, il n'est pas vrai que notre espèce soit en tout semblable à celles des animaux, et comme elles, bornée aux relations et aux lois physiques.

La volonté humaine est soumise à d'autres impulsions qu'à celles des sens et des appétits. L'instinct animal n'est point sa seule règle. Elle reconnait la suprématie de la raison, et sait se conformer aux directions de la conscience ; même au physique, nous sommes supérieurs à tous les animaux, par le développement de notre système nerveux, par la disposition de nos mains, qui les rend propres à tous genres d'industrie, et surtout par notre masse cérébrale. Mais, sous le rapport moral, la distance qui nous sépare est si grande, qu'on peut presque la comparer à celle qui existe entre l'esprit et la matière, entre une intelligence qui raisonne ses actes, en calcule la portée, en prévoit les conséquences, et l'automate qui obéit aveuglément aux lois de son mécanisme, sans en avoir la conscience.

L'homme est organisé pour avoir une multitude de rapports avec tous les règnes de la nature, et ses facultés sont susceptibles de se développer en proportion de la multiplicité de ces mêmes rapports. Il n'y a aucun animal qui puisse, comme lui, habiter tous les climats, résister à toutes les températures, et se nourrir de toutes sortes d'aliments. Il est le seul des êtres organisés qui sache se servir du feu, des armes, des machines ; le seul qui puisse parcourir toutes les mers, mesurer, étudier tous les continents. Aussi, est-il donné à son esprit d'acquérir non-seulement des idées de chaque objet en particulier, mais encore des idées générales, des idées abstraites, des idées de causes et d'effets, et celles de leurs rapports, et de pouvoir les exprimer dans un langage articulé, et par des signes gravés qui permettent à sa descendance d'en faire son héritage, de sorte que la richesse intellectuelle des générations qui l'ont précédée vient sans cesse se surajouter à celle des générations qui lui succèdent. Cela seul suffirait pour le distinguer éminemment de tous les autres êtres animés ; mais ce n'est pas là son seul privilége. Tandis que l'instinct de celui-ci reste borné, stationnaire, la raison, comme la science de l'homme, tous les jours se développe, marche et s'agrandit ; par la puissance de son génie, il a inventé, multiplié, perfectionné, une foule de moyens d'investigation, et le livre de l'univers s'est ouvert pour lui. Il peut lire dans les astres comme dans les entrailles de la terre. Il peut fouiller, scruter le passé, se l'approprier pour l'utilité de son présent, et en faire le fanal de son avenir. L'activité de sa volonté, la puissance de son intelligence, lui font tout embrasser, tout étudier, tout comprendre.

Reconnaissons-le, la sphère d'action de l'homme sur ce globe est immense, et le rôle qu'il y joue est celui d'une haute et noble intelligence. Voilà pourquoi on dit avec raison qu'il est la première des créatures, le seul maitre, l'autocrate de la nature, après le créateur. Ce qui légitime cette suprématie de l'homme, c'est qu'il a seul la faculté de perfectionner son individu et sa race ; c'est qu'il lui est donné d'aimer ses semblables, d'être sensible à la gloire, d'aimer la vertu, de se passionner pour le vrai, de s'enflammer pour le beau, de se dévouer à ses convictions, et même de mourir, s'il le faut, pour obéir à sa conscience et remplir son devoir. Le tombeau ne peut arrêter l'essor de sa pensée. Il connait, il éprouve le sentiment religieux. Il vit de la vie de l'intelligence, au-delà même de cette vie, par l'espérance et la foi. Il pressent qu'il a en lui un principe d'animation qui est distinct de son organisation matérielle, car la matière, comme notre esprit la conçoit, n'a pas de propriétés qu'on puisse assimiler aux attributs moraux ; elle n'a rien de commun avec le sentiment de la conscience ; elle ne pense pas, ne raisonne pas. On ne peut, sans absurdité, supposer qu'elle puisse connaître l'abnégation, pratiquer le dévoûment, et s'immoler à la loi du devoir. Il n'y a donc qu'un être moral, intelligent, immatériel, en un mot, qui puisse avoir ces propriétés-là. Cet être, c'est le moi, l'âme humaine, le principe du sentiment et de la pensée que nous ne connaissons point dans son essence, mais dans ses effets. Au-dessus de cette âme, de ce principe, il y en a un autre qui plane sur ces millions de mondes qui peuplent l'espace, qui les dirige par des lois immuables, fruit de sa toute-puissance, c'est l'être infini, l'intelligence suprême, c'est Dieu. Cet être tout prévoyant a voulu que l'harmonie régnât dans la constitution de l'homme et dans celle des sociétés qu'il forme, comme il règne dans l'univers. Il a voulu que toute transgression, violation des lois qui président à cette harmonie, fussent punies par le trouble, le regret et la douleur.

C'est dans ces nobles croyances, ainsi que dans notre conscience, que les lois du devoir trouvent leur appui et leur sanction. Ces lois sont déposées en germe dans le cœur de tous les hommes, car tous ont le sentiment de ce qui est bien et de ce qui est mal. Tous sentent, en effet, qu'il y a une grande différence entre aimer ses frères ou les maltraiter, entre obliger son ami ou le trahir ; tous ont horreur de celui qui tenterait d'avilir sa mère ou de frapper son père, chez toutes les nations.

Ces lois morales existent. Elles sont aussi simples que vraies. Elles n'ont pas besoin, pour être comprises, d'une longue étude. Elles sont à la portée de tous comme dans l'intérêt de chacun. Elles ne sont ni austères, ni farouches, comme on se l'imagine. Elles n'exigent, pour être pratiquées, ni des efforts au-dessus de nos forces, ni des sacrifices que ne comporte point notre nature. L'on s'est trompé quand on a prétendu qu'elles excluaient, défendaient, proscrivaient les plaisirs. Non, elles ne les défendent point ; mais elles veulent qu'on ne leur donne pas le premier rang dans les occupations sociales de la vie ; elles veulent qu'ils soient une distraction, un moyen de repos après les fatigues du travail , et non une cause de souffrance ou un motif de repentir. Elles exigent qu'ils soient modérés , pour qu'ils n'usent pas la santé ; honnêtes, pour qu'ils ne dépravent pas le sentiment et ne corrompent pas l'esprit. Elles y attachent la honte, quand ils doivent être suivis de remords. Enfin, les lois du devoir veulent simplement que nous fassions pour nous, pour ceux qui nous entourent, et la société qui nous protège, ce que raisonnablement nous devons désirer que les autres fassent en pareilles circonstances. Elles se résument dans ce précepte : Faites le bien , évitez le mal. Le bien est tout ce qui est utile à notre espèce , tout ce qui l'améliore et assure son bien-être moral et physique. Le mal est le contraire du bien ; c'est tout ce qui nous vicie et nous détériore ; c'est tout ce qui nuit à la santé de l'âme et du corps.

Ne craignons pas d'avouer qu'il est des circonstances où ce que nous venons de dire sur la facilité à remplir ses devoirs, souffre des exceptions. Il est des cas dans lesquels il faut du courage dans l'esprit et de l'énergie dans le caractère pour remplir certains devoirs : par exemple, comme l'humanité est avant notre patrie, notre patrie avant notre famille , et notre famille avant nous-mêmes, l'on conçoit qu'il faut savoir quelquefois faire taire ses plus chères affections, et agir à rebours de nos penchants les plus doux. Le devoir , ainsi vu de haut, est de faire, sans retour sur nous-mêmes, sans avantage pour notre individu, tout ce que notre raison a jugé utile , nécessaire, et notre conscience juste.

Il y a deux classes principales de devoirs : ceux qui nous obligent, comme simples particuliers, et ceux qui nous lient, comme hommes publics. La première classe comprend : 1° Les devoirs qu'on doit remplir envers soi-même ; 2° envers sa famille ; 3° envers ses supérieurs. Les premiers ont pour but la conservation de l'individu ; les seconds, ceux de l'espèce ; les troisièmes, son amélioration. La seconde classe renferme ceux que l'on doit pratiquer en qualité de sociétaire , de citoyen , d'homme politique, de magistrat. Nous allons dire quelques mots des uns et des autres.

Des devoirs qu'on doit remplir envers soi-même.

Nous avons le droit de travailler à notre conservation et à notre bien-être, et c'est pour nous un devoir d'user de ce droit; le sentiment nous y porte, la raison nous le prescrit. L'indépendance la plus sauvage, la solitude la plus absolue ne peuvent nous dispenser de veiller sur nous-mêmes, afin de ne rien faire qui puisse troubler notre raison, altérer notre santé ou blesser notre conscience. Si comme être social il ne vous est pas possible d'échapper à la critique de ceux au milieu desquels vous vivez, comme être intelligent vous ne pouvez non plus échapper à l'examen que vous faites sur vous-même, et il vous est moins possible encore, dans l'isolement, de vous perdre de vue que dans la société; vous portez toujours au-dedans de vous le sentiment du mal moral ou physique que vous avez fait, et si ce sentiment venait à s'affaiblir, une foule de circonstances, à défaut de mémoire, viendraient à chaque instant vous le rappeler. Vous êtes donc à jamais votre propre témoin, et c'est là ce qui fait le désespoir des méchants. Cela posé, il est évident qu'il est de votre intérêt de diriger vos penchants, de modérer vos appétits, de régler, en un mot, votre conduite de manière à n'avoir ni à rougir de vos faiblesses, ni à souffrir de vos excès, ni à vous repentir de vos vices.

Ainsi, comme être sensible et prévoyant, vous vous abstiendrez de tout ce qui peut vous causer de la peine, non-seulement dans le présent, mais encore dans l'avenir; vous craindrez, par exemple, l'intempérance dans le boire et le manger, parce qu'elle est la source directe des indigestions et la cause éloignée de beaucoup de maladies. En toutes circonstances comme en tout pays, vous observerez la sobriété, parce que, comme l'a dit un moraliste arabe, c'est un arbre utile qui a pour racine le contentement de peu et pour fruit le calme et la paix. Vous fuirez la paresse, *« parce que la*

pensée qui pousse au mal en tire son origine (morale des
Persans), *et parce que l'homme paresseux est un fardeau
à lui-même :* les heures pèsent lourdement sur sa tête.
(Maxime d'un auteur indien.) Vous redouterez la volupté,
parce qu'elle est mère de la douleur. (Solon.) Jamais vous
n'oublierez que les plaisirs ne sont un bien que lorsqu'ils s'accordent avec les devoirs et la santé ; que la modération doit
en être la règle, et la satisfaction d'un besoin légitime le but ;
qu'il n'y a pour l'homme ni courage, ni vertu, ni santé, sans
une extrême réserve dans l'usage des facultés reproductives.
Voilà ce qu'en votre qualité d'être intelligent et moral vous
ne devez point perdre de vue. L'amour que vous avez pour
vous-même, le sentiment de votre dignité, la crainte de la
souffrance, voilà les motifs qui doivent vous déterminer. Enfin, comme être religieux, vous devez être toujours en observation sur vous-même, car vous ne pouvez vous livrer à un
excès ou vous rendre l'esclave du vice sans donner un dé-
menti à vos propres croyances, sans blesser votre dignité morale, sans vous rabaisser aux yeux de vos co-religionnaires et
vous rendre coupable d'hypocrisie envers la divinité.

Des devoirs envers la famille.

Les droits qu'ont les enfants d'être soignés, nourris, élevés,
instruits par les auteurs de leurs jours, sont pour ceux-ci des
devoirs sacrés, écrits dans leur cœur en caractères ineffaçables ; mais, en retour de la tendre amitié que les pères et
mères ont pour leurs enfants, du dévoûment dont ils ne
cessent de leur donner des preuves, ils ont droit à leur reconnaissance, à leur respect et à leur soumission. A part les
liens de parenté, cette soumission leur serait due d'ailleurs en
raison de leur âge et de leur expérience, et du besoin d'une
autorité tutélaire pour régler et diriger les intérêts de famille.

Aussi toutes les religions comme toutes les philosophies se
sont trouvées d'accord pour tracer aux enfants leurs devoirs
envers leurs pères et mères.

Aime tes parents, a dit l'un des plus anciens sages (Thalès); s'ils te causent quelques incommodités légères, apprends à les supporter.

Comportez-vous envers eux comme vous voudriez que vos enfants se conduisissent un jour envers vous-mêmes. (Isocrate.) — Respecte ton père et ta mère et tes proches parents. (Pythagore.) — Attends de tes enfants dans la vieillesse ce que toi-même auras fait pour ton père. — Tout scélérat a commencé par être un mauvais fils, et tout bon fils est bon frère, bon époux, bon père, bon parent, bon ami, bon citoyen. (Morale des Chinois.) Voilà en peu de mots tous les devoirs des enfants.

Devoirs envers nos supérieurs.

Ou nos supérieurs sont les exécuteurs de la loi, et dans ce cas ils doivent, comme les lois protectrices dont ils sont les organes, obtenir notre obéissance; ou ils sont simplement les délégués, les remplaçants de nos père et mère pour l'œuvre de notre éducation, alors à ce titre ils ont les mêmes droits sur nous, nous leur devons les mêmes égards, la même obéissance qu'à nos parents.

« Celui qui donne la science et la vertu fait plus que donner la vie, » puisqu'il donne les moyens de la conserver honorablement.

Un bon maître est pour nous un bon conseil, un protecteur, un bon ami. Nous devons être désireux de lui plaire et charmés de lui prouver notre respect et notre dévoûment. La reconnaissance nous le conseille et notre devoir nous le commande.

De nos devoirs envers la société générale, et envers notre patrie comme citoyen, comme homme politique, comme magistrat, etc.

L'homme ne peut vivre seul; être faible et rempli de besoins, il lui faut l'aide de son semblable; être aimant et sympathique, la compagnie lui est indispensable. Aussi, dans toutes les parties du monde, toutes les races humaines, quel que soit leur degré de civilisation, obéissent à l'instinct de sociabilité. **Toutes**, sans exception, se réunissent en groupes plus ou moins nombreux ; donc l'état social est l'état naturel de l'homme. Cet état social a commencé d'abord par la famille, c'est-à-dire l'homme et la femme et leurs enfants. Le père a été naturellement le chef de ce noyau social ; d'où il est facile de comprendre pourquoi la patriarchie ou l'autorité du chef de famille a été la première forme de gouvernement. Plusieurs familles, en s'associant, ont formé des tribus, et celles-ci, en se réunissant en sociétés plus grandes, ont formé ce qu'on appelle des nations. Le genre humain est la collection de toutes ces petites et grandes associations ; c'est là la grande famille à laquelle nous appartenons tous. Tous les membres qui la composent sont frères ; leur premier devoir est de se traiter comme tels, sans faire attention si un fleuve ou une mer les sépare.

Les premiers devoirs sont donc ceux d'humanité et de justice générale, c'est-à-dire le respect de la vie de ses semblables et celui de leurs droits, quel que soit le lieu qu'ils habitent. Aussi les premiers juges des nations et tous les grands législateurs ont-ils dit :

Ne faites point aux autres ce que vous ne voudriez point souffrir d'eux (Isocrate) ; et faites-leur, au contraire, tout le bien que vous aimeriez à en recevoir.

Répands tes bienfaits sur tes amis, pour qu'ils t'aiment encore plus tendrement ; répands-les sur tes ennemis, pour qu'ils deviennent enfin tes amis.

Que l'équité préside à toutes tes actions, qu'elle accompagne toutes tes paroles, disait Pythagore.

L'équité, c'est la justice ; la justice, c'est le respect des droits de chacun, c'est le règne de l'égalité. « Non content d'être juste vous-même, ne souffrez pas l'injustice commise envers autrui. » (Phocilide.)

Au lieu donc de se haïr et de se combattre, les peuples devraient s'entendre pour multiplier leurs relations, les rendre plus faciles, afin d'échanger tout à la fois leurs lumières et les fruits de leur industrie, de travailler à l'amélioration de leur

condition morale et sociale, de chercher à se rendre réciproquement libres et heureux.

Devoirs du sociétaire, du citoyen.

Toute association politique ou non politique suppose un
but, qui est l'avantage de tous ceux qui en font partie. Chaque associé doit donc travailler dans ce but commun ; il
doit faire comme l'abeille, apporter sa quote-part à la ruche.
Manquer à cette obligation, c'est violer la première condition
de tout pacte d'association. Dans une ruche, le paresseux
n'est point toléré ; le frélon, qui vient y manger le miel qu'il
n'a pas contribué à amasser, en est chassé impitoyablement.
Là, point de consommateurs oisifs ; chacun remplit sa tâche,
et tous y vivent des labeurs communs ; chaque membre est
protégé par la société, comme celle-ci est soutenue et défendue par tous les associés. Les obligations, comme les services
et les avantages, y sont mutuels : telles devraient être les conditions de la société humaine ; toujours elles devraient être
calculées dans l'intérêt et le bien-être de tous les associés, et
non pour le plaisir et le profit de quelques-uns.

Les conditions sociales une fois fixées par le concours ou la
délégation des associés, chacun est tenu de s'y conformer :
c'est là son devoir. Celui qui les enfreint doit être ramené à
leur obéissance par la force. Les agents de cette force doivent
donner eux-mêmes l'exemple de la soumission aux lois ou
conditions de l'association.

Dans les pays où l'on a ce qu'on appelle un gouvernement
représentatif, c'est-à-dire une constitution qui détermine et
fixe les limites de chaque espèce de pouvoir, les devoirs sont
divers et relatifs aux fonctions qu'on doit y exercer.

D'abord, comme simple citoyen, nous venons de l'indiquer, c'est de travailler : le travail est d'obligation pour chacun, selon son aptitude et son industrie ; c'est de payer son
tribut ou ses impôts à la société ou à la patrie ; c'est de se dévouer à sa défense quand le danger l'exige, etc.

Comme électeur, c'est de fixer son choix sur les hommes

les plus purs et les plus capables, quand il est question de nommer des *députés* ou *représentants* du pays, c'est-à-dire ces fonctionnaires qui ont pour mission de faire des lois, de fixer les dépenses et les recettes de la nation, de surveiller la marche du gouvernement ; alors le devoir d'électeur devient plus difficile, et surtout plus important à remplir. C'est ici qu'il faut savoir se garer des intrigues et des séductions de toutes espèces, se constituer en perpétuelle défiance contre toutes les flatteries de ces hommes qui ne veulent une place si importante que comme un moyen de parvenir aux honneurs et à la fortune.

Puisqu'un député est de droit le surveillant du ministère, et qu'il est de son devoir de contrôler tous ses actes, gardez-vous, pour remplir ce poste, de donner vos suffrages aux fonctionnaires, qui, par position, se trouveraient placés sous la coupe ministérielle ; car ils n'auraient sûrement pas, comme l'expérience le fait voir, toute l'indépendance nécessaire pour repousser les mauvaises lois, dénoncer les fautes, et au besoin les crimes des ministres. D'ailleurs, les députés fonctionnaires ne pourraient remplir deux espèces de fonctions qui exigent chacune un séjour différent. Ainsi donc, point de fonctionnaires publics et amovibles pour députés.

Il est également important de repousser tous ceux qui seraient tentés de le devenir ; car ceux-là seront aussi toujours prêts à faire des concessions aux dépens du pays. Point d'ambitieux d'aucune espèce ; choisissez des hommes honnêtes, dévoués au pays, dont la probité soit éprouvée depuis longtemps, et dont la parole et les serments soient reconnus pour sacrés ; dont le caractère soit ferme sans être violent, dont la vertu, enfin, soit pour eux une religion. Ce n'est point encore assez : il leur faut en outre des connaissances en histoire, en législation, en politique et en économie sociale, etc., sciences dont les trois quarts des députés de nos jours n'ont pas la moindre notion ; aussi, voyez ce qu'ils ont fait, comme ils ont bien travaillé pour eux et leurs coteries.

Une fois nommés, les députés ont des devoirs nombreux à remplir : assister régulièrement aux séances, y étudier consciencieusement tous les projets de loi qu'on y présente, ne les voter qu'après avoir entendu, pesé toutes les objections ; repousser toutes les dépenses inutiles ou immorales, n'admettre parmi les impôts que ceux qui n'empêchent pas la production, qui ne blessent ni la santé, ni les droits des consommateurs, et qui peuvent se répartir proportionnellement aux facultés ; avoir toujours en vue le bien-être du plus grand nombre, et non ses avantages particuliers.

Enfin, les devoirs de tous les autres magistrats ou fonctionnaires sont 1° d'acquérir toutes les connaissances nécessaires pour ne pas être au-dessous de leur place ; 2° de ne point perdre de vue le but de la fonction qu'ils ont à remplir ; 3° de n'exercer cette fonction qu'avec la plus grande impartialité, et seulement dans les limites tracées par la loi et pour le seul avantage de la société.

Plus le poste qu'on occupe est élevé, plus il faut y apporter d'intelligence, de courage, de vertus et de talents ; plus aussi il faut se montrer dévoué à la patrie, respectueux envers ses droits et la constitution qui en est la garantie. Jamais il ne faut oublier que la constitution est un acte synallagmatique, c'est-à-dire qu'il impose des obligations réciproques et lie les chefs comme les simples citoyens ; que si ceux-ci venaient à se révolter contre les conditions de ce pacte, ils seraient dans le cas d'être ramenés à la soumission et à l'ordre par l'emploi de la force, et d'être punis de leur rébellion par la puissance judiciaire ; que si, au contraire, la violation de l'acte constitutionnel venait du gouvernement, émanerait-elle de son chef, le crime n'en serait que plus grand, puisqu'il aurait les plus funestes conséquences ; car, d'une part, en manquant à la religion du serment, il donnerait un exemple aussi dangereux qu'immoral ; d'une autre, il placerait les citoyens dans le cas de se considérer comme dégagés de leur propre serment et comme ayant le droit de secouer le joug de toute obéissance à l'autorité qui a été la première infidèle au sien. D'où il résulte que le plus grand crime d'un gouvernement est de violer la constitution de son pays, et que son premier devoir est d'y rester fidèle.

CHAPITRE XII.

Gouvernement.

Un gouvernement est un intermédiaire entre les citoyens; comme ceux-ci vivent sous l'influence de dispositions morales et physiques qui ne se ressemblent pas, et que leurs besoins à cause de cela sont différents et souvent opposés, il doit y avoir entre eux non seulement des tendances contraires, des collisions d'opinions, d'intérêts, mais aussi entre l'intérêt de tous et l'intérêt de quelques-uns. Il y a donc nécessité d'une puissance médiatrice qui s'interpose entre les prétentions rivales, qui protège surtout les intérêts de tous contre les exigences de quelques-uns.

Cette puissance ne peut s'exercer que par des hommes. Il leur faut un guide, une règle; ce guide, cette règle, c'est la loi. Les violations faites aux lois et aux principes de justice sociale sur lesquels elles se reposent doivent être punies. Les punitions doivent consister dans des privations qui n'attentent pas essentiellement aux conditions de l'existence. Leur but est de corriger et non de nuire, d'améliorer l'individu et non d'affaiblir sa santé, moins encore d'attenter à sa vie. Elles doivent exciter en lui le repentir et non le pousser à la vengeance. Ainsi, aucun genre de peines ne doit nous atteindre tout à la fois dans nos quatre modes d'existence, c'est-à-dire que la loi, pour ne pas être cruelle, ne doit pas nous frapper en même temps de peines qui affectent notre sensibilité physique, nos sentiments, nos plaisirs intellectuels, nos goûts et nos affections de famille.

Pour le premier mode de notre existence ces punitions ne

peuvent être que physiques. Elles consistent ordinairement en certaines privations et en châtiments plus ou moins douloureux. Celles qui atteignent le second mode sont : tout ce qui nous éloigne des objets que nous affectionnons, tout ce qui fait naître la honte, l'humiliation. Pour le troisième mode, la plus grande peine est l'impossibilité où l'on nous met d'exercer notre faculté visuelle sur les objets qui nous entourent, en les privant de lumière, ou seulement en rétrécissant le cercle de ces objets, celle qui nous prive du plaisir d'entendre et de parler, puis de celui de travailler. Ainsi la solitude qui réunirait ces quatre modes serait pire que la mort.

Le meilleur gouvernement est celui qui est le plus favorable aux quatre modes d'existence de l'homme, qui développe pour tous, dans de justes proportions, les fonctions attachées à ces quatre modes, qui satisfait le mieux à leurs divers besoins et aux droits qui en résultent. C'est celui qui ne perd jamais de vue son unique but, le bien-être ou la santé, l'instruction du peuple, qui n'emploie pour moyens que ceux que la raison, la vérité, la justice et l'humanité approuvent, qui ne prend pour instruments que les plus capables et les plus désintéressés, qui veut que son autorité soit divisée, limitée, qu'elle repose sur la confiance, qu'elle dérive de la source populaire; c'est celui enfin qui fait marcher la grande société humaine dans la voie de tous les perfectionnements.

La manière dont on gouverne un peuple agit puissamment sur son caractère, ses passions, ses habitudes, son bien-être, et par conséquent sur sa santé. Hippocrate, le plus grand médecin de l'antiquité, a mis cette vérité hors de doute. L'on pourrait dire qu'on est bon ou mauvais, c'est-à-dire ordonné ou désordonné dans sa conduite, heureux ou malheureux, selon la volonté des chefs d'un gouvernement. En effet, ne sont-ils pas maîtres de diriger l'éducation et l'instruction de leurs gouvernés comme il leur plaît, par de bonnes méthodes, de bons maîtres et de bons livres, qui sont à leur choix? N'ont-ils pas la faculté de n'employer que des hommes capables ? Ne peuvent-ils pas lier , réunir toutes les parties du pays soumis à leur domination , ainsi que ceux qui l'habitent , par tous les modes physiques et intellectuels connus de communication (routes, canaux, chemins de fer), livres, journaux d'agrément, d'art , de science, d'industrie, moyens qui sont une source intarissable de richesse , de force , de lumière et de bien-être pour tous ? N'ont-ils pas à leur disposition toute la puissance nécessaire à encourager tout ce qui est bon et beau , tout ce qui est utile à l'amélioration des citoyens , toutes les sciences , tous les arts qui les civilisent, toutes ces belles industries agricoles , manufacturières , qui leur donnent tout à la fois le mouvement nécessaire à la satisfaction de ce grand besoin d'activité qui les domine, assure leur aisance par des produits nombreux et variés , et enfante cette vie douce si désirable ? Enfin, pour réprimer ou prévenir toute espèce de mal , exciter et provoquer toute espèce de bien , ne possèdent-ils pas, au physique et au moral , tous les moyens possibles de rémunération et de pénalité ? Le budget , les places , les prix et les honneurs , le blâme, la censure, les tribunaux et les maisons pénitentiaires, tous ces instruments sont-ils en leur pouvoir ?

Les bons gouvernements , c'est-à-dire ceux qui aiment et respectent les hommes , travaillent sans interruption à multiplier dans le présent et dans l'avenir toutes les conditions de leur bonheur , ils augmentent par là , sans peut-être s'en douter , toutes les chances favorables à une bonne santé , celles d'une plus grande viabilité pour tous , c'est-à-dire de la durée de leur vie , puisqu'il est démontré par des statistiques médicales bien faites que la mortalité est plus considérable parmi les pauvres. (*Voy*. l'art. *Pauvreté*.)

Les mauvais gouvernements produisent sur la santé et le bonheur des hommes des effets tout opposés. J'appelle mauvais gouvernements ceux qui méprisent les peuples ; ceux-là veulent uniquement le pouvoir pour la satisfaction de leur orgueil, l'avantage de leur intérêt privé , et pour celui du petit nombre de ceux qui les aident à subjuguer les citoyens ou qui les flattent dans leurs passions. Ces gouvernements sont antipathiques à tout ce qui peut contrebalancer leur influence et la modérer ; la liberté leur déplait, et la publicité qui peut, en les surveillant, entraver toutes leurs horreurs, devient l'objet de leurs poursuites ; comme ils ont besoin d'arbitraire, la morale n'est pour eux qu'une utopie. Ils ne sont pas difficiles sur les moyens de se le procurer ; c'est un jeu pour eux d'arriver à la violation des principes par les voies obliques, de triompher par l'argutie et la séduction ; ils n'ont pas honte d'affaiblir les garanties de sûreté et de publicité, sous prétexte que la paix publique l'exige, que la nécessité le commande ; ils ne craignent pas de restreindre ou de suspendre les droits, parce que des insensés en abusent, comme si l'abus chez quelques-uns n'était pas une suite nécessaire de l'usage chez tous.

Ils ont plus d'un secret pour faire taire les oppositions les plus désintéressées et vaincre les résistances les plus courageuses. Ils savent flatter les vaniteux, intéresser les égoïstes, amorcer les ambitieux, faire trembler les peureux, imposer aux bien intentionnés, calomnier les purs, brouiller pour mieux affaiblir les courageux qui voudraient résister. Ils possèdent enfin l'art machiavélique et diabolique de pervertir les idées, de changer les caractères, de corrompre les consciences ; en un mot rien ne leur coûte pour se faire des instruments parmi ceux qui sont en position d'avoir de l'influence, afin d'arriver à maîtriser la multitude, à la diriger dans un sens déterminé, à lui soutirer sans la faire trop crier tout l'argent que l'on veut. Dans une pareille société, comme partout où la morale est sans puissance, les convoitises se montrent sans frein, les intérêts s'entrechoquent, les passions se font la guerre ! Alors que de trouble dans les consciences, que d'irritation dans les esprits, que de haine dans les cœurs !

Ces sortes de gouvernements sont comme les épidémies, ils font d'autant plus de victimes dans le peuple, qu'il est plus ignorant, plus faible et plus nécessiteux. Dans cet état de choses, les mauvaises passions deviennent contagieuses, les têtes effervescentes semblent se multiplier, et réciproquement l'action de l'une amène la réaction de l'autre. On conçoit combien les fonctions vitales sont exposées à être brouillées, dérangées, perverties : que de mal il en résulte pour la santé !

Pour se faire une idée du mal qu'un long despotisme peut faire aux nations, voyez ce qui existe en Orient ; comme les hommes sont abrutis, livrés aux préjugés, à l'égoïsme et aux vices publics ! Là il ne règne guère qu'un sentiment, celui de la crainte, ce sentiment qui énerve, affaisse les forces physiques, porte à la bassesse et à l'hypocrisie.

Il y a un autre genre de despotisme, qui flatte les peuples, parce qu'il leur donne de l'éclat, de la naissance et ce qu'on appelle de la gloire ; c'est le gouvernement militaire. Celui-ci, en enlevant au pays, pour les sacrifier à la guerre, les hommes les plus forts et les mieux faits, n'y laisse plus pour tiges de reproduction que les faibles, les infirmes, fait dégénérer bientôt l'espèce; en détournant une foule d'hommes capables d'une spécialité productive, il nuit aux sciences, aux arts, à l'industrie, à la richesse publique, prive la nation de tous les avantages qui en découlent.

Si la civilisation n'en recule pas, elle en est au moins suspendue, arrêtée. Ce n'est pas tout ; l'esprit guerrier s'enracinant dans le pays, tend à changer les mœurs ; les caractères deviennent durs, pour ne pas dire féroces, les mœurs tombent en dissolution, et les maladies qui en résultent altèrent pour long-temps la santé des contemporains et de leur postérité. Voilà comme le mal présent devient celui de l'avenir.

Nous n'en sommes plus au temps où les guerres servaient à la propagation des découvertes, à la transmigration des grandes pensées, et au croisement des races du Nord avec celles du Midi ; résultats avantageux, que nous ne contestons point, et qui ont pu avoir leur utilité, mais qu'aujourd'hui nous pouvons obtenir d'une manière pacifique et plus morale, par la typographie ou la presse, le commerce, les voyages industriels et scientifiques.

Si c'est un gouvernement théocratique qui s'impose aux

peuples, le pouvoir se trouve alors concentré dans un seul corps, qui a des intérêts distincts de celui de la nation. Ce pouvoir est d'autant plus puissant et plus à redouter, qu'il est sans contre-poids, que sa source en paraît plus sacrée et qu'il ne s'exerce en apparence que sur les consciences ; il tend à rabaisser, à humilier tous les intérêts temporels, toutes les affections, à sacrifier la vie positive à la vie mystique ou contemplative ; il opprime la terre au nom du ciel, et l'équilibre entre les diverses facultés de l'homme est bientôt détruit au détriment de la santé : voilà comme le bien peut devenir l'origine du mal.

Nous ne passerons pas en revue toutes les autres formes de gouvernement, nous nous bornerons à dire que tous ceux qui sont opposés à la fraternité évangélique, qui doit tôt ou tard unir en un faisceau tous les hommes, toutes les nations de la terre ; tous ceux qui ne favorisent pas cet esprit d'égalité, qui est un des premiers besoins de l'homme moral et civilisé, de tout être de notre espèce qui est arrivé à la conscience de sa dignité (*Voy.* notre *Traité des droits et des devoirs*), marchent contre leur but et manquent à leur premier devoir. Ils exposent par là les hommes doux et patients à se voir, se sentir outragés par les prétentions de la vanité et les préjugés de l'orgueil, sorte d'oppression qui, pour être exercée et endurée sans bruit et sans combat, n'en est pas moins révoltante aux yeux de la raison, dégradante pour des hommes de cœur qui s'estiment. Ces blessures incessantes de l'amour-propre, ces flétrissures de la dignité humaine divisent, brouillent les hommes, et s'opposent à leur bonheur, et par conséquent elles sont contraires à leur santé : c'est à ce titre qu'elles sont du ressort de l'hygiène.

Ajoutons que toute suprématie, toute espèce de supériorité non fondée sur le mérite et sur des droits réels, indisposent toujours ceux sur qui elles exercent leur empire, et qu'elles les excitent à réagir hostilement quand l'occasion s'en présente. C'est là ce qui prépare pour l'avenir ces affreuses vengeances dont nous avons vu de si tristes exemples, et qui rendent les révolutions si redoutables. Oui, là où la liberté, l'égalité et l'ordre ne règnent pas, l'harmonie est impossible. C'est la servitude et la jalousie d'un côté, l'orgueil et le despotisme de l'autre. L'anxiété est un état de guerre, et la guerre est la destruction de la santé.

L'hygiène donne son approbation à tout gouvernement, quelle que soit sa forme, s'il s'appuie sur des principes de justice et de bienveillance, s'il sait avec équité répartir les charges et les bienfaits de la société sur tous, assurer les droits de chacun; s'il n'oublie pas que c'est un devoir pour lui de favoriser tous les travaux utiles, de répandre les lumières, de propager les bonnes habitudes, de faire naitre tous les nobles sentiments, tant par l'instruction et l'éducation, que par les récompenses et les bons exemples, d'assurer par l'emploi des mesures convenables les droits hygiéniques des masses, de détruire la mendicité, de prévenir les crimes, d'empêcher leur retour par un bon régime pénitentiaire. Ce gouvernement est proclamé parfait par l'hygiène, puisqu'il conserve la santé des hommes.

RÉSUMÉ.

Tout bon gouvernement doit respecter les droits qui dérivent des quatre modes d'existence. Ces droits sont aussi nombreux que les besoins ; il doit du travail, des eaux et des aliments, pour empêcher la faim ; il doit veiller à la salubrité de l'air (point de cimetières dans les villes, pas de marais, d'égouts et de métiers mal sains), donner des professions gratuites à tous ceux qui ne peuvent s'en procurer par eux-mêmes. Après les garanties de sécurité de propriété et de santé, il doit aussi toutes celles qui peuvent assurer la jouissance des droits de la vie affective :

Comme { Association,
Éducation,
Correction pénale.

Plus, ceux qui appartiennent à la vie intellectuelle :

Comme
{
Instruction,
Jouissances civilisatrices,
Beaux-arts,
Monuments,
Bibliothèque pour et à la portée de tous,
Liberté de professer, d'imprimer,
}

Discussion par :
{
La parole,
La presse,
La gravure,
La lithographie,
La calcographie.
}

Pour la vie générative :
{
Favoriser le mariage,
Défendre le divorce.
}

CHAPITRE XIII.

Croyances religieuses.

Pour enchaîner la conscience des membres d'une société, il n'y a pas de lien plus fort que celui qui résulte d'une même croyance religieuse, d'une foi commune dans les vérités morales qui en dérivent. Plus la croyance sur laquelle ce lien s'appuie est considérée comme sacrée, plus ce lien est puissant sur la volonté des hommes qui partagent cette même croyance.

Tous les peuples de la terre éprouvent, à des degrés plus ou moins épurés, les sentiments religieux. Tous ont besoin de croire à une cause suprême, de l'admirer, de l'aimer, d'espérer en elle. Ces besoins tiennent à leur vie affective, à ce mode particulier de vitalité qui fait rechercher ces émotions touchantes et mélancoliques, qui rend accessible aux sentiments de crainte, de respect, de confiance et d'espérance. (Voyez l'article *Vie affective*).

Ces besoins sont sentis avant d'être raisonnés ; ils peuvent être long-temps dans l'instinct, avant de passer dans la conviction.

Les religions se sont établies pour servir d'aliment à ces besoins; elles seules peuvent leur donner satisfaction. Les sentiments religieux peuvent bien, à certaines époques et chez quelques nations, être affaiblis, mais non détruits, par la raison qu'ils sont un résultat de l'organisation de l'homme, qu'ils tiennent à l'un de ses modes de vitalité et de sensibilité ; ils sont indestructibles, ils sont la base solide sur laquelle se sont appuyés toutes les théogonies, tous les systèmes religieux. C'est pour cela encore que tout ce qu'il y a de fondamental dans une religion résiste à toutes les attaques du scepticisme et de l'incrédulité, comme à toutes les révolutions des empires.

L'on a fait du mot religion, qui signifie relier, attacher, une application générale très-juste, en l'employant quelquefois pour exprimer la foi qu'on a aux grands principes, l'hommage qu'on rend aux vertus du premier ordre, et plus souvent pour annoncer le respect qu'on professe pour la divinité, et pour caractériser l'hommage qu'on lui rend, etc. Mais cette désignation générique s'est spécialisée, elle s'applique à toutes les espèces de cultes connus et pratiqués : indou, hébraïque, chrétien, mahométan, etc. Mais si l'on veut que le mot religion ne représente à l'esprit que des idées sublimes et morales, il doit plus particulièrement se donner à cette doctrine évangélique, qui est venue se poser comme frein à l'égoïsme de l'homme, comme règle à ses penchants, et comme autorité à sa débile raison.

Jugeant ici la doctrine de Jésus, seulement sous le rapport terrestre, et la considérant telle que les Évangiles nous l'enseignent, non en théologien, mais en philantrope, nous n'hésitons pas à déclarer qu'elle nous parait être le meilleur code de sociabilité et d'hygiène qu'on ait pu donner aux hommes.

En effet, cette religion, dont tous les préceptes semblent être inspirés pour faire notre bonheur dans ce monde, ayant prévu qu'il n'y en a pas de possible pour aucune société humaine sans la paix du cœur, sans l'union des volontés, sans la communauté des affections et la fusion des intérêts, a prescrit à tous les humains, dans l'intérêt de chacun, d'aimer leurs

semblables, d'oublier leurs injures, de se pardonner leurs of-
fenses ; elle leur a fait un devoir de résister à l'orgueil et à la
colère, et de se montrer humbles et doux ; elle a voulu que
l'esprit de bienveillance se manifestât dans tous leurs actes,
comme la pureté, la bonté dans toutes les intentions. Enfin,
elle a proclamé, au nom de la sagesse divine, comme loi suprême de leur conduite, la *fraternité* et la *charité*, lois sociales au premier degré, dont les germes sont déposés dans tous
les cœurs, et qui, bien comprises et bien appliquées, réuniront
un jour toutes les races humaines en une seule et même famille.
L'on conçoit qu'une doctrine pareille doit être, comme le sens
étymologique l'indique, un lien propre à réunir ceux qui sont
élevés dès leur enfance dans sa croyance, et un lien d'autant
plus solide, qu'il sert à développer les sympathies morales les
plus attrayantes, et qu'il s'attache, pour les maîtriser, à la
conscience, c'est-à-dire à ce qu'il y a de plus capable de diriger
la volonté des hommes. L'hygiène, comme la morale, doit
donc respecter ce lien, c'est pour elle un appui et un auxiliaire
du premier ordre.

Nous ne sommes plus au temps où l'autorité des sentiments religieux était méconnue, et pour ainsi dire méprisée.
L'expérience a fait reconnaître que celui qui pourrait se soustraire complètement à leur influence ne serait pas heureux ;
il serait trop exposé à subir les exigences de ses désirs déréglés, à être le jouet des passions, que l'état fort imparfait de
notre société tend sans cesse à pousser au-delà de leurs limites
naturelles. Oui, le lien religieux manquant, il risquerait de
n'être lié, retenu, par aucun frein ; car la raison, sur laquelle
des philosophes, qui ont mal connu la nature humaine,
comptent beaucoup pour nous diriger, nous faire résister aux
inclinations dangereuses, est une faculté d'acquisition, qui,
chez la grande majorité des individus, se développe peu, ou
fort tard, qui, chez d'autres, s'éteint de bonne heure, et,
chez presque tous, et dans le plus grand nombre des cas, est
une trop faible puissance pour lutter avec avantage contre les
impulsions d'un instinct déréglé, et résister avec succès à cette

multiplicité de séductions dont nous sommes assiégés pendant tout le cours de notre vie.

Il faut donc quelque chose qui supplée à cette faculté chez ceux où elle n'a pu se développer, qui la soutienne, la fortifie chez d'autres où elle se montre trop faible, et qui la remplace chez tous ceux qui l'ont perdue par maladie ou par l'âge. Eh bien ! ce quelque chose qui doit servir de frein et de règle aux déterminations humaines, c'est une croyance morale et religieuse, accessible à tous, parce que tous ont reçu en naissant la faculté de croire, et la conservent jusqu'au tombeau, croyance, par conséquent, que la maladie ne peut affaiblir, et que l'âge ne détruit point. C'est donc, en d'autres termes, à une religion, mais à une religion amie de l'homme, et protectrice de la santé et de la moralité, qu'il appartient d'être l'appui, l'auxiliaire, ou le suppléant de la raison. Nous demanderons aux esprits les plus prévenus si une religion comme celle du Christ, qui prêche la patience, la modération, la justice, la tempérance, qui veut que tous les hommes vivent en frères, et qui leur défend la haine et tout ce qui tourmente et use le plus leur vie, n'est pas d'une haute importance hygiénique : et pour le jeune homme qui ne peut encore raisonner les actes de son existence, et en calculer les conséquences ; et pour le vieillard qui, par l'effet de l'âge, a cessé de pouvoir raisonner les siens, mais qui n'en conserve pas moins la faculté de croire ; et pour l'adulte même, dont l'énergie des appétits impose trop souvent silence à la raison ; et pour la femme, chez qui cette faculté est dominée par la vivacité des sentiments et l'excès des affections? Certainement l'on ne peut, sans se déclarer absurde ou immoral, répondre non. Eh bien ! nous en tirerons cette conséquence, que la foi religieuse et morale doit être inculquée à tous, sans distinction, parce que le bien-être de tous y est intéressé.

On a dit de la religion chrétienne qu'elle était la philosophie du peuple. Oui, car elle fait son éducation. Elle est le principe de ses vertus, la sanction de ses devoirs, et souvent la seule consolation de ses malheurs ; ses préceptes sont la plus sublime application des lois de l'hygiène, et toutes ses prescriptions n'ont-elles pas pour but de prévenir la misère et de soulager les douleurs ? Relativement à la vie de nutrition et d'assimilation, voyez quelle sollicitude elle montre pour que les besoins dépendant de ce mode d'existence ne restent pas en souffrance. Les indigents sont proclamés ses protégés, ce sont les enfants de sa prédilection ; aussi la charité est-elle mise au rang des premières vertus ; c'est pour les malheureux et les souffrants que Jésus a dit : « J'ai eu faim, et vous m'avez donné à manger ; j'ai eu soif, et vous m'avez donné à boire ; j'ai eu besoin de logement, et vous m'avez logé ; j'ai été nu, et vous m'avez revêtu ; j'ai été malade, et vous m'avez visité ; j'étais en prison, et vous m'êtes venu voir ».

L'on peut donc dire, car nous devons la vérité à tout le monde, qu'ils entendent mal la religion, ces ministres qui prêchent l'abstinence à ceux qui manquent du nécessaire, le maigre aux ouvriers , aux hommes de peine, auxquels les aliments gras sont indispensables pour empêcher l'épuisement de leur santé, les jeûnes, les mortifications, à tous ces hommes privés de fortune et de plaisirs, dont les forces ont sans cesse besoin d'être soutenues, restaurées, et qui n'ont d'autres jouissances que celles qui résultent de leurs modestes repas ; c'est aux riches , c'est aux grands de la terre , dont les passions sont dans un état de fermentation et de violence , aux voluptueux oisifs, que les privations, les abstinences et les mortifications, sont nécessaires.

Comme les croyances religieuses sont particulièrement du domaine de la vie affective , c'est aussi sur elle qu'elles ont plus d'action. Une fois le sentiment religieux bien identifié avec la sensibilité, il devient puissant et indestructible ; à cet état, il exerce une grande influence sur toute l'existence, il remplit le cœur, pour nous servir d'un mot consacré, de confiance , d'amour et d'espérance ; quand il est maintenu dans de justes limites, il idéalise les sensations les plus matérielles, transporte l'imagination au-delà des bornes de la vie présente, et , par les plus séduisantes promesses d'avenir , il charme, il enchante le présent ; poussé trop loin, il conduit, chez les âmes tendres, au mysticisme, à la superstition ; si on le développe outre mesure, et qu'en même temps on néglige la culture de l'esprit, en particulier celle du jugement, l'on arrive à la monomanie religieuse, qui, chez les caractères violents, pousse au fanatisme et à tous les délires d'une haine intolérante : c'est à ce genre de fanatisme qu'on doit les bûchers, l'inquisition, la Saint-Barthélemy, et tant d'autres massacres exécutés au nom d'une religion d'indulgence, de paix et d'amour.

Sur la vie de l'intellect, la religion exerce beaucoup moins d'empire que sur la précédente. Qu'on n'en tire pas la conséquence qu'il y a antipathie, ou opposition nécessaire, entre l'une et l'autre, non; mais la religion est comme la poésie, on la sent, on la goûte, plutôt qu'on ne la raisonne. Quand donc on laisse affaiblir en soi le mode particulier de sensibilité en vertu duquel l'on est apte à éprouver les sentiments religieux, et qu'en même temps on exalte les facultés rationnelles, au point de subjuguer toutes les autres, on devient un froid raisonneur, toujours disposé à n'admettre aucune vérité de sentiment, à repousser toutes les impressions qui ne peuvent se traduire en syllogisme.

Cependant, si l'on mêlait à la religion des choses qui ne fussent pas dignes d'elle, qui ne pussent supporter l'épreuve du jugement, il y aurait doute chez un grand nombre, et chez d'autres incrédulité; car, quelque grande que soit la faculté de croire, elle ne résiste pas toujours à un examen fait de conscience. Et qu'on n'en veuille pas à ceux qui perdent la faculté de croire; Dieu leur a donné la raison, c'est pour s'en servir, pour faire un choix entre toutes les religions ; mais quand on a cultivé et ses facultés affectives et celle de l'intelligence dans une proportion et dans une harmonie convenables, alors les croyances religieuses, après les premiers moments d'examen, se mettent en concordance avec les facultés rationnelles, et même elles finissent par se servir mutuellement d'appui et de soutien. N'est-ce pas en effet à la religion que beaucoup de personnes doivent le service de ne plus éprouver l'une des plus grandes perplexités qui puisse affliger la vie intellectuelle, le doute ? En fixant notre croyance sur les points les plus importants qui puissent occuper l'esprit humain, en nous faisant reconnaître dans tous les rouages de l'univers un ordre admirable, des vues providentielles d'une portée que nous ne pouvons sans doute toujours comprendre, mais que nous sommes forcés d'admirer comme effets d'une cause toute-puissante et intelligente, en nous faisant admettre comme une nécessité de nous y soumettre, elle fait par là cesser en nous d'une part une incertitude tourmentante, et de l'autre elle nous conduit à cette résignation respectueuse qui établit le calme dans notre esprit, et la paix dans notre âme ; cette situation sans doute ne peut qu'être favorable à notre santé.

Si enfin nous considérons la religion dans les influences qu'elle exerce sur notre quatrième mode d'existence, nous reconnaîtrons encore les grands services qu'elle peut nous rendre sous ce rapport ; par exemple, quelle surveillance ne veut-elle pas qu'on exerce sur les jeunes gens pour les préserver de ces vices honteux qui ruinent, non-seulement leur propre constitution, mais aussi qui attaquent dans les germes celle de leur postérité ? N'est-ce pas à elle qu'on doit l'abolition de la polygamie, si contraire à l'égalité, à la bonne harmonie qui doit régner entre les deux sexes, si défavorable à la population et si nuisible à la santé ? Quelle est la puissance morale autre que celle de la religion qui pourrait suppléer à l'impuissance de la raison pour réfréner le plus fougueux de tous les appétits, celui qui fait le plus de victimes dans les deux âges extrêmes de la vie ? Après avoir voulu conserver les forces physiques et la pureté morale pour que la vie générative remplisse convenablement son but et apporte à l'espèce humaine sa part de bonheur, après avoir encouragé et béni les mariages qu'elle met sous la sauve-garde du devoir, et sous la foi des serments, nous voyons ensuite la religion exercer sa tendre sollicitude en faveur des enfants. On lui reproche d'avoir conseillé et établi le célibat des prêtres et des ordres religieux. Ce reproche n'est pas fondé ; il ne faut pas confondre la discipline religieuse avec la religion : la discipline est accessoire à la religion , et variable comme la volonté de ceux qui l'établissent.

Enfin , pour la vie sociale , comme pour la vie individuelle , elle se montre toujours amie des hommes , et soigneuse de leurs intérêts les plus chers , et si l'on était bien imbu de ses principes , bien soumis à ses préceptes , il n'y aurait plus entre les hommes de misères possibles , de guerres sérieuses à craindre , et de tyrans à redouter. Pourquoi faut-il que cette religion ait été si souvent mal enseignée , mal comprise et mal appliquée ? Pourquoi , à plus d'une époque célèbre , a-t-on vu une partie de ses ministres s'allier avec les puissants et les privilégiés de la terre pour opprimer les peuples ? Cependant la mission du Christ a eu pour but de relever sa dignité et sa liberté méconnues ; il est né au sein de la classe du peuple ; il a vécu et il est mort pour le peuple.

Pour que les prêtres fassent tout le bien dont leur ministère les rend capables , il faut qu'ils apprennent à mieux connaitre l'homme au physique et au moral , le milieu social où il vit , qu'ils s'identifient avec ses intérêts , qu'ils supportent leur part de ses charges , partagent ses devoirs , jouissent de ses droits , et soient enfin citoyens du pays qu'ils habitent. Avant tout cela , il faut qu'ils recouvrent leur liberté , qu'ils échappent légalement au joug d'une discipline qui n'est plus de notre siècle , dont les effets nécessaires sont de rétrécir le cercle de leur existence , de s'opposer au développement des plus touchantes sympathies du cœur , de les mutiler dans leurs affections les plus chères et les plus intimes , de les faire vivre enfin dans un état violent de contrainte, aussi contraire à leur santé , qu'au véritable but de la nature.

Terminons cet article par les corollaires suivants.

Les croyances religieuses modifient puissamment toutes les fonctions de l'être humain , tant en santé qu'en maladie ; quand ces croyances sont fortement enracinées elles tendent à affaiblir les penchants de la vie physique , à donner aux affections une couleur poétique , quelque chose de sentimental , une teinte mélancolique.

Elles maîtrisent l'intelligence, la dirigent dans leur sens, et donnent à la volonté un surcroît d'énergie qui peut pousser aux sacrifices, et même donner lieu aux actes d'un dévoûment surhumain. Portées à quelques degrés de plus, elles affaiblissent les fonctions de la vie nutritive, exaltent et pervertissent celles de la vie du sentiment et de l'esprit, jettent dans la mysticité ou le fanatisme, suivant le caractère tendre ou violent des personnes qui en éprouvent l'influence, déterminent des hallucinations, des extases, la monomanie religieuse !

Les moyens de prévenir ces funestes résultats sont, la culture des sciences exactes, la lecture des ouvrages bien raisonnés, la direction prudente d'un prêtre éclairé ; tout ce qui peut donner une autre direction aux idées et aux sentiments convient, comme les voyages, le mariage, etc.

Maintenues dans des limites raisonnables, dégagées de tout alliage impur, et se résumant en vérités d'une morale pure, les croyances religieuses sont alors un contre-poids contre les entrainements dangereux, un modérateur des passions, un guide pour la conscience, et de plus, une garantie pour la probité et la santé.

CHAPITRE XIV.

De l'éducation et de l'instruction primaires et secondaires.

Pour mettre plus de clarté dans cet article, nous le diviserons en deux parties : dans la première, nous nous occuperons de l'éducation et de l'instruction primaires, et dans la seconde, de l'éducation et de l'instruction secondaires.

PREMIÈRE SECTION.

De l'éducation primaire.

Nous entendons par éducation primaire, l'ensemble des moyens propres à développer dans de justes proportions la vie

affective de l'enfance. Exposons quelques considérations générales applicables à tout mode d'enseignement, soit individuel, simultané ou mutuel. Beaucoup de systèmes d'éducation ont été rejetés par la difficulté de les mettre en pratique,
ou parce qu'ils changent tellement les idées reçues, que leur
application n'est pas facile : tel est celui de Rousseau, qui
se rapporte plus particulièrement à l'enseignement individuel, et qui comme tel est l'ouvrage le plus beau et le plus
complet que nous possédions. Il est presque inutile de dire
que le local doit être vaste, construit dans un emplacement
séparé des autres maisons. Il est nécessaire que les classes
soient élevées de quelques pieds au-dessus du sol, qu'une
cave soit creusée dessous pour les rendre moins humides, et
qu'elles soient planchéiées; que les croisées soient, autant
que possible, à l'est et au midi; qu'elles soient hautes et
qu'elles descendent presque au niveau du plancher, pour laisser pénétrer plus de lumière et remplacer facilement l'air qui
se vicie promptement dans les grandes réunions, ce qui ne
permet pas à beaucoup d'enfants délicats de suivre les écoles; que le lieu des récréations soit tel que les parents restent
sans inquiétude sur les exercices qu'y prendront les enfants;
si c'est une terrasse, il convient qu'elle soit dallée, celles qui
sont recouvertes de plomb ou de zinc offrent des rebords qui
arrêtent les pieds et occasionent des chutes qui peuvent être
graves. Les jardins devront avoir des arbres pour empêcher
les rayons solaires de frapper directement sur la tête, insolation qui nous semble une cause plus propre à produire l'encéphalite que l'excès du travail; ils devront aussi être recouverts
de quelques pouces de sable, afin d'ôter l'humidité, nuisible
à tous les enfants, mais particulièrement à ceux qui ont la
poitrine faible.

La surveillance doit être plus active pendant les heures de
récréation ; c'est au milieu de ces jeux bruyants, de ces mouvements en tous sens, que les élèves, abandonnés à eux-mêmes, font éclater ces rivalités qu'ils avaient comprimées pendant l'étude, et se livrent à la violence de leur caractère. Le

travail de l'esprit ne doit pas être poussé jusqu'à la fatigue, il faut l'interrompre par des exercices corporels, d'autant plus rapprochés que l'élève est plus jeune. (Voyez notre article *Gymnastique*.)

L'enfant est une cire molle qui reçoit toutes les impressions qu'on veut lui communiquer; c'est l'être le plus capable de subir l'influence des modifications qui agissent sur lui; ses facultés sont à l'état naissant, disposées à tout admettre, l'erreur comme la vérité; à tout faire, le bien comme le mal. Il est donc de la plus haute importance de diriger sagement ses facultés, de ne déposer sur cette table rase que des semences qui, par une bonne culture, produiront un jour les fruits les plus doux. Le maître vertueux qui sait s'emparer de l'esprit de ses élèves, qui les dirige dans le sentier de la vie de manière à leur montrer de loin ce que la société attend d'eux quand ils seront hommes, mérite la reconnaissance des parents, auxquels il rend un fils meilleur qu'il ne l'avait reçu.

C'est ici qu'il importe de relever la dignité de l'instituteur primaire. Il a consacré sa vie à l'état le plus fatigant qu'il soit donné à l'homme de suivre. Une considération, peut-être, pouvait le soutenir dans ses pénibles travaux, celle d'être utile à l'enfance, l'espoir d'avoir mérité un peu de reconnaissance. Quelle erreur était la sienne! Il ne savait pas que, moyennant une faible rétribution, vous aviez acheté le droit de le traiter comme un mercenaire, trop heureux d'avoir eu à développer l'intelligence, rompre le caractère impérieux d'un fils que vous avez rendu indocile, irrespectueux par vos remarques peu bienveillantes sur son compte. Vous ne vous apercevez pas que, manquant à l'estime que vous lui devez, vous autorisez à lui manquer de respect, par conséquent du désir de lui plaire par l'application, vous entravez tous progrès, vous vous exposez à ce que votre fils n'ait plus pour vous les sentiments qu'il vous doit; et si le maître, poussé à bout par ses mutineries, son insolence, lui impose une punition sévère, vous vous écriez que le professeur doit être l'ami et non le bourreau de l'enfance! C'est vrai : commencez à exiger pour vous et pour lui le respect et l'obéissance, et *la punition sera irrévocablement abolie.*

Il y a plus : nous ne vivons pas à Lacédémone, et la vieillesse n'a pas son Lycurgue pour lui faire rendre les honneurs qui lui sont dus. Lorsque le maître commence à vieillir, il doit songer à se retirer ; ses cheveux blancs excitent le rire et les plaisanteries de ses élèves : la moquerie devient épidémique, l'insubordination la suit ; ne pouvant plus ressaisir l'autorité que votre faiblesse et son âge avancé lui ont enlevée, il faut renoncer à une carrière dans laquelle il a passé ses plus belles années. Mais qui se souvient des services qu'il a rendus? Qui songe à lui assurer pour ses vieux jours un revenu capable de lui faire oublier les peines qu'il s'est données? Le gouvernement, qui fait des lois sur l'instruction primaire, a-t-il pensé à distraire de son énorme budget une petite part pour lui faire une pension? Il semble qu'il la mérite à plus juste titre que beaucoup de gens qu'on paie dans les ministères pour ne rien faire ; car là encore ce sont les travailleurs qui ne sont pas rétribués. Les instituteurs n'ont-ils pas mérité cette rémunération pour les lumières qu'ils ont répandues? Qu'on n'objecte pas que, dans Paris, c'est une spéculation que font les instituteurs privés ; c'est là le mal : il faudrait qu'on leur donnât tant par an, qu'ils fussent obligés de rendre le produit annuel de leur établissement ; ce produit, dépassant sans doute le traitement qu'on leur ferait, permettrait d'en placer l'excédant pour leur assurer une retraite honorable ; et si le gouvernement y ajoutait du sien, ce serait de l'argent bien placé ; cela vaudrait bien les dotations et les apanages. Nous avons vu un grand nombre d'hommes respectables réduits à mendier un morceau de pain ; il est peut-être arrivé que vousmêmes, à qui ils avaient donné dix ans plus tôt les premières connaissances, vous leur ayez refusé le secours que le besoin les forçait à vous demander.

L'instituteur a droit à votre estime ; si vous ne lui en donnez des preuves en présence de vos enfants, si dans votre faiblesse vous écoutez leurs insinuations contre lui, souvenez-vous qu'il n'y a plus d'instruction possible, vous annihilez ses efforts. Nous ne craignons pas de le dire, *la réforme de l'enseignement doit commencer par les parents*. Nous parlons ici des qualités affectives, c'est sur elles que repose tout bon système d'éducation ; les facultés intellectuelles, toutes nobles, toutes relevées qu'elles sont, ne sont utiles et ne peuvent servir au bonheur des hommes, qu'autant qu'elles sont dirigées par les premières : avant d'être savant il faut être bon.

Si nous pesions ici la valeur du professeur élémentaire et du professeur de collége, nous ferions pencher la balance en faveur du premier, 1° parce que l'instruction qu'il donne est la plus générale, la plus utile, et la base de toutes les autres ; 2° parce qu'elle est la plus difficile, en ce sens qu'il doit se faire comprendre d'un âge où l'intelligence est bornée; 3° parce qu'elle demande plus de patience et de soins, qu'elle n'est qu'un enchaînement de répétitions monotones ; 4° enfin, parce que cet état n'est pas en grand honneur. Il est beau, sans doute, de faire retentir une chaire de rhétorique des langues harmonieuses de Démosthènes et de Cicéron, mais la vanité satisfaite d'avoir brillé devant des intelligences capables d'apprécier le savoir porte sa récompense ; une période bien cadencée est suivie de plusieurs autres, non dans le but d'instruire l'élève, mais pour le plaisir de s'entendre, car la voix humaine, et surtout la nôtre, est la musique la plus mélodieuse à notre oreille. Voyez l'instituteur qui répète pour la centième fois l'accord de l'adjectif avec le substantif, et qui voit l'élève mettre l'un au singulier et l'autre au pluriel ! en vérité l'explication est trop peu poétique et le résultat trop peu flatteur, pour goûter cette douce satisfaction de l'amour-propre.

Après ces considérations sur les maîtres et les parents, sur la nécessité pour ceux-ci d'approuver ceux-là dans tout ce qu'ils font dans l'intérêt des enfants, consultons l'expérience sur les moyens d'arriver à des résultats favorables, c'est-à-dire à un système d'éducation applicable à nos établissements tels qu'ils sont aujourd'hui. Les méthodistes modernes n'ont eu généralement pour but que les facultés intellectuelles ; nous n'aurions pas à nous en occuper ici, si M. Jacotot, prenant pour épigraphe de son livre : *l'égalité primitive des intelligences*, n'avait annoncé que l'instruction était tout, que les aptitudes n'étaient rien, qu'en conséquence tous les hommes pouvaient devenir des génies, selon le développement que sa méthode pouvait donner à leurs facultés primitivement égales. C'est une erreur qui découle naturellement d'un principe physiologique faux, avancé par Helvétius. Le gallisme, en ramenant à l'étude de l'organisation, condition matérielle de toutes manifestations psychologiques, a prouvé qu'elle était variable selon les individus, qu'ils avaient chacun à des degrés différents telles ou telles aptitudes pour tel art, telle science, que les uns, quoi qu'ils fassent, y resteraient dans une obscure médiocrité, que les autres y brilleraient de tout l'éclat du génie. Mais une chose qu'on n'a pas assez louée dans cette méthode, c'est le côté moral. En effet, elle rejette *l'émulation*, ce puissant levier, à l'aide duquel on prétend franchir les difficultés, et qui n'est en réalité qu'une source d'orgueil, de jalousie, et le germe des mauvaises passions que l'homme apporte dans les relations sociales. Dans l'enseignement universel on ne dit jamais *ceci est bien, cela est mal.* Il est certain qu'en prodiguant les éloges à un élève on lui donne la conscience de sa force, de sa supériorité, et par suite une vanité d'autant plus ridicule, que les maîtres usent trop souvent de ce moyen, et louent ce qui n'en vaut pas la peine. Nous avons remarqué que les enfants qui faisaient de leur mieux pour obtenir une mention honorable, une décoration, devenaient vaniteux, dissipés, quand ils les avaient obtenues. Nous conseillerons aux maîtres qui attachent une grande importance aux marques distinctives, de ne les donner que rarement ; en les prodiguant, elles perdent de leur prix. Admettons que vos louanges engagent à redoubler de zèle pour en mériter de nouvelles ; mais à côté il y a une intelligence paresseuse, qui ne comprend pas vos démonstrations ; vous

lui adressez des reproches, vous l'humiliez, vous lui donnez la preuve de son incapacité, en lui parlant des progrès
de son voisin, vous excitez une jalousie qui se traduira bientôt
en provocations, en coups même quand ils ne seront plus
sous vos yeux, vous faites donc naître dans cette âme vierge
le germe d'une passion qui peut avoir sur sa santé des résultats funestes, et qui plus tard, n'en doutez pas, l'isolera au
milieu de la grande famille humaine, en le rendant égoïste
et haineux. Sous ce rapport l'enseignement universel rendrait
des services immenses s'il était généralement suivi; il ne réaliserait pas sans doute l'émancipation intellectuelle du monde,
mais c'est l'œuvre d'un génie philantrope. L'exagération est
commune à tous les systèmes; c'est même une des conditions
d'existence des systématiques, à laquelle nous devons le bien
de leur méthode, car pour atteindre le but il faut le dépasser.

Il arrive à l'enseignement universel ce qui est arrivé à la
doctrine physiologique, quand son savant auteur eut imprimé à la médecine et à la thérapeutique ce mouvement rationnel qui leur a fait faire tant de progrès; des clameurs
se sont élevées de toutes parts, et les médecins qui crièrent
le plus fort contre l'irritation comme cause des maladies, fu-
rent ceux qui employèrent le plus dans la pratique la médication qui lui était opposée. Un autre grand avantage de
cette méthode, c'est de forcer l'élève à employer ses sens,
à voir par lui-même, à comparer, à réfléchir; c'est lui, en
quelque sorte, qui fait son éducation, le maître n'a qu'un
rôle passif; il ne se perd pas en explications fatigantes pour
lui, ennuyeuses pour l'enfant. Il ne débute pas par nos dé-
finitions métaphysiques, souvent répétées, mais jamais comprises, parce qu'elles sont au-dessus de la portée de l'intelligence de l'enfant. Peut-être ne sera-t-on plus étonné par ces
réponses d'emprunt qu'ils font en perroquets, mais on trouvera des faits bien compris et des déductions justes, parce
que l'élève ne dira que ce qu'il sait, qu'il ne saura que ce
qu'il a appris lui-même, c'est-à-dire avec les instruments
que la nature lui a donnés et non avec ceux du maître; il

développera ces mêmes instruments par l'exercice, il les rendra plus aptes à saisir d'autres rapports, tandis qu'ils resteront dans l'engourdissement pendant les longues dissertations, car, quelque brillantes qu'elles soient, elles ne fixeront jamais son attention.

Quels sont donc les moyens d'arriver à une bonne éducation morale, et par là à l'amélioration des hommes. Le sentiment du juste et de l'injuste est inné en nous, et le devoir, qui est l'accomplissement de cette loi intérieure, et la règle de nos actions et de nos volontés, est fondé sur cette innéité, il résulte de nos besoins, qui dérivent eux-mêmes de notre organisation. Les devoirs de l'enfant, comme ceux de l'homme, se rapportent à trois catégories : *Devoir religieux*, *devoir social* ou envers les autres, *devoir privé* ou envers nous-mêmes.

Nous ne pensons pas, avec l'auteur d'*Emile*, qu'on ne doive pas parler de Dieu avant l'âge de quatorze ans. Le sentiment de la divinité profondément gravé est la source de toute bonne éducation. Si vous donnez à l'enfant l'idée d'un Être-Suprême, juste, bon, créateur du monde pour le bonheur de l'humanité, vous faites naitre en lui le sentiment de la vénération ; du respect pour Dieu, il passera au respect pour les auteurs de ses jours et pour vous qui les représentez. Vous lui parlerez de la venue de Jésus-Christ, qui a dit : « Laissez les petits enfants venir à moi », apparaissant sur la terre, non pour telle ou telle croyance, telle ou telle secte, telle ou telle nation, mais pour l'humanité tout entière, appelant tous les hommes à la fraternité, ce que n'a jamais fait aucune religion, divinisant le dogme de l'amour universel, et scellant de son sang, au milieu des tortures, la sublimité de cette révélation. Offrez à ses yeux un tableau représentant le pharisien entrant dans le temple, la tête orgueilleusement levée, et rendant grâces à Dieu de ne pas ressembler au reste des hommes ; dans un coin, l'humble publicain, les yeux baissés, faisant l'aveu de ses fautes, et au milieu Jésus-Christ, abaissant celui qui s'élève et élevant celui qui s'abaisse.

Comme le ressentiment, la haine, sont des passions nuisibles et dangereuses, disposez l'enfance à l'oubli des injures, et pour cela encore représentez le Christ à son dernier soupir, prononçant d'une voix éteinte ces touchantes paroles : *Mon Père, pardonnez-leur, car ils ne savent ce qu'ils font.* Enseignez l'Evangile ; sa morale pure est applicable à toutes les situations de la vie. Inculquez-la donc à l'enfance jusqu'à ce que nous en possédions une meilleure, c'est-à-dire jusqu'au temps où la perfection de l'humanité sera telle qu'il y aura nécessité pour l'Être-Suprême de nous en révéler une autre.

La seconde catégorie du devoir résulte en grande partie de celle-ci : Il faut que le maître soit juste, qu'il ne se laisse influencer ni par les parents, ni par les élèves. Comme il a ses droits, il a aussi ses devoirs : pour s'attirer leur confiance et leur amitié, il doit donner de l'importance à tout ce qui les intéresse, leur accorder une certaine liberté, prendre part à leurs peines, leurs plaisirs ; il doit être le même pour tous. Ici le dogme de l'égalité se fait impérieusement sentir ; il repousse les préférences, les faveurs ; l'égalité dans l'enfance prouve qu'elle doit régner dans la société. S'il y a injustice, si la punition qu'on inflige n'est pas méritée, les enfants les plus jeunes éprouvent tous les mouvements de la colère ; ils crient, ils pleurent, ils réclament et réagissent par tous les moyens qui sont en leur pouvoir. Si le maître a un peu d'habitude, il jugera par l'effet du châtiment s'il a été mérité. C'est la même conscience qui, dans l'homme énergique, produit cette éloquence mâle, soulevant les masses contre l'arbitraire des gouvernements. Cette protestation est soutenue par quelques autres, et le maître commence à perdre de cette autorité qui commande l'obéissance passive. Si la justice est la première qualité du professeur, la fermeté en est la seconde : cette fermeté sera d'autant plus grande, que la faiblesse des mères et le caprice du petit bonhomme sont plus prononcés. Si ses droits sont bien établis, il ne doit jamais céder dans les choses en apparence peu importantes.

Les hommes qui ont été dans l'instruction ne peuvent sans rire entendre les lamentables déclamations de ces écrivains, sensibles sur le papier, qui se récrient sur la sévérité des punitions. Le règne de la férule est passé; c'est créer un ennemi pour le plaisir de le combattre. Mais on a compris dans la proscription les moyens répressifs qu'on doit conserver, comme retenues, pensums, privation de ce qui fait plaisir. Le *principiis obsta* est plus applicable en éducation qu'en médecine. Si vous punissez une bonne fois, vous détruisez le mal, et vous êtes dispensé de recommencer; si, au contraire, vous laissez passer inaperçue une faute, elle sera bientôt suivie d'une autre à laquelle vous opposerez la même indulgence; bientôt vous en aurez vingt à punir dans le même jour, et la sévérité qu'on vous reprochera alors aura pris naissance dans votre faiblesse primitive.

Les enfants élevés par des parents qui sentent le prix de l'éducation, obéissent toujours; mais s'ils ont entendu sortir de la bouche d'une mère des théories sur le pouvoir limité des maîtres, sur les effets des punitions sur la santé, ils s'exposeront cent fois à être punis pour savoir si on osera dépasser la mesure d'autorité accordée par leurs parents. Les enfants sont tellement imitateurs, que quand l'état est agité, que le peuple prend les armes pour défendre la sainteté de ses droits, l'élément populaire n'électrise pas seulement les adultes, mais il agite les plus petits enfants; leurs jeux sont à la guerre, ils se révoltent. Si donc, nouvel Alcibiade, votre élève se jette au devant de vous pour vous barrer le passage, imitez le cocher athénien, arrêtez-vous, soyez calme si vous pouvez, et si cela ne réussit pas, donnez un exemple, renvoyez ce petit mauvais sujet à ses parents, dont il vient de mettre en pratique les préceptes.

Surveillez attentivement leurs rapports entre eux, leurs actions, leurs démarches; qu'ils ne soient jamais seuls; défiez-vous de ceux qui recherchent la solitude, ils l'aiment pour s'y livrer en secret à de mauvaises habitudes, à des penchants funestes ; n'écoutez jamais leurs accusations contre leurs condisciples.

Leur commerce doit être doux et bienveillant. Il faut corriger cette susceptibilité de quelques-uns, qui ne peuvent rien souffrir des autres ; ce sont de petits égoïstes et de petits despotes qu'un camarade ne pourra heurter impunément, qu'il ne pourra même regarder sans s'exposer à une réaction violente ; plus tard ils deviendront ces duellistes de profession, qui, dans les lieux publics, dans les rues même, interprétant mal un regard qui n'était pas pour eux, provoquent brutalement un homme paisible qui les regardait sans les voir. Pour ramener ces petits querelleurs à des sentiments plus doux, il faut leur faire voir l'affection de leurs condisciples se retirer d'eux, leur peindre l'isolement dans lequel ils se trouveront, ou plutôt faire naître cet isolement en défendant qu'aucun service leur soit rendu, qu'aucune récréation leur soit commune, qu'aucun jeu leur soit permis. Comme les occasions où ils auront besoin des autres seront fréquentes, on leur fera pressentir que l'homme est né pour la vie sociale, que son organisation est telle qu'il ne peut en remplir convenablement les fonctions sans le secours de ses semblables, qu'il en a besoin à toutes les époques de la vie, qu'enfin, pris individuellement, il n'est qu'une fraction de l'humanité, qui n'arrivera au bonheur parfait que quand l'harmonie règnera entre toutes les unités qui la composent. Si enfin, confiant en sa force, le plaisir de nuire aux autres retardait l'effet de votre morale, laissez-lui rendre au centuple le mal qu'il voulait faire, et il goûtera mieux votre leçon.

Si la nature de cet article nous l'eût permis, nous aurions passé en revue les divers caractères, la prédominance de telle faculté, de tel penchant ; nous aurions parlé de l'enfant vaniteux du riche, qui marche la tête haute, évitant ses camarades, leur parlant à peine, admirant le brillant de ses habits, vantant déjà les équipages, les laquais de son père. Le maître a beau jeu ; la distinction des habits est chose futile dans une école; les exercices de l'esprit et du corps viennent bientôt; le petit orgueilleux ne brille pas, sa faiblesse, sa nullité se font remarquer; ses camarades, qu'il regardait à peine, ne le voient plus, occupés qu'ils sont, dans leurs exercices, de mériter l'attention du maître; il se mêle à eux, et il le fait de manière à exciter un rire général. Confus comme le corbeau de la fable, il se tient à l'écart. Si le maître, après l'avoir laissé quelque temps dévorer son humiliation, allait le prendre par la main et lui dire : Mon ami, vous avez de riches habits, un gland d'or à votre calotte.... tout cela est fort beau, sans doute; mais avez-vous remarqué ces petits impertinents, qui se sont permis de rire de vous? Avez-vous fait attention à ce petit tout en nage, dont la blouse est d'une grosse toile et le bonnet un peu déchiré, comme il joue aux barres, comme il vous a fait prisonnier en deux sauts? On l'a proclamé vainqueur au milieu des acclamations, et voyez comme il est simple et modeste sous ses lauriers! Si vous alliez lui parler; il m'a semblé qu'hier, à votre arrivée, vous l'évitiez comme quelque chose qui excitait votre dédain; mais il est bon, il aime ses camarades; peut-être daignera-t-il vous enrôler dans son armée, et si vous êtes prisonnier de guerre, il vous délivrera; mais ne vous avisez pas d'être fier avec lui, car il est autant au-dessus de vous par sa force, son esprit, sa modestie, que votre ceinture à boucle dorée est au-dessus de la sienne, qui me paraît en lambeaux.

C'est au maître habile à discerner la leçon convenable; qu'il ne perde pas de vue qu'il faut contrebalancer les sentiments les uns par les autres : si un penchant ou un organe prédomine, diminuez son activité par le développement d'un autre qui lui est opposé. Le but de toute éducation morale est d'étendre la bienveillance, la sensibilité des enfants. Il est inutile de mettre à contribution l'histoire grecque et romaine pour trouver des faits qui honorent l'humanité; laissons-la pour un âge plus avancé. Prenons des faits d'hier, d'aujourd'hui; inventons-en s'il le faut. C'est un de vos anciens élèves qui s'est privé des économies de la semaine pour assister un pauvre qui manquait de tout; c'en est un autre qui a partagé son déjeûner avec un pauvre malheureux qui avait faim. Multipliez les exemples de bienveillance, de charité ; excitez la pitié sur les maux d'autrui : si un condisciple se blesse, plaignez-le en arrière, et vous les verrez tous s'empresser de le secourir.

Connais-toi toi-même ; cette antique inscription, qui brillait à l'entrée du temple d'Apollon, est la base de la troisième catégorie des devoirs, le devoir privé. On ne peut, sans doute, espérer de l'enfant qu'il arrive à cette connaissance. C'est l'objet d'une philosophie morale qui n'est pas encore à sa portée ; il est pour l'homme, qui se renferme dans le sanctuaire de sa conscience, la source d'un combat continuel des bons penchants contre les mauvais ; s'il est accompagné d'une volonté ferme, il produit cette abnégation de nous-mêmes qui enfante les vertus les plus utiles au genre humain. Cependant, si on a eu soin de rendre facile l'observation des deux premiers devoirs, on arrivera à celui-ci. L'enfant, bien imbu du principe : faites aux autres ce que vous voudriez qu'on vous fît, ne fera que ce qu'il pensera leur être agréable, pour obtenir en retour une action du même genre. Il faut donc lui faire comprendre que s'il dépend des autres, les autres sont aussi dans sa dépendance, que la nature nous a soumis à cette loi de réciprocité, pour établir un lien d'autant plus durable, que nos besoins journaliers tendent à le resserrer ; qu'étant le plus bel œuvre de la création, il doit se respecter, s'élever à ses propres yeux, avoir la conscience de sa dignité, par conséquent ne rien faire qui puisse la ravaler, car ce serait aller contre les vues du créateur. Nous ne nous étendrons pas davantage sur ce mode de devoir. C'est au maître à faire naître dans le cœur de l'enfance le désir de tout ce qui est beau, de tout ce qui est bien ; à lui donner la conviction que son bonheur dépend d'elle. Qu'il n'oublie pas que sa conduite doit être la réalisation de ses préceptes, de manière que ses élèves puissent tacitement ajouter son nom à la liste des hommes vertueux qu'il proposera à leur admiration.   M.

DEUXIÈME SECTION.

Instruction primaire.

Nous sommes loin de ces temps d'heureuse mémoire, de ce poétique moyen-âge, si regretté de quelques-uns, où le féal seigneur déclarait ne savoir pas signer, en sa qualité de haut personnage. Aujourd'hui, cette orgueilleuse ignorance n'est plus un titre de noblesse, elle est devenue la honte du prolétaire, qui n'en fait pas l'aveu sans la rougeur au front. Et si l'on trouve encore tant de gens qui ne savent pas lire, la faute en est aux gouvernements qui, ayant été les premiers éclairés, et les premiers dans le cas d'apprécier les avantages de l'instruction, n'ont rien fait pour la propager, mais tout pour l'étouffer ; comme si la culture de l'intelligence rendait les hommes plus difficiles à gouverner, et la connaissance de leurs droits naturels était un obstacle à l'autorité légale.

Si les sciences, les lettres, révèlent au peuple sa dignité, ses droits, elles lui assignent aussi ses devoirs ; si elles le poussent à la révolte contre l'arbitraire, le despotisme, elles lui prescrivent l'obéissance pour un pouvoir consenti par lui ou ses représentants. Malheur aux grands de la terre, qui ne comprennent pas que c'est sur cette base que doit s'appuyer leur pouvoir ; qu'en négligeant de développer l'entendement, d'éclairer la raison des masses, ils les livrent à la merci du premier sophiste : une fois égarées, elles se livrent avec fureur aux impulsions de la vie instinctive, sans pouvoir les combattre par la vie intellectuelle, qui nous a été donnée pour lui servir de contre-poids ; que même éclairées par des hommes de bien, elles arrivent au but par des moyens barbares que réprouve l'humanité ! La grande révolution, juste dans son principe, puisqu'il s'agissait de tirer le peuple de l'esclavage qui pesait sur lui, et pour lequel Dieu ne l'a pas fait, a présenté des scènes d'une cruauté inouïe, qu'on n'aurait pas à déplorer, s'il y avait eu plus d'instruction. En juillet, le peuple, plus instruit, a eu le pouvoir entre les mains, et la révolution a été pure. Ses détracteurs auront beau la rabaisser, la modération des combattants dans leur triomphe, leur magnanimité après la victoire, n'en sont pas moins la plus puissante manifestation du progrès de la raison publique.

L'ordre est le premier besoin des sociétés : accordez-leur une sage liberté, et jamais elles ne briseront le lien harmonique qui les unit, pour le dangereux plaisir de la licence et du désordre.

Comme nous l'avons fait remarquer, l'universalité de l'instruction primaire compense ce qu'elle perd du côté de l'élévation ; s'il ne lui est pas donné de sonder la profondeur des mystères du monde physique et moral, elle ne s'égare pas dans de vaines spéculations ; elle apprend à l'homme ce qui est nécessaire à ses relations sociales, et si son domaine était un peu agrandi, elle suffirait aux besoins de l'esprit de la plupart des hommes. Mais elle est loin d'être répandue comme il conviendrait. Cependant, il faut le dire, beaucoup de philantropes éclairés ne dédaignent pas de s'occuper de l'instruction des ouvriers ; leurs louables efforts ne laissent rien à désirer : cours gratuits, publications annuelles, livres élémentaires, rien n'est oublié ; et l'on peut juger, d'après tout ce qui s'imprime, de l'activité progressive des esprits. Cette heureuse impulsion se fait remarquer spécialement à Paris et dans les grandes villes de province, mais elle cesse dans les campagnes ; là, rien ne vient stimuler l'esprit ; le jeune âge, si propre au développement des facultés intellectuelles, à exciter l'imagination, se passe dans des travaux corporels d'autant plus pénibles qu'ils ne sont pas toujours dirigés par l'intelligence ; car, travailler beaucoup, use les forces et la santé ; mais bien travailler diminue la fatigue, augmente le bien-être, et contribue à la longévité.

La loi du 28 juillet 1833, sur l'instruction primaire, ne peut avoir les résultats favorables qu'en attendait le législateur. Le faible traitement de l'instituteur lui suffisant à peine pour vivre, il est dans l'obligation de faire autre chose pour subvenir à sa dépense, d'où il résulte qu'il ne peut donner le temps nécessaire à l'instruction ; qu'il fait avec dégoût un état difficile, qui ne peut racheter les peines qu'il cause que par la certitude d'avoir été utile comme il pourrait le devenir, et d'avoir mérité l'estime qui lui est due. Il est certain que si les maîtres étaient mieux rétribués, et cela n'appauvrirait pas les communes, on trouverait des hommes capables, qui pourraient donner quelques notions sur la botanique, au moins sur les plantes usuelles, sur l'agriculture, l'horticulture, quelques idées de physique.

La loi, dans ce cas, n'aurait pas eu besoin de faire l'enseignement supérieur le monopole des populations de plus de six mille âmes ; comme si les éléments de géométrie, le dessin linéaire, l'arpentage, l'histoire, la géographie, le chant, les notions de sciences physiques et d'histoire naturelle, n'étaient pas aussi nécessaires aux plus petites communes qu'aux plus grandes ; comme si les maîtres formés à l'école primaire normale ne devaient pas avoir toutes ces connaissances, et les enseigner dans le même établissement ; car, en fondant deux écoles dans une commune, on établit une différence entre ceux qui suivent l'une et ceux qui suivent l'autre ; on rompt l'unité de l'enseignement, d'où encore une source de distinctions aristocratiques. Qui ne connaît le dédain du collégien de Paris pour celui de la province, et le mépris de celui-ci pour son voisin, qui n'a pas quitté l'école communale, qui n'a pas traduit Virgile, mais qui pourrait lui en remontrer sur le français.

Une loi sur l'instruction restera sans effet si elle ne prescrit aux parents ce qu'ils ont à faire pour son entière exécution. Ainsi, elle doit exiger d'eux, sous peine d'amende, qu'ils fassent suivre l'école à leurs enfants. Comme les conseils municipaux désignent, pour être admis gratuitement à l'école communale, ceux qui ne peuvent payer la rétribution, elle devient obligatoire pour tous, comme cela se fait en Allemagne, en Prusse. On sent combien on abuse du silence de la loi ; on retient les enfants sous le vain prétexte qu'ils sont utiles : les personnes instruites, qui sentent le prix de l'instruction, luttent souvent mal contre l'intérêt du moment ; que sera-ce pour les esprits incultes, qui ne tiennent pas à donner à leur famille des connaissances qu'ils n'ont pas? L'année se passe sans que l'on ait consacré deux mois entiers à l'étude. Il faut donc obliger les parents à envoyer à l'école leurs enfants dix mois de l'année : depuis six ans jusqu'à quatorze. Mais pour que cette première instruction portât des fruits, sans nuire aux travaux de la campagne, qui ne permettent plus guère à quatorze ans de se livrer à l'étude, il faudrait aussi qu'un cours public se fît tous les hivers, qu'il fût obligatoire jusqu'à dix-huit ans, et facultatif pour les personnes au-dessus de cet âge ; bien entendu que le comité de surveillance accordera les exceptions convenables. De cette manière, on compléterait l'instruction ; le maître pourrait faire une leçon d'histoire, de morale et de philosophie pratique. Les jeunes gens qui quittent les écoles, sachant à peine lire et écrire, oublient vite le peu qu'ils savent, et l'enseignement, tel qu'il est mis en pratique, est comme s'il n'était pas.

Dans les courtes réflexions qui vont suivre, nous ne proposerons que des choses applicables à tous les modes d'enseignement possibles ; nous examinerons brièvement les différentes parties qui composent l'instruction primaire. Le conseil, excellent en lui-même, de développer les organes, d'appliquer les sens, est tellement vague par sa généralité, qu'il ne dit rien de la marche à suivre. Chaque maître les développera et les appliquera à sa manière ; les uns se fourvoieront dans les ornières d'une vieille routine ; les autres, égarés par les promesses d'une trompeuse systématisation, poursuivent imperturbablement des chimères. L'hygiéniste, qui voit s'accomplir lentement la réforme intellectuelle, politique et morale, doit rechercher et indiquer tout ce qui peut en accélérer la marche. Si l'étude comparative des méthodes qui nous inondent depuis quelque temps l'ont mis sur la voie des améliorations ; si l'éclectisme, appuyé sur l'expérimentation, seule base logique, l'a conduit à des inductions utiles, il doit le dire, et si un seul père de famille, un seul professeur en retire de l'utilité, il a reçu sa récompense.

Lecture.

On s'est singulièrement abusé sur les immenses avantages que les systématiques attendent de leurs méthodes. Les résultats sont difficiles à constater, parce qu'on manque de faits, que le petit nombre de ceux qu'on possède ne prouvent rien; car on a souvent pris pour l'effet du système, ce qui n'est dû qu'à l'aptitude de ceux qu'on y soumet, et le zèle des novateurs est si grand, que nous avons la certitude qu'avec une méthode diamétralement opposée, et la même activité, ils auraient les mêmes succès. Les difficultés sont inhérentes à toutes les sciences; si on les recule on ne les détruit pas, il faudra tôt ou tard les aborder. Aussi est-ce moins par la méthode en elle-même, que par la manière de se faire comprendre de l'élève, par les soins qu'on prendra de piquer sa curiosité, de faire naître en lui la volonté, le désir d'appliquer ses sens, qu'on parviendra à les vaincre.

Des auteurs ont fondé une méthode de lecture sur l'analogie des *sons*, des *articulations* qui composent la *langue parlée* avec le cri de certains animaux. Cela suppose trois choses : que l'enfant connaît le cri des animaux propres à lui rappeler une articulation syllabique; qu'il saisit facilement le rapport de ces cris avec les lettres dont l'émission phonique les représente; que le maître imite assez bien ce cri naturel, pour frapper l'oreille de l'élève, de manière à lui donner l'idée d'une prononciation; trois conditions difficiles à remplir. Dans ce cas, les leçons de lecture ressembleraient à une leçon de chant. D'autres représentent des figures d'animaux, des attitudes humaines, pour arriver au même but par des signes qui frappent davantage les yeux; en sorte qu'on peut lire sans le secours des lettres. Tout cela est fort ingénieux sans doute; mais la meilleure manière est d'avoir des tableaux de lectures graduées, de les exposer de manière à ce que tous les élèves de même force puissent les suivre des yeux, et que la leçon de l'un serve à l'autre; c'est là un des grands avantages de l'enseignement simultané; les élèves ayant tous le même livre, il y a unité d'enseignement et unité d'exercice pour tous dans le même temps. C'est le talent du maître de fixer leur attention sur le même objet. Il faut, non-seulement qu'ils connaissent les lettres, mais qu'ils les prononcent avec pureté ; si on laisse passer des vices de prononciation, la lecture s'en sentira plus tard, et puis le sens de l'ouïe joint ses impressions à celles du sens de la vue, et l'on sait d'autant mieux une chose que plus de sens ont concouru à en donner la notion.

Les lettres étant connues, on passe à l'étude des *syllabes* et des *mots*. Il faut rejeter l'*épellation*, comme la méthode la plus vicieuse qu'on puisse suivre. En effet, la langue parlée ne se compose pas de lettres, mais d'une suite de sons, et si les consonnes, comme l'indique l'étymologie, ne sonnent qu'avec les voyelles, pourquoi les séparer et les traduire par un son qu'elles ne produisent pas seules, pour les réunir ensuite à une autre lettre avec laquelle elles sonnent différemment. Ainsi, par exemple, on ne peut articuler la consonne *b* sans y joindre l'*e* muet, l'*e* fermé, ou l'*e* ouvert ; ne dites donc pas *b-a*, car en prononçant *b*, vous faites entendre *be*, *bé-bé*, dites d'une seule émission de voix *ba*, vous ne ferez pas intervenir une voyelle inutile, vous n'aurez que celle qui donne à la consonne sa valeur syllabique ; le temps sera abrégé, il en résultera une consonnance régulière et rapide comme le coup d'œil.

Ainsi, les lettres disparaissent en quelque sorte, *ba* n'est plus l'assemblage de deux lettres, c'est un son unique, représenté par un signe double ; il est donc inutile de le décomposer dans l'articulation. Les personnes qui se sont occupées d'instruction élémentaire avec cet esprit d'observation qui suit attentivement le développement de l'intelligence, ont dû remarquer qu'il faut beaucoup plus de temps pour passer de l'épellation à la lecture, qu'il n'en faut pour acquérir la connaissance des signes alphabétiques.

La lecture à haute voix est un art que peu de personnes

possèdent ; c'est, contre l'opinion commune, la partie de l'enseignement la plus difficile, et la plus vite oubliée ; la grande majorité des élèves ne parvient pas à lire d'une manière intelligible, et capable de fixer l'attention de ceux qui écoutent. C'est par là que commence l'instruction, c'est par la lecture qu'on initie l'enfance au monde intellectuel. Cet exercice a son côté physiologique et intellectif. Le maître doit s'efforcer d'imprimer une bonne direction à l'appareil de la phonation. Les prononciations vicieuses, les mauvais accents, le bégaiement, doivent être surveillés avec soin ; tous ces vices d'articulation, peu marqués dans l'enfant, augmentent avec l'âge, et cèdent si on répète avec méthode l'énonciation des syllabes, et les mots qui lui offrent le plus de difficultés. Les cailloux de *Démosthènes* prouvent ce que peut une volonté ferme. L'habitude modifie singulièrement la fonction des organes, et les organes eux-mêmes. Ce serait un problème physiologique curieux à résoudre que celui de savoir si l'accent gracieux et cadencé de l'habitant du midi de la France, comparé à la prononciation lourde et trainante de quelques autres provinces, tient à la modification de structure du larinx, ou seulement au jeu de cet organe.

La *langue écrite* n'étant que la traduction figurative des idées, il est nécessaire pour le lecteur qu'il voie, non-seulement des signes, mais qu'il saisisse leur valeur conventionnelle, qu'il se pénètre de leur sens afin de rendre par des inflexions de voix appropriées les sentiments dont l'auteur était animé. Voilà pourquoi les repos marqués par la ponctuation ne sont bien observés que par les élèves qui comprennent ce qu'ils lisent ; c'est dire qu'on doit proportionner la lecture à leur intelligence. Le maître a le plus grand tort d'abandonner cet exercice quand les enfants lisent passablement ; c'est alors, qu'en présence de tous, il doit lire lui-même des histoires intéressantes et instructives, avec le ton convenable, faire lire le même passage, afin que les élèves, par le sentiment de l'imitation, cherchent à le copier. Pour fixer leur attention, il les interrogera sur ce qui les aura le plus frappés. Cet exercice est plutôt une récréation qu'un devoir, il plait ; les enfants s'y livrent avec plaisir et, tout en jouant, on aura le triple avantage , si l'on suit ce précepte , d'enseigner à bien lire, de former l'esprit et le cœur, par la beauté du style et la moralité des morceaux qu'on aura choisis , et enfin, d'inspirer le goût des lectures utiles , sans lequel l'homme doué des plus heureuses dispositions restera toujours au-dessous de celui qui n'a pas reçu les mêmes dons de la nature , mais qui a cherché à y suppléer par les acquisitions du travail.

Écriture.

L'écriture est un art mécanique qui , depuis l'introduction de l'écriture anglaise , a pris un accroissement tel , que beaucoup de charlatans ont avancé qu'un petit nombre de leçons suffit, et que tout le monde peut , par leur méthode , écrire de la même manière ; c'est un double mensonge. Les aptitudes individuelles sont variables. Et d'ailleurs, le tracé des caractères n'est pas seulement dans le jeu des doigts , il résulte aussi de la finesse des yeux ; il est certain qu'un myope ne pourra faire des déliés qui échapperaient à sa vue. On a tort de commencer par l'écriture en gros ; en voici la raison anatomique. Les doigts sont trop courts, dans leur plus grand allongement , pour faire parcourir à la plume l'espace compris entre les deux lignes de crayon ; pour tracer ces lettres , l'élève est obligé de s'y prendre en plusieurs fois , de chercher un point d'appui sur divers points du cahier, d'où l'irrégularité des lettres , leur hauteur inégale, leur pente en tous sens. C'est en vain qu'on veut exiger des enfants ce qui est organiquement impossible.

Il est plus rationnel de commencer par l'écriture en moyen ; les doigts se développent par le temps et l'exercice , ils acquièrent une certaine mobilité qui leur servira à parcourir des espaces plus grands, et ils arriveront graduellement à faire des lettres plus hautes que les autres d'un corps et demi, parce qu'ils n'auront plus à lutter contre une impossibilité et le défaut d'habitude. On a pensé que les principes étaient plus applicables à l'écriture en gros ; c'est une erreur, et ensuite, que pense-t-on apprendre à un enfant qui ne sait pas tenir sa plume, en lui criant que l'écriture se réduit à des lignes droites et courbes, que l'écartement des lettres doit être de trois becs de plume ? il ne vous comprend pas ; faites-lui copier des modèles, habituez-le à mesurer de l'œil les distances, vous obtiendrez une écriture régulière ; si vous voulez enfin faire de la science, attendez pour lui donner des préceptes qu'il n'en ait plus besoin.

Grammaire.

L'étude de la grammaire a mis en émoi la sensibilité de beaucoup d'écrivains ; dans leur sollicitude pour l'enfance, ils ont crié à la barbarie ; y a-t-il rien de plus inhumain que de fatiguer l'intelligence des règles qu'elle renferme ? Le maître, dans sa dureté, ne craint-il pas de causer de la tristesse, de troubler le sommeil, de développer des affections cérébrales ? Tranquillisez-vous, faiseurs de romans, et consultez l'expérience. Les enfants n'apprennent pas leur grammaire, ils n'écoutent pas même le maitre qui se fatigue à l'expliquer. Regardez de plus près ; quand un signe impératif leur ordonne de l'apprendre, ils fixent le regard sur le livre, l'image des caractères se peint dans l'œil, mais le cerveau y laisse l'impression ; l'intelligence est ailleurs.

Si vous voulez absolument vous attrister sur le sort de quelqu'un, plaignez le professeur qui aurait la bonhomie de croire qu'il leur apprend quelque chose malgré eux, et qui s'arrête de peur de les fatiguer. Il n'y a pas de barbarie, mais seulement du temps perdu. On peut lasser un enfant en lui faisant faire des mouvements musculaires prolongés ; mais l'intelligence est mobile, capricieuse, nous ne pouvons la fixer, elle se moque des moyens que nous employons pour la coërcer ; le cercle de Popilius ne l'immobilise pas dans son rayon, nous lui parlons de couleurs, elle s'occupe de sons. Ne vous appitoyez pas sur la faiblesse des organes encéphaliques, c'est leur peu de développement qui vous condamne ; car ils sont alors doués d'une *réceptivité* si bornée, qu'ils n'agissent pas du tout dans le sens qu'on leur imprime ; c'est comme si vous craigniez qu'un paralytique ne se fatiguât à marcher. Jamais un enfant de cinq à douze ans n'a trop étudié ; gardez-vous d'attribuer les affections qu'il peut avoir à l'excès de l'étude ; rayez de l'étiologie de l'encéphalite la même cause ; rappor- tez-la plutôt à une promenade trop longue, à des jeux fati- gants, à une insolation prolongée ou à la chaleur qui se dé- veloppe dans des classes mal aérées, à des violences exté- rieures, à des coups, à des chutes sur la tête. Plus tard, lors- que l'intelligence est développée, le besoin de savoir se fait impérieusement sentir, il offre un attrait qui peut pousser l'individu à fatiguer ses organes. Mais l'enfance n'est pas sou- mise à cette impulsion.

On peut donc étudier la grammaire, mais d'une manière rationnelle. Pythagore condamnait ses disciples à cinq ans de silence, il ne leur donnait pas la raison des enseignements, il attendait qu'ils fussent imbus du principe des choses avant de raisonner ; c'était un grand moyen de tenir leurs facultés en exercice ; car il est dans la nature de l'esprit humain de re- chercher avec ardeur les choses qu'il veut connaître, et de retomber dans l'inactivité quand il ne reste plus à sa curiosité naturelle de nouveaux rapports à saisir. L'inconnue qu'il poursuivait s'offre à lui débarrassée de l'illusion qui le soute- nait dans sa recherche. Laissez donc à l'enfant quelque chose à faire, ne lui présentez que des faits, et laissez-lui en tirer les conséquences. Rejetez les explications *à priori*, les défi- nitions, les généralités ; non que nous pensions avec Condillac que les idées générales prouvent la limitation de notre esprit, mais parce qu'elles sont au-dessus de sa portée.

Commençant l'étude du *substantif*, vous dites, pour la fa- ciliter, qu'il représente un être ou un objet quelconque, soit qu'il existe dans la nature, soit qu'il n'ait d'existence que dans notre imagination : arbre, perfection ; c'est jouer aux énigmes. D'abord, le substantif ne représente pas un objet, mais

l'idée d'un objet. Il y a loin de l'idée à l'objet, c'est tout un système de philosophie. L'*école empirique* vous dit que l'idée est adé-
quate à l'objet, qu'elle le représente tel qu'il est en lui-même.
L'école *transcendantale* ou le *kantianisme* soutient, au contraire, que l'idée ne représente pas du tout les choses telles
qu'elles sont en *soi*, mais telles qu'elles sont par rapport à
nous; que notre *subjectivité* se mêle à l'*objectivité*; que la
couleur n'est pas dans les objets, mais qu'elle est produite
dans l'œil en vertu de sa propriété de colorisation, comme
l'avait démontré Descartes. Vous établissez une distinction
entre les êtres qui existent dans la nature et ceux qui existent
dans l'imagination; mais l'imagination est une faculté de
l'homme, il fait partie de la nature, il est en *soi*; c'est même
la seule chose réelle, d'après Kant.

Avant d'être compris de l'élève, il faudra lui dire ce que
c'est que la nature. Quelle définition lui en donnerez-vous?
Qu'est-ce que c'est qu'exister? Puis, pour les êtres qui n'existent que dans l'imagination, il faudra lui dire ce que c'est,
si elle est une faculté primitive ou l'attribut de toutes les
facultés primitives à leur plus haut degré d'activité. Vous
citerez en exemple, pour un substantif de cette catégorie, le
mot *perfection*; est-ce la perfection physique ou morale, ou
bien l'une et l'autre? Mais croyez-vous qu'elle n'existe que
dans l'imagination, que le beau n'a pas d'autre base, et qu'il
ne repose pas plutôt sur la raison, sur la conscience universelle? Nous n'en finirions pas si nous voulions relever tout
ce qu'il y a d'inexact dans cette mauvaise définition d'une
grammaire assez bonne.

Il semble qu'on n'écrive les ouvrages élémentaires que
pour les hommes instruits, car assurément ils ne sont pas
compris de ceux qui les étudient. Laissez donc ces abstractions, enseignez des faits; que ce soient vos élèves qui tirent
des inductions en rapport avec leur intelligence, qui donnent
la définition. Si elle n'est pas exacte, ils y attacheront au
moins une idée qui sera à eux et que vous rectifierez ensemble; ils auront même un avantage sur vous, qui répétez une

règle dont vous n'avez pas pris la peine d'examiner la valeur, et qui jurez sur la parole du maître. Il n'y a pas de précepte plus simple que celui-ci : *Tout adjectif* doit être du même genre et du même nombre que le nom auquel il se rapporte. On a expliqué cent fois la propriété de genre et la propriété de nombre de ces deux espèces de mots. L'instant de la dictée arrive, et vous êtes sûr d'avance que votre auditeur attentif va mettre en pratique vos interminables explications. Erreur : le substantif est mis au pluriel, et son modificateur est écrit au singulier. La certitude de l'inutilité de vos préceptes excite votre mécontentement, et vous reprochez à l'élève son peu de conception. C'est vous qui méritez les reproches que vous lui adressez; il est pardonnable de ne vous avoir pas compris, mais vous ne l'êtes pas de connaître assez peu les limites de son entendement pour croire qu'il saisira votre métaphysique. Votre syntaxe d'accord, facile pour vous, ne l'est pas pour lui; elle suppose la distinction du substantif et de l'adjectif, et grâce à votre définition, leurs caractères distinctifs lui sont plus inconnus que jamais. Ce que nous avançons ne paraîtra pas exagéré aux personnes qui savent que l'Académie et la Société grammaticale, meilleur juge en cette matière, n'ont pu encore donner une bonne définition du verbe. Pour la dernière fois, ne faites pas de science.

La dictée des phrases suivantes indique une marche opposée : — Le père est bon, les pères sont bons. — Les élèves remarqueront que trois mots de la première sont sans *s*, et que les mêmes mots dans la seconde prennent un *s*. N'expliquez rien encore, répétez les dictées sur la même règle, faites apprendre par cœur les deux premiers exemples, c'est un *fait acquis.* Vous pourrez en conclure la règle générale en vous demandant, pour vous mettre au niveau des petites intelligences qui verront avec plaisir votre embarras simulé : Comment se fait-il qu'il n'y a pas d'*s* dans le premier exemple, et qu'il y en a trois dans le second? Chacun viendra à votre secours; vous accorderez une égale attention aux *parce que* de vos savants explicateurs, et vous ajouterez, sous la forme du doute, votre solution à la leur : C'est peut-être parce qu'il y a *le* dans la première phrase et *les* dans la seconde. Vous laisserez confirmer votre corollaire par l'examen de toutes les phrases du même genre ; plus tard vous vous occuperez des exceptions. Vous aurez ainsi suivi une méthode expérimentale, habitué à *comparer* et à *juger*, et fait naître le *désir* de *savoir*.

Si, par des exercices semblables, on arrive à faire pressentir à l'élève la règle qui en découle, c'est alors qu'on pourra lui mettre entre les mains une grammaire sur laquelle il vérifiera la justesse des inductions qu'il en a tirées. Ce n'est que comme cela qu'on doit l'apprendre ; c'est la seule manière de soumettre à des règles fixes et comprises la langue maternelle.

Pour la faire parler, le maître ne doit se servir que d'expressions propres et choisies, reprendre les élèves qui font, en parlant, des fautes que l'ignorance et l'habitude rendent familières et laissent inaperçues.

Pour la faire écrire, il ne faut se servir ni de cacologie, ni de cacographie, celles surtout qui présentent les mots tellement défigurés dans leur orthographe radicale, qu'on les reconnaît à peine. On pourrait peut-être conserver celles dont les mots ne sont mal écrits que dans la désinence ; mais on ne doit les employer que quand l'élève a une certaine force et qu'il peut en faire le corrigé ; car, dans les commencements, il importe de ne lui mettre sous les yeux que des phrases bien écrites, afin qu'il les retienne pour lui servir de terme de comparaison. Il faut donc copier d'abord et écrire ensuite sous la dictée du maître. Les dictées fixent l'attention et mettent à même de traduire en signes alphabétiques les sons qui frappent l'oreille. C'est, du reste, un exercice de lecture utile ; car, en faisant lire le cahier à l'élève, on peut l'interroger sur le contenu de ce qu'il a écrit.

L'analyse grammaticale et logique est-elle utile ? Si l'on a su, par des exercices méthodiques, faire connaître les différentes espèces de mots, on sait analyser : il est inutile d'y donner un temps qu'on pourrait beaucoup mieux employer. Quant à la seconde, elle repose sur une battologie tellement absurde dans la décomposition des phrases, que la synthèse n'en serait pas toujours possible à des esprits cultivés ; il faut se borner seulement à la connaissance des diverses propositions qui peuvent être utiles dans la ponctuation.

Histoire. — Chronologie. — Géographie.

La tendance générale des esprits vers les études historiques se fait remarquer en France depuis vingt ans ; on met un infatigable zèle à faire des chroniques, à rechercher des dates, à exhumer des faits que le temps paraissait avoir enfouis pour toujours, à montrer leur enchainement, leur philosophie, leur influence sur la civilisation. Ce goût est surtout caractérisé par de nombreuses publications de mémoires et de romans qu'on appelle sérieusement historiques. L'histoire, a dit Cicéron, est le flambeau *de la vérité*, le *maître de la vie*. Cet éloge n'a pas trouvé de contradicteur, et cependant il serait difficile de le concilier avec le système philosophique de l'école qui admet qu'un mouvement circulaire a été imprimé à l'humanité, que les générations futures recommenceront les mêmes errements que les générations passées, qu'elles se consumeront en efforts impuissants pour sortir de ce cercle vicieux qui leur a été tracé. A quoi peut servir l'histoire pour ceux-là ? Elle n'est plus qu'un objet de curiosité ; ses leçons sont à jamais perdues, puisqu'elles ne peuvent rendre les hommes meilleurs. L'école de M. Buchez, fondée sur l'observation des grandes époques historiques marquées par des révolutions qui changent la face du monde et améliorent les institutions des peuples en raison de leur postériorité, a posé la loi de progression indéfinie et apporté le dogme consolant du progrès humanitaire ; le genre humain, poussé par un mouvement en ligne droite qui ne peut se suspendre ni rétrograder, arrivera par une série de développements au terme de la perfection, à la pratique pure de la morale évangélique.

A la manière dont on s'occupe de l'instruction, il semble qu'on considère l'enfance comme un véritable automatisme, dans lequel il faut la laisser se consumer instinctivement ; on craint de l'en tirer ; on le prolonge par des conversations futiles, par un enseignement rétréci : sous prétexte que l'intelligence est bornée, on ne se donne pas la peine de la développer par le langage d'une raison solide : on oublie que ces êtres faibles seront un jour des hommes. Le maître qui saura faire un tableau frappant de la corruption et de l'hypocrisie de la cour de Catherine de Médicis, de la cruauté de Charles IX, inspirera l'horreur de ces vengeances sanglantes auxquelles se livrent les partis, au nom d'une religion qui les condamne, et s'il a su flétrir la barbare exécution de cette sentence, *la piété arma la justice*, vingt ans plus tard aucun de ses auditeurs ne trempera dans une Saint-Barthélemi.

Mais soulever ainsi le voile qui cache à la multitude les passions qui s'agitent autour des trônes, n'est-ce pas ôter à la royauté sa puissance, affaiblir le merveilleux de ce talisman? Non, c'est inspirer le mépris pour le vice, et rien de plus. Du reste, le règne d'Henri IV n'est pas loin, on se livrera avec plaisir à l'éloge de toutes ses qualités, dont la moindre n'était pas son amour pour son peuple, et l'on fera aimer tous les rois qui lui ressemblent.

L'histoire nationale sera l'objet des premières études, mais il faut éviter de surcharger la mémoire de chiffres, de dates arides ; il importe moins de savoir qu'un fait s'est passé précisément à telle époque ou à telle autre, que de connaitre sa moralité, sa liaison avec ceux qui l'ont précédé ou suivi, la conséquence qu'on doit en tirer. On ne peut trop louer le zèle des auteurs qui ont composé des tableaux chronologiques, mais ils sont plus utiles à ceux qui ont besoin de mettre de l'ordre dans les connaissances historiques qu'ils possèdent déjà, qu'à ceux qui veulent en acquérir de nouvelles. La chronologie marque dans le temps la succession des actions, mais pour classer il faut posséder ; on peut lui appliquer ce qu'on a dit aux enthousiastes des sciences mathématiques, qui leur ont accordé le privilége de donner de la rectitude au jugement ; avant de redresser les idées, il faut en avoir. Du reste, les mathématiques ne donnent que la notion de quantité, qui n'est qu'une des conceptions fondamentales qui constituent notre entendement, mais elles n'apprennent rien sur la *qualité*, la *relation*, la *modalité*.

Un ouvrage qui est à juste titre au rang des chefs-d'œuvre du grand siècle, le discours de Bossuet sur l'histoire universelle, remarquable par une brillante concision, ne peut servir à enseigner l'histoire ; c'est une suite de dates sans détails; mais autant il est impropre à ceux qui n'ont pas étudié cette science, autant il sera lu et admiré des hommes qui possèdent des faits circonstanciés, et qui ont besoin pour les coordonner de ces vues hardies qui les dominent et les enchaînent.

Il faut donc que le maître qui se sert de tableaux supplée à ce qui leur manque, par le récit de quelques circonstances piquantes qui se rattachent à une époque et la rappellent. Les cours d'histoire par demandes et par réponses doivent être rejetés, ils ôtent l'intérêt et ne peuvent soutenir la lecture. Comme il est impossible de suivre un ouvrage étendu, il y a nécessité d'ajouter verbalement ce que les abrégés ne peuvent contenir. Que le professeur se souvienne que l'histoire ne se compose pas de chiffres, mais d'actions qui peignent les hommes et les siècles ; que celles-ci doivent précéder ceux-là et servir à les graver dans la mémoire; qu'en procédant ainsi, il développera par cette étude le cœur de ses élèves.

A l'histoire se rapporte la géographie. Toutes les sciences ont de nombreux points de contact ; c'est à les faire sentir que consiste le talent ; nous avons dit qu'on sait d'autant mieux une chose que plus de sens concourent à en donner la notion ; nous ajoutons ici que plus de sciences concourent à l'apprendre. Les deux qui nous occupent se prêtent un mutuel appui. Le Cydnus coule dans l'Asie-Mineure, il baigne les murs de Tarse, et se jette dans la Méditerranée; l'élève a oublié jusqu'à son nom, vous lui rappelez qu'Alexandre, trompé par la limpidité de ses eaux, s'y précipite tout couvert de sueur et gagne une maladie mortelle. Il ne l'oubliera plus. Une anecdote rappelle un lieu, et réciproquement. La vue est le sens de la géographie ; c'est sur des cartes qu'il faut l'apprendre, etnon par la récitation d'une suite de mots barbares qu'on n'a pas figurés sur le papier dans leurs rapports de position (1). Il faut que tout soit *image* pour les enfants. Le mouvement de la terre ne leur sera démontré qu'au moyen d'un globe artificiel, et celui des corps planétaires qu'au moyen d'une sphère. Les usages, les mœurs, les lois d'un peuple, leur laisseront des souvenirs d'autant plus sûrs, qu'on aura déterminé la longitude et la latitude du pays dont on parle, qu'on l'aura mis sous leurs yeux. Il faut les faire voyager sur les cartes, ne pas passer d'un lieu à un autre sans remarquer les intermédiaires qui les séparent. Les points de la terre remarquables par de grands événements, ceux où se sont livrées ces fameuses batailles qui décidaient du sort des peuples, se gravent facilement dans la mémoire quand on fait remarquer leur connexion. Annibal porte la guerre en Italie, il traverse le Rhône et les Gaules, il franchit les Alpes, bat Scipion au-delà du Tésin, et Sempronius au bord de la Trébie, il tente le passage de l'Apennin, pénètre dans l'Étrurie, défait les Romains à Trasimène. Montrez sur une carte le Rhône, les Gaules et les Alpes, dites un mot du merveilleux mensonge de Tite-Live, et de la crédulité du vertueux Rollin, qui attribuaient au vinaigre la propriété de dissoudre les rochers ; faites voir le cours du Tésin, de la Trébie, la chaîne des Apennins, l'Étrurie et le lac de Trasimène ; à cette énumération d'actions éclatantes, de lieux qu'elles ont immortalisés, joignez la date, et vous aurez donné dans le même moment une triple leçon d'histoire, de géographie et de chronologie.

---

(1) M. Sanis a singulièrement facilité l'étude de la géographie. Dans son géorama il a représenté en relief, sur une surface de quatre-vingt-quatre ares, la France entière. Il a creusé deux bassins qui représentent l'Océan et la Méditerranée ; il y a placé des bateaux ; les fleuves coulent en ruisseaux limpides ; on voit leur source et leur embouchure; on suit tous les accidents de leur cours. Cet établissement mérite de prospérer.   M.

Arithmétique. — Géométrie ratique. — Dessin linéaire.

L'arithmétique est la connaissance des grandeurs ou quantités extensives, mais pour en avoir une idée exacte, il est nécessaire de comparer une grandeur inconnue à une autre déjà connue, il faut donc une unité mathématique qui serve de terme de comparaison à toutes les grandeurs de même espèce ; tout est unité dans la nature, et les nombres ne sont qu'une création de notre esprit et non le résultat de la sensation. On donnera à l'élève la connaissance exacte d'une mesure, en la lui mettant sous les yeux, en la figurant sur un tableau, de manière que par l'habitude d'y rapporter ce qu'il voit, il puisse déterminer les dimensions d'un corps à la simple vue. On lui répèterait long-temps que l'unité de longueur appelée mètre est la dix-millionième partie de la distance du pôle à l'équateur ; en lui supposant même des connaissances assez étendues en géographie, son esprit n'est point encore assez habitué aux abstractions pour comprendre comment une très-petite fraction d'une longueur immense a donné l'idée d'une mesure qu'il a dans la main.

On a généralement le tort de croire que ce que l'on comprend bien est à la portée des autres, mais c'est une tendance de l'esprit, et cela explique comment des auteurs qui se sont occupés vingt ans de simplifier l'étude des participes et ont réduit leur orthographe à deux règles, s'étonnent qu'on se trompe avec le secours de leur systématisation ; ils ne réfléchissent pas que leur règle générale n'est que le résultat de l'analyse de la variabilité et de l'invariabilité d'une foule de participes, qu'elle est facile à poser, mais difficile à suivre, parce que l'élève ne sait pas si la phrase qu'il écrit en réclame l'application, n'ayant pas passé par une infinité de gradations, et ne possédant pas toutes les données du problème.

Quant à la composition des mesures plus grandes ou plus petites, appliquez la mesure primitive dix fois de suite sur un terrain, et donnez à cette longueur le nom de décamètre ; coupez-la en dix parties, et vous aurez le décimètre ; la dénomination n'arrive qu'après le fait qui lui a donné lieu. Il serait à désirer que le système des nouveaux poids et mesures fût généralement suivi ; ce serait honorer les efforts des savants qui l'ont établi (1), et simplifier les calculs.

Il est nécessaire d'exercer les élèves à représenter par des lignes les corps dont la nature nous offre l'image, à tracer les différentes figures dont la connaissance rendra plus facile et plus lucratif l'état de menuisier, de charpentier, de mécanicien, de maçon, d'arpenteur, d'artisan de toute espèce, telles que les angles, les triangles, les quadrilatères, les polygones, les cercles, les ovales ; à faire avec un morceau de carton, par exemple, un prisme, un parallélipipède, un cylindre, une pyramide, un cône, un cube. Toutes ces notions élémentaires sont d'une utilité incontestable ; ceux mêmes qui sont destinés à faire des études mathématiques élevées, saisiront d'autant mieux les hautes démonstrations qu'elles ne seront pour eux que l'extension, le développement d'une science dont ils auront le germe, tant la direction et les souvenirs du premier âge laissent des traces ineffaçables.

Style épistolaire.

Il n'est pas un homme, dans quelque position que la nature l'ait placé, qui ne se trouve dans l'obligation d'entretenir son semblable de ses sentiments ou de ses affaires ; il y a donc pour tous les membres d'une société, nécessité de savoir exprimer sa pensée de manière au moins à la faire comprendre aux autres. C'est avoir méconnu cette loi que de ne pas avoir fait du style épistolaire une branche importante, ou plutôt le complément indispensable de l'enseignement primaire. Dans une commune de mille âmes, on ne trouve pas quatre personnes capables d'écrire convenablement une lettre. Il y a plus, on a tant dit que ce genre de littérature ne comportait

______

(1) Quand nous écrivions ces lignes, la loi sur les nouveaux poids et mesures n'était pas promulguée.   M.

pas de règles, que des hommes assez instruits éprouvent de la difficulté à écrire, parce que jamais on ne les a exercés à ces sortes de compositions. Il est certain que les préceptes ne feront pas une Madame de Sévigné, mais ils apprendront au moins de quelle manière on doit s'y prendre, quelles locutions il faut admettre ou rejeter ; ils dispenseront de la nécessité de s'adresser à un tiers, qui souvent, dans un style trivial ou ampoulé, fait dire ce qu'on ne pense pas, et devient le confident obligé de ce qu'on voudrait cacher. Le temps des études privilégiées doit disparaître ; il faut mettre à la portée des masses tout ce qui peut contribuer à étendre leur vie intellectuelle. Le jeune soldat, par exemple, le lendemain d'une victoire qu'il aura contribué à remporter par sa valeur, pourra retracer à son vieux père les dangers qu'il a courus, les prodiges de courage dont il a été témoin, l'approbation de ses chefs, et l'espoir d'un avancement mérité.   M.

CHAPITRE XV.

De l'éducation et de l'instruction secondaires et supérieures.

> Long-temps les sciences n'ont été le patrimoine que de quelques hommes ; déjà elles sont devenues communes, et le moment approche où leurs éléments, leurs principes, leurs méthodes les plus simples deviendront vraiment populaires. C'est alors que leur application aux arts, que leur influence sur la justesse générale des esprits sera d'une utilité vraiment universelle.

Ce temps d'émancipation intellectuelle, annoncé par *Condorcet*, n'est pas encore près d'arriver. L'instruction secondaire et supérieure est toujours le monopole du petit nombre, et la vie de collége, toute vicieuse qu'elle est, n'est pas donnée à tous, *non datur omnibus adire Corinthum*. Nous avons cependant le bonheur de vivre sous un gouvernement éminemment populaire, dont l'acte fondamental déclare tous les citoyens admissibles aux emplois civils et militaires. C'est là une égalité de droit et non de fait ; car l'on ne s'occupe pas du tout des moyens de faire disparaître l'inégalité des conditions, ces emplois seront la propriété de ceux qui possèdent assez pour y arriver, il y aura toujours des privilégiés, puisque ceux qui ne pourront faire les mêmes sacrifices d'argent, malgré leur intelligence, croupiront dans l'obscurité; c'est l'*ilotisme* à perpétuité, moins les traitements inhumains. Pourquoi donc toujours des distinctions de classes? Pourquoi éterniser par l'instruction l'inégalité qu'elle seule peut faire disparaître?

Lycurgue regarda les enfants comme une propriété de l'état, et donna tous ses soins à leur éducation. Dès l'âge de sept ans il les livrait à des maîtres publics qui leur enseignaient *à tous les mêmes choses*, parce que tous indistinctement étaient appelés à servir la république; il est vrai que ceux qui se distinguaient commandaient aux autres; mais au moins leur supériorité ne pouvait blesser personne, puisque chacun se trouvait dans les conditions favorables à l'acquérir. Il est vrai aussi qu'il n'y avait pas à Sparte ce corps respectable de l'Université qui morcelle, fractionne l'enseignement primaire, en reconnaît divers degrés, et défend, sous peine d'amende, de dépasser le brevet de capacité qu'il délivre. Ainsi, vous avez un diplôme qui vous confère le droit d'enseigner le calcul élémentaire; gardez-vous bien de démontrer quelques théorèmes de géométrie : ce serait une contravention à ses ordonnances.

L'inégalité est une des monomanies de l'Université qui ne l'abandonnent même pas dans l'enseignement supérieur; ne fait-elle pas des docteurs et des officiers de santé, sans se douter de tout ce qui peut en résulter de fâcheux pour la santé générale? Car, si on établit deux classes de médecins, il faut aussi établir deux classes de maladies, et comme partout où il y a diversité d'agents, il y a diversité de fonctions, l'état ne sera pas le même pour chacun. La première chose qu'ils auront à faire sera de déterminer, non quelle maladie a celui qui les fait appeler, et quels remèdes il faut y apporter : mais d'examiner si elle est de la classe de celles qui leur sont assignées et dont la guérison leur est réservée. Ainsi, comme les docteurs et les officiers de santé ont différé par les prérogatives de leur état, ils différeront aussi dans la pratique, et il ne leur sera plus permis d'employer le même mode de traitement. Y a-t-il rien de plus ridicule que cette distinction ? N'est il pas bien étonnant que des élèves qui n'ont qu'une même école, qui ont suivi les leçons du même professeur, qui ont travaillé dans les mêmes hôpitaux, dans les mêmes amphithéâtres, qui se sont communiqué leurs idées, qui sont enfin appelés à soulager les mêmes douleurs, aient des dignités si différentes, avec des destinées semblables. (Extrait de notre brochure sur *la distinction des médecins en docteurs et en officiers de santé.*)

Pour donner une instruction plus large et plus étendue, il suffirait, comme nous l'avons dit, d'élever l'enseignement primaire, et de le rendre *universel* et *obligatoire* pour tous, de le débarrasser des entraves qui le gênent dans ses applications et dans son développement, de le mettre en rapport avec le besoin qui se fait sentir d'étendre la vie intellectuelle ; c'est alors que commencerait à luire l'ère de l'égalité. Les nobles de l'ancien régime, qui laissaient dédaigneusement nos pères cultiver les sciences et les lettres, ne se doutaient pas que le tiers-état, dont ils se croyaient à jamais séparés, leur ferait la loi en 93 ; depuis cette époque, comme la diffusion des lumières a effacé les distances et rapproché les hommes ! Si un noble de pur sang et de vieille date ressuscitait aujourd'hui, il n'en croirait pas ses yeux, son orgueil aristocratique recevrait une rude atteinte en voyant un *vilain* serrer familièrement la main de ses descendants en droite ligne ; certainement il les renierait, et il aimerait mieux rentrer dans son tombeau, que de vivre avec sa race dégénérée.

La bourgeoisie a formé des alliances avec la noblesse, elle a traité d'égal à égal avec elle ; cependant la bourgeoisie n'est que le peuple instruit ; pourquoi donc le peuple à son tour ne s'en rapprocherait-il pas ? il ne lui manque pour cela que d'être éclairé et moralisé. Ce qui met une distance réelle entre les hommes, c'est l'éducation ; celle qui vient des titres et des honneurs n'est que fictive.

Si la science était popularisée, il en résulterait un avantage dont on n'a pas calculé toute la portée morale ; ce serait de ne pas inspirer d'orgueil à celui qui a reçu de l'instruction, puisque, devenue propriété commune, elle cesserait d'être un signe distinctif. Alors on ne verrait plus le privilégié s'enorgueillir de ses études, il embrasserait sans rougir la profession de son père qui, n'ayant pas reçu la même éducation, lui devient à charge, au lieu de se jeter dans une carrière plus honorable selon lui, comme si tous les états, quand ils sont exercés d'une manière probe et délicate, n'étaient pas honorables. Qu'on nous dise par exemple si l'agriculture, dédaignée d'abord des Grecs, puis en honneur, n'est pas aussi noble que la toge et l'épée ; c'est elle qui, par l'abondance de ses productions naturelles, nourrit les états, et fait le bonheur des nations ; et cependant le fils d'un laboureur qui sait Virgile a oublié ces beaux vers :

> O fortunatos nimium , sua si bona norint
> Agricolas ! quibus ipsa procul discordibus armis
> Fundit humo facilem victum justissima tellus.

Il ne se souvient pas que Cincinnatus, arraché à sa charrue, a sauvé Rome ; son éducation de collége l'éloigne de son père, sa vanité lui fait voir un homme tellement au-dessous de lui qu'il le prend en pitié, et qu'il n'éprouve même pas les sentiments dont la nature lui fait un devoir ; il aurait honte de tracer un sillon. Voilà comme une instruction mal dirigée fait des orgueilleux et des despotes dans une famille et vicie les penchants de la vie affective.

Il en résulte en second lieu que les professions, les métiers ne sont pas exercés avec cette intelligence qui facilite le travail, et le rend productif. Nous ne doutons pas un instant que si, dans nos provinces, plus d'hommes instruits s'occupaient d'agronomie, les disettes seraient impossibles, par la raison qu'ils trouveraient les moyens de multiplier les productions de la terre par des travaux mieux dirigés, surtout par la culture d'une plus grande variété de plantes; on aurait des mémoires bien faits, en ce qu'ils seraient basés sur l'expérience; on sortirait alors de la vieille routine, et l'art de rendre la terre féconde serait trouvé. Parlez à des laboureurs ignorants des nouvelles méthodes mises en pratique dans les fermes-modèles, ils se moqueront de vous, et soyez sûrs qu'elles ne seront mises en pratique que par ceux qui ont une certaine instruction; il ne peut en être autrement; il fait nuit dans leur intelligence, la lumière ne peut y pénétrer. Qu'on n'objecte pas que le plus infime agronome en sait plus en fait de culture qu'un académicien; cela est vrai; mais cela tient à ce que celui-ci ne cultive les champs que dans son cabinet, que ses théories toujours en défaut n'auraient besoin pour être bonnes que d'être appliquées convenablement par lui, et modifiées selon la nature du sol et ses rapports avec les plantes qu'on y cultive, de passer enfin au creuset de l'expérience. La perfection à laquelle l'agriculture est arrivée en Allemagne confirme cette opinion; tout le monde sait que l'instruction y est beaucoup plus répandue qu'en France.

Ce que nous disons ici de l'état agricole s'applique à tous les autres. Si donc on donnait la même instruction à tous indistinctement, on tarirait la source des inégalités; on n'aurait plus la sotte manie de se croire appelé à jouer un grand rôle dans la société, à primer sur les autres, parce qu'on a expliqué et mal compris les auteurs anciens. On se livrerait sans regret à une éducation professionnelle très-peu en honneur, et qui n'est le plus souvent qu'un pis-aller, parce qu'on n'a su vanter que les professions libérales, et qu'on a inspiré d'avance du dégoût et de la répugnance pour toutes celles qui n'appartiennent pas à cette classe. Combien de jeunes gens, s'ils avaient le bon esprit de se créer un état lucratif, ne mourraient pas de faim, dans les arts et les lettres, qu'on ne protège pas assez, qu'il est peut-être difficile de récompenser comme il convient, vu la multitude de ceux qui se jettent dans cette carrière, et qui, obligés de vivre de leur art, le perdent souvent de vue et le font dégénérer en métier, en spéculation. Loin de nous l'idée de rabaisser les artistes, les écrivains, de dénigrer les ouvrages d'esprit, ils élèvent trop l'homme pour n'avoir pas droit à notre admiration ! Mais il serait à désirer qu'on ne s'en occupât exclusivement que quand on a une position faite, ou bien comme délassement à ses occupations ; il y aurait alors plus de stabilité, plus d'indépendance dans les opinions, il y aurait moins de plumes vénales, moins d'auteurs faméliques, qui calomnient pour manger, et qui malheureusement égarent beaucoup d'âmes honnêtes qui ne savent pas à quelle source impure ils ont puisé les convictions d'emprunt qu'ils jettent emphatiquement à la tête avec une hypocrisie qui ressemble à de la franchise.

PREMIÈRE SECTION.

Éducation secondaire.

Il est bien étrange que depuis qu'on se mêle d'élever des enfants, on n'ait imaginé pour les conduire que l'émulation, la jalousie, l'envie, la vanité, l'avidité, la vile crainte, toutes les passions les plus dangereuses, les plus promptes à fermenter, et les plus propres à corrompre l'âme, même avant que le corps soit formé. À chaque instruction précoce qu'on veut faire entrer dans leur tête, on plante un vice au fond de leur cœur ; d'insensés instituteurs pensent faire des merveilles en les rendant méchants, pour leur apprendre ce que c'est que bonté, et puis ils nous disent gravement : tel est l'homme. Oui, tel est l'homme que vous avez fait.   ROUSSEAU.

Pénétrons dans un collège, étudions ce qui s'y passe ; c'est en miniature l'image du monde, avec son esprit inquiet, son ambition, sa haine et son intolérance. C'est ici que commencent à paraître l'envie d'occuper le premier rang, la fièvre des distinctions. Peut-il en être autrement ? Le professeur d'histoire a fait admirer à ses élèves le plus grand ambitieux de la terre, César, versant des larmes sur les exploits d'Alexandre, et préférant être le premier dans un hameau que le second dans Rome.

Il espère que ses éloges exciteront l'émulation de son auditoire, et qu'à la première composition surgira un nouveau vainqueur de la bataille de Pharsale. Il faut flétrir au contraire la mémoire d'un homme qui mettait en balance le repos de l'univers avec son ambition effrénée, qui saisissait la souveraine puissance en pillant le trésor public, dont l'argent servait à corrompre et à acheter les magistrats, qui exilait Cicéron et Caton défendant la liberté de la république. Dans un collége il y a, comme dans la société, des collisions d'amour-propre, des priviléges de classes, de rangs ; le philosophe en herbe, le rhétoricien ne sympathisent pas avec leurs condisciples de seconde ou de troisième, ceux-ci avec les élèves de quatrième, ils sont même pendant les récréations dans des cours, dans des quartiers différents ; on peut dire que le collége est la terre classique de l'inégalité. C'est là qu'apparaissent cet esprit de coterie, ces petits intérêts d'amour-propre, ces mesquines personnalités, qui deviennent la source des rivalités, des basses intrigues qui divisent les corps savants entre eux, et qui ne s'accordent que pour repousser les lumières qui leur viennent du dehors.

Nul n'aura de l'esprit que nous et nos amis

Voyez les choix de l'académie, tombent-ils toujours sur nos illustrations ? Malheureusement non, et cependant le récipiendaire, en prenant possession de l'immortel fauteuil, prouve toujours que celui qui l'occupait était remarquable par la fermeté de son caractère, l'indépendance de ses opinions, et sans contredit le plus grand homme de son époque, bien qu'il n'ait laissé aucune trace de son passage littéraire ou scientifique sur cette terre ingrate, qu'il a quittée pour recevoir dans un monde plus juste la récompense de ses travaux. Voilà *l'émulation* de collége transformée en *jalousie* de corps. Si à son état naissant et dans un jeune homme dont les qualités affectives sont bien développées et le cœur droit, cette passion est désintéressée, et n'est qu'un moyen de stimuler le désir d'apprendre, sans vouloir dominer sur les autres, il n'en est pas ainsi quand plus tard les intérêts personnels viennent s'y ajouter ; elle dégénère en haine : elle aveugle, elle rend injuste et rétrécit l'esprit. C'est ce qui a sans doute fait dire à un poète dont l'académie ne voulait pas :

Les sots, depuis Adam, sont en majorité.

La première cause de vanité et d'orgueil dans un établissement privilégié, c'est qu'on n'y est qu'en payant une pension qui suppose de la fortune ; aussi avec quel gonflement d'amour-propre le petit commerçant annonce-t-il à son voisin qu'il va mettre son fils au collége ; c'est lui dire qu'il peut distraire annuellement de sa caisse douze ou quinze cents francs ; il est bien aise, avec ce seul mot, de faire connaître sa prospérité ; c'est pour lui le *summum* de l'élévation sociale ; il en éprouve la même satisfaction que d'autres en faisant précéder leur nom de la particule *de*, ou en se faisant appeler monsieur le comte, monsieur le duc, et justement il adresse sa confidence à une bonne mère de famille qui envoie ses enfants à une école chrétienne. Vous sentez que voilà une barrière infranchissable entre ces jeunes gens, et quand notre collégien viendra, le dimanche, faire l'orgueil de son père, il ne regardera pas ses anciens amis, il les méprisera même souverainement ; en effet, leur habit n'est pas de la même étoffe que le sien.

Si les riches et les pauvres sans distinction fréquentaient les mêmes écoles, recevaient la même éducation, il s'établirait entre tous des rapports de bienveillance, ils apprendraient à s'estimer mutuellement, parce qu'ils ne se croiraient pas d'une autre nature que leurs condisciples ; on verrait alors ces amitiés de pension qui ne périssent jamais ; combien, dans nos dissentions politiques, de grands personnages ont dû leur salut à un souvenir de jeune âge ! Mais de cette communauté d'instruction, d'intérêts, de cette inégalité de fortune, il résulterait la possibilité de faire naître dans le cœur des riches les sentiments d'humanité, de charité, l'occasion de les mettre en pratique ne leur manquerait pas , ils seraient heureux de partager avec un ami moins bien traité de la fortune tout ce qu'ils ont en abondance ; avec quel contentement ils donneraient leur superflu! Cette philantropie pratique vaudrait bien celle qu'on fait dans les livres , et qu'on le urapprend en leur citant des traits d'humanité qui les touchent très-peu , parce qu'ils n'ont aucun rapport avec leur situation présente , et qu'ils oublient, parce qu'ils n'en voient l'application que dans un lointain qui leur échappe.

La plus grande répugnance à vaincre pour arriver à ce nivellement de l'instruction tient , d'une part, à l'orgueil de caste , et de l'autre , à l'obstination des parents qui se révoltent à l'idée de mettre en contact le noble rejeton, l'espoir de leur famille, avec les enfants du prolétaire , au langage grossier , aux manières communes , aux vêtements sales ; fi donc! de pareils lourdauds marcher de pair avec mon fils ? Jamais. Bourgeois aristocrates , ce qui vous choque est dû au hasard qui vous a fait naître au premier étage d'une belle maison , et le père de celui qui vous inspire du dégoût, au sixième, ou dans un rez-de-chaussée infect ; si vous vouliez changer d'appartement et de fortune , vous verriez que vos marques de distinction sont très-futiles , que peut-être les facultés physiques et intellectuelles du paria sont bien autrement énergiques que les vôtres! Il y a des gens à qui on ne persuadera jamais que l'inégalité n'est pas dans la nature , mais dans les institutions sociales ; que les hommes en naissant ont tous une organisation primitive qui , développée par un bon système d'éducation , arrive à peu près au même degré de supériorité. Pourquoi ne pas corriger ce qui est mal ? Pourquoi ne pas faire naître les mêmes sentiments , les mêmes manières, les mêmes goûts pour le bien, pour le beau, dans tous indistinctement? Ces imperfections qui vous choquent n'existent que parce qu'on ne veut pas se donner la peine de les faire disparaître. Quoi! vous reprochez aux enfants du pauvre de n'être pas mis comme les vôtres ; mais vous n'avez rien fait pour améliorer le sort de leurs parents : vous voulez que le fils ait de l'esprit et des manières distinguées, mais vous avez laissé le père dans l'ignorance et l'abrutissement. Le mal qui vousrévolte est votre ouvrage !

Le système rétréci d'éducation qui nous gouverne ne convient pas aux mœurs actuelles, il sent trop le despotisme impérial, dont toutes les lois, religieusement conservées par l'Université, sont encore en vigueur; au lieu d'être un, il est varié comme la fortune des particuliers, élevé comme les positions. Aussi, c'est à qui sortira de sa sphère; chacun pour se distinguer veut le payer plus cher. L'habitant d'un village, un peu à son aise, ne se contente plus de l'école communale, il met son fils à l'école établie dans le chef-lieu de canton; le riche propriétaire de ce chef-lieu fait instruire le sien dans le chef-lieu d'arrondissement; le savant de cette dernière localité envoie son ainé dans le chef-lieu de département; les hauts fonctionnaires, les nobles de cette capitale de province croiraient déroger s'ils n'expédiaient l'honneur, l'orgueil de leur nom aux colléges de Paris, qui le garderont tout le temps nécessaire pour en faire un génie. Cette tourmente de distinction, d'élévation, détruit l'harmonie entre les hommes, met la discorde dans les familles; le frère ne voit pas, sans jalousie, son frère recevoir une éducation exceptionnelle, il lui reproche les dépenses qu'on a été obligé de faire pour lui, il ne pardonne pas à son père de ne l'avoir pas rendu l'objet des mêmes sacrifices, d'avoir méconnu ses droits, et celui-ci paie cher la vanité d'avoir fait de son fils un savant; car la science, grâce à la manière dont on l'acquiert, est vaine et orgueilleuse, celui qui la possède oublie vite qu'elle lui a été donnée à grands frais, il en est peu reconnaissant, et cette différence d'instruction ne lui permet plus de trouver dans la société de sa famille les rapports agréables qu'il cherchera ailleurs, et même, s'il n'est pas doué de grandes qualités du cœur, l'esprit inculte de ses parents deviendra le sujet de ses critiques; il oubliera le respect qu'il doit à leur âge et à leur titre.

A mesure que la civilisation s'avance, elle opère la fusion, les rapprochements dans toutes les classes de la société.

Autrefois, les grands auraient cru s'abaisser en mettant leurs fils dans un collége ; c'était bon pour la bourgeoisie. Les princes avaient des précepteurs, qui malheureusement ne ressemblaient pas tous à *Fénélon*, car l'éducation du régent avait été confiée au cardinal *Dubois*, homme corrompu, qui ne croyait pas même en Dieu. On apprenait aux héritiers du trône que le peuple était à eux ; on peut juger par là des progrès qu'ils devaient faire dans l'art de gouverner. On rapporte que, pour faire apprendre la grammaire à Louis XV, très-paresseux de son naturel, on lui avait adjoint un jeune enfant de son âge; quand le royal élève manquait à ses devoirs, ce qui arrivait souvent, on punissait et on fouettait son compagnon d'étude ; si ce moyen n'était pas efficace, il était passablement barbare. Il expliquerait assez la coutume d'une peuplade sauvage, dont les maris se mettent au lit quand les femmes accouchent.

Le monarque qui règne aujourd'hui sur la France fait donner à ses fils une éducation publique, et il garde religieusement les couronnes qui ont ceint leur front, et qu'ils ont obtenues au concours. Cet exemple doit détruire un préjugé qui répugne à nos mœurs, et faire rougir quelques vieux débris de l'ancienne noblesse qui ont horreur de la popularité.

Les personnes qui croient sincèrement à l'*émulation*, comme condition de progrès dans les études, pourraient s'appuyer sur le peu d'instruction qu'acquièrent les jeunes gens qui ont des maître particuliers; c'est, dit-on, parce que n'ayant personne à surpasser, ils ne se donnent pas la peine d'étudier. Leur peu d'aptitude, leur paresse tiennent à bien d'autres causes, elles prennent leur source dans la faiblesse des parents qui en font des enfants gâtés, et qui n'accordent au maître ni confiance ni autorité, le gênent, le contredisent dans tout ce qu'il fait et lui ôtent la liberté d'agir; aussi ne peut-il rien obtenir de son élève, qui n'éprouve pour lui pas plus d'amitié que de reconnaissance. Joignez à cela la mau-

vaise manière d'enseigner, la manie de faire de la science,
et de la présenter hérissée de difficultés, et vous aurez l'explication naturelle de l'infériorité que vous voulez guérir par
un remède dangereux. Du reste, *l'enseignement universel*,
qui a proscrit l'émulation, par conséquent l'ambition, l'envie,
la jalousie et la haine, a obtenu des succès aussi remarquables
sous le rapport moral, que sous le rapport intellectuel. De tels
résultats mériteraient bien qu'on appliquât en grand cette méthode avec les améliorations que le temps lui fera subir; mais
l'Université qui se croit dans le temple de la science en ferme
l'entrée à ceux qui devraient y tenir la première place, elle
met en pratique les préceptes qu'elle fait donner ; jamais elle
n'a profité des découvertes, des perfectionnements que des
esprits ingénieux veulent faire tourner au profit de l'intelligence ; cependant tout le monde se plaint de l'esprit ambitieux et haineux, de l'égoïsme de notre époque, qui tient à
notre système d'éducation, et l'on ne fait rien pour y remédier. Essayez donc au moins de sortir d'une routine sécu-
laire, et si vous ne réussissez pas, vous ne mourrez pas frappés de la foudre ; du reste, on mettrait sur votre tombeau
cette épitaphe que les nymphes d'Hespérie mirent sur celui
du fils du soleil :

Quem si non tenuit, magnis tamen excidit ausis.

Il est temps de développer la vie sympathique par tous les
moyens que l'étude de l'organisation a fait trouver ; on doit,
avant tout, rendre les enfants bons et bienveillants, faire
naître les qualités du cœur par les bons exemples mis sous
leurs yeux, par la musique, la poésie, la religion ; au lieu de
faire un précepte de l'ambition, de l'orgueil, il faut, au contraire, réprimer la tendance à se laisser dominer par ces
passions nuisibles à la santé, parce qu'elles deviennent dans
le monde, où elles ne peuvent se satisfaire qu'au détriment
des autres, la source de mille chagrins. Voyez un jour de distribution de prix, que de tourments et de larmes pour une

couronne ! combien de malheureux pour un heureux ! que de haines et de projets de vengeance !

Nous voudrions bien savoir si, pendant tout le temps qu'on retient un jeune homme dans un collége, on lui a donné la notion de ses droits et de ses devoirs ; si l'on a érigé en culte le respect qu'il doit à ses parents et à ses maîtres ; si l'on a fait naître dans son cœur le désir de les contenter. Ce serait là certainement le garant le plus sûr, le mobile le plus puissant de son application et de ses progrès ; mais on a mieux aimé lui dire : surpassez votre condisciple, qui n'est qu'un paresseux, et faire de sa défaite et de son humiliation sa ré-compense et son triomphe. Et voilà dans quels sentiments d'humilité et de fraternité on élève les enfants ; et l'on veut que, quand ils seront hommes, ils s'aiment et ils s'aident mutuellement : c'est une amère dérision !

Il est vrai qu'on leur donne à faire quelques amplifica-tions boursoufflées, *verba canora* sur l'amour du prochain, sur la vertu ; mais tout entier à la vie intellectuelle, on ne considère cette composition que sous le rapport du style ; on y loue moins les idées que la manière dont elles sont expri-mées ; on vante un bon mot ; on se tait sur une bonne action. L'éducation de collége n'a jamais rendu un jeune homme modeste et bienveillant, meilleur pour les auteurs de ses jours ; mais elle en a toujours fait un orgueilleux, et souvent un cœur sec. Leur parle-t-on jamais d'obéissance aux lois ? On punit les infractions aux règlements, sans leur avoir seule-ment appris en vertu de quel principe ils doivent les respecter. Au lieu de l'union on sème la discorde parmi eux ; aussi ils cherchent impatiemment à secouer le joug ; ils se révoltent ; ils essaient leur autorité sur les sous-maîtres, les maîtres d'é-tudes, qu'ils ne considèrent que comme des hommes de peine, bien au-dessous d'eux. Celui qui leur a fait le plus de mauvais tours, de méchancetés, est considéré par ses camarades comme un esprit souple et rusé, comparable au moins à An-nibal. Les élèves des classes supérieures jugent du haut de leur grandeur les professeurs des classes inférieures ; le proviseur, le principal deviennent le sujet de leurs plaisanteries ; les recteurs d'académie sont des ignorants, le ministre de l'instruction publique est un rétrograde. En admettant que ces reproches soient vrais, ce n'est pas à des jeunes gens à se mêler de les adresser ; qu'ils laissent cette noble tâche aux hommes qui ont l'instruction et l'expérience nécessaires : c'est la mission de leurs pères ; la leur est d'apprendre.

Voilà comme en analysant tout, en faisant passer par l'étamine les hommes et les choses à un âge où on devrait apprendre à les respecter, on n'apprend pas même à les estimer, on rompt le lien qui nous unit à nos semblables. De l'habitude de se mettre en garde contre les autres, de les voir à découvert, naît la défiance ; l'illusion cesse, on ne croit plus à la vertu ; aussi, la pratique des bonnes mœurs, faute d'exemples, devient très-difficile ; c'est un jeu pour beaucoup de beaux esprits, et ceux qui obéissent consciencieusement à leurs devoirs ne sont pour eux que des fourbes et des hypocrites.

Quelle éducation que celle qui commence par ce précepte, *défiez-vous des autres*, *ne faites pas comme eux !* c'est commander le mépris et l'orgueil ; c'est dire, vous vaudrez mieux qu'eux ; c'est de plus appeler l'attention d'un enfant sur une action blâmable qu'il ne doit pas connaître, pour n'être pas tenté de l'imiter. Ne prenez jamais vos exemples de supériorité ou d'infériorité morale, intellectuelle et physique, parmi vos élèves. Celui qui mérite vos éloges devient vaniteux, et l'objet de la jalousie de ses camarades ; celui auquel vous adressez des reproches en public vous prendra en haine, il fera passer cette haine dans le cœur de ceux qui ne sont pas meilleurs que lui, et que sa punition n'empêchera pas de faire la même faute ; de plus, vous le signalez à la critique de ses condisciples qui ne l'estimeront plus ; voilà précisément ce que font vos premières places, vos distributions de prix. Soyez sûrs que, quand vous aurez fait naître l'amour du travail, dans le but de plaire aux maîtres, aux parents, de pouvoir occuper dignement le poste que la société réserve à chacun , quand vous n'emploierez que des méthodes simples et faciles , vous n'aurez plus besoin de l'émulation ; vous aurez aboli une grande partie des basses rivalités , des honteuses intrigues mises en pratique pour satisfaire l'ambition dont on a puisé le germe dans un collége.   M.

DEUXIÈME SECTION.

Instruction secondaire et supérieure.

> Ils s'occuperont d'abord à réformer toute notre éducation gothique et barbare du temps de Charlemagne. Je n'ai pas besoin de dire qu'ils en banniront l'ennui, la tristesse, les larmes , les châtiments corporels ; qu'ils élèveront les enfants à l'amour et non à la crainte.   VŒUX D'UN SOLITAIRE.

L'instruction privilégiée qu'on donne à grands frais est-elle à la hauteur de notre époque ? Pas le moins du monde , et indépendamment du monopole que l'on en fait , elle n'apprend à ses élus que fort peu de choses applicables à la vie sociale. Il n'est pas un rhétoricien qui, en faisant un discours avec exorde , confirmation et péroraison , ne se soit cru appelé à faire retentir un jour la tribune du corps-législatif des accents mâles de Foy et de Benjamin Constant , et ce même orateur, ce foudre d'éloquence , est réduit à vivre en donnant des leçons de français qu'il sait assez mal , car telle est la méthode vicieuse d'enseigner, qu'il semble trop commun de savoir sa langue , il faut laisser cela à l'enseignement primaire : il en est de même de l'histoire nationale , elle est toujours sacrifiée à celle des Grecs et des Romains , ces deux grands peuples qu'on a beaucoup étudiés et auxquels on a prêté tant de choses , que leurs mœurs , leurs coutumes deviennent de plus en plus inconnues.

Les jeunes gens qui sortent du collége ne sont propres à exercer aucun état ; comme on ne leur a jamais demandé quelle est leur vocation, parce que avec leur brillante instruction ils doivent exceller en tout, ils passent des années après leurs études à savoir ce qu'ils feront; ils viennent à

Paris, c'est le paradis des désœuvrés et des charlatans ; ils se jettent alors dans l'instruction, non par goût, mais par nécessité ; aussi cette carrière regorge de professeurs ambulants qui ne la suivent qu'en attendant qu'ils trouvent mieux, et qui n'ont ni la science, ni la moralité convenables. Les maisons de commerce occupent beaucoup de jeunes gens ; mais grâce à ce qu'il a appris, le collégien, s'il ne les dédaigne pas, est incapable de s'y placer, même pour la comptabilité, dont il n'a pas d'idée, quoiqu'il ait remporté le prix de mathématiques, et qu'il soit dans cette science une nouvel Archimède, parce que jamais on ne veut regarder le côté positif de la vie et qu'on s'égare dans le champ des spéculations avant de connaître ce que tout le monde doit savoir.

Il faut élever tous les hommes comme s'ils ne possédaient rien, c'est le moyen de les mettre au-dessus des malheurs qui les atteignent souvent. A-t-on appris à tant de jeunes gens, qui s'érigent aujourd'hui en politiques, ce que c'est que *pouvoir, constitution, obéissance aux lois ?* on ne leur en a pas dit un mot ; ils ne connaissent pas même la forme du gouvernement sous lequel ils vivent, mais, en récompense, ils pourraient parler longuement de la démocratie grecque et romaine. A force de vanter la constitution des autres peuples, on n'inspire pas d'amour pour celle sous laquelle on vit, on affaiblit, ou plutôt on ne développe pas le patriotisme dans l'âme de ses auditeurs. A Lacédémone, les enfants étaient admis aux repas publics ; ils entendaient des discours sur des points de politique et de morale auxquels ils se mêlaient ; là au moins ils étaient dirigés par des esprits éclairés ; ils disaient leurs sentiments sur telle action, sur tel homme, avec justesse et concision.

Si, en France, on leur parlait de gouvernement, on croirait la monarchie en péril : ce serait cependant l'occasion de leur apprendre ce qu'ils doivent de soumission, de sacrifices à un roi qui fait le bonheur de son peuple ; de cette manière, ils n'auraient pas d'idées fausses sur les droits et les devoirs de chaque citoyen, et ils possèderaient d'avance une réfutation des sophismes à l'aide desquels on veut étayer les mauvais gouvernements ou ébranler les bons. Et puis, quand on ne prend pas un point de départ dans l'étude de l'histoire, comme les lois, les mœurs, les usages de sa nation, on ne connaît pas sa patrie, on ne peut comparer sa législation, ses opinions, à celles des autres peuples ; on n'a que des connaissances tronquées, et on juge de la portée morale d'un fait, comme ce petit bonhomme, très-fort en histoire, au dire de sa mère, qui ne vit, dans l'action d'Alexandre avalant la potion qu'on lui disait empoisonnée, que le courage de prendre médecine.

L'étude des langues mortes et vivantes ne devrait pas se faire en feuilletant des grammaires et des dictionnaires, mais par l'usage, par la conversation ; car il ne suffit pas d'entendre un idiôme, il faut pouvoir le parler. Il y a quelque temps que des savants chinois vinrent à Paris où ils s'adressèrent pour se faire comprendre à nos professeurs de langue chinoise, qui parlent ordinairement de leur chaire aux quatre murs de la Sorbonne ; les descendants de Fo-hi et de Confucius jouèrent quelque temps aux logogriphes avec leurs interlocuteurs sans pouvoir s'entendre, ce qui, avec leur tendance à n'admirer que ce qu'ils font, dut leur donner une singulière idée de nos philologues. La France est le pays du monde où l'on parle le plus mal le latin ; dans le nord, en Pologne surtout, de simples paysans le parlent assez bien pour se faire comprendre, quoiqu'ils n'aient pas été au collége. On conçoit que s'il y avait une langue universelle, et qu'on apprît à la parler de bonne heure, les relations de toute nature avec les autres peuples seraient très-faciles, puisqu'on aurait un langage commun. Les sciences prendraient aussi un plus grand essor, car des hommes de génie, qui écrivent dans une langue peu répandue, ne sont pas toujours traduits, et par conséquent ne peuvent faire profiter que leurs compatriotes des choses utiles qu'ils ont découvertes ; mais souvent on est peu goûté dans sa patrie, et une œuvre recommandable ne franchit pas les limites du lieu qui l'a vue naître, faute d'être comprise par des hommes qui n'ont pas d'intérêt d'amour-propre à l'étouffer. Les étrangers sont comme les morts, ils excitent moins la jalousie, on a pour eux plus d'égards, et puis les traductions ne sont pas toujours d'une exacte fidélité, au lieu que l'ouvrage écrit en latin par l'auteur pourrait être consulté et compris par les savants de tous les pays ; nous ne voulons pas dire qu'on ne doive pas écrire dans sa langue, mais nous voudrions qu'on déposât, dans toutes les bibliothèques publiques, un exemplaire au moins écrit en latin d'un ouvrage scientifique.

Aujourd'hui, peut-être, on le comprendrait mal, mais si on parlait le latin dans les colléges, comme il conviendrait, on arriverait facilement à cette intelligence. Ce qui éloigne beaucoup de la lecture des anciens auteurs latins, c'est qu'ils sont imprimés si mal, la plupart en caractères gothiques, qu'ils ont l'air d'un grimoire qu'on ne peut déchiffrer ; cela, joint à la plus grande difficulté de comprendre une langue dont on n'a plus l'habitude, fait qu'on les néglige beaucoup trop.

On a l'air de n'apprendre le latin que pour faire admirer les vers harmonieux de Virgile, l'élégance de Cicéron, la grandeur de Tite-Live, et l'énergie de Tacite. On ne peut blâmer une admiration aussi méritée ; mais il ne faut pas qu'elle soit poussée jusqu'à n'oser parler la langue que ces auteurs ont immortalisée. Le moyen d'y parvenir, c'est de familiariser de bonne heure les enfants avec les auteurs qu'ils expliquent. Comme dans les premières classes le latin est facile et proportionné à leur intelligence, il faut les interroger en latin sur le contenu de leur traduction ; dans le commencement ils auront sans doute de la peine à répondre, mais on les laissera s'expliquer dans la langue maternelle, et leurs réponses prouveront qu'ils vous ont parfaitement compris ; un peu plus tard, ils répondront dans la langue qu'on leur apprend. Comme les questions roulent sur le devoir, ils trouveront dans l'auteur qu'ils traduisent, les expressions toutes faites ; ils auront seulement à changer, le temps, la personne des verbes, le nombre des substantifs et le genre des adjectifs ; de cette manière on aura la certitude qu'ils mettent en pratique ce qu'ils ont déjà appris, et on les verra s'approprier le style de leurs auteurs. Il faudrait procéder de cette manière dès la sixième , et dans les classes supérieures la langue latine serait parlée aussi facilement que le français ; on pourrait aussi l'exiger pendant les récréations.

En suivant cette marche , on aurait le double avantage de mieux apprécier les beautés des langues qu'on apprend, et de pouvoir penser et exprimer avec elles assez nettement ses idées pour les transmettre aux autres par la conversation. Qu'on nous montre beaucoup de professeurs capables de s'exprimer clairement dans la langue qu'ils enseignent. Certainement l'humble plébéien du plus petit faubourg de Rome, avec son oreille peu exercée, serait choqué de quelques fautes d'élocution. Quels barbarismes ne faisaient pas les jeunes docteurs quand ils soutenaient deux examens en latin , ainsi que les concurrents qui argumentaient dans la même langue, pour l'agrégation ou le professorat !

L'Université , par la mauvaise méthode qu'elle suit dans l'étude des langues sur lesquelles elle fait de la métaphysique, en est arrivée au point de les rendre inintelligibles et impossibles à parler. Aussi , elle a bien voulu permettre aux docteurs de parler français, c'est-à-dire de parler pour être compris ; c'est un bien sans doute , car c'était mettre l'esprit à la torture pour traduire faiblement dans une langue qui ne sert pas à penser ce qu'on a conçu dans la sienne avec force et précision ; mais il est fâcheux qu'on soit arrivé à ce progrès en oubliant trop vite que les fondateurs de la médecine ont écrit en grec et en latin , et qu'il est nécessaire de les consulter au lieu de s'en rapporter à des traducteurs qui leur font dire , dans l'intérêt de leur système , ce qu'ils n'ont jamais pensé. A quoi sert-il donc de pâlir sur les classiques pendant dix ans , de mettre en pratique ce précepte d'Horace :

> Nocturnâ versate manu, versate diurnâ,

si l'on ne veut parler leur langue.

Nous ne voulons pas ramener au pédantisme sans goût du XVIe siècle, dont les érudits enthousiastes ne juraient que par les anciens, et bariolaient leurs ouvrages de phrases latines, grecques et hébraïques ; mais nous voudrions qu'on étudiât l'antiquité de manière à pouvoir la connaître et l'admirer, tout en se réservant le droit de la blâmer dans ce qu'elle a de mal, car la critique forme le jugement. Nous voudrions qu'on formât le cœur et l'esprit des jeunes gens, en leur faisant remarquer la poésie douce dont Virgile a peint la vie des champs, le bonheur qu'on trouve dans une existence obscure, et dans la pratique de la vertu ; en leur montrant dans Tacite, dans Juvénal, la corruption du siècle de Tibère, de Caligula, de Claude et de Néron, en leur gravant dans la mémoire les tableaux frappants que ces orateurs en ont fait, et en leur inspirant l'horreur de pareils excès. Ce serait le meilleur cours de morale qu'on pourrait leur faire ; car si l'on n'examine que la lettre dans un ouvrage, que la prosodie, on perd de vue le côté le plus important ; c'est ainsi que l'on fait traduire Phèdre dans les basses classes, et qu'on se persuade qu'il est compris ; les élèves voient des animaux qui parlent, qui agissent, mais voilà tout ; ils ne comprennent pas les vérités cachées sous les ingénieuses moralités, qui sont autant de miroirs où ils pourraient déjà voir une partie de leurs vices et de leur défauts. Si le professeur, non content de l'explication grammaticale du texte, se donnait la peine d'en faire quelques applications à ce qui se passe dans le petit monde où ils vivent, cela vaudrait bien l'érudition dont il fait parade. Il en est de même des fables de Lafontaine qu'on fait répéter en perroquet ; on n'en goûte le charme que quand on connaît les hommes.

C'est ainsi que, dans l'enseignement de toutes choses, on s'éloigne du but véritable ; on ne recherche pas l'utile. En rhétorique, par exemple, on fait composer des discours réguliers dans toutes leurs parties, divisés absolument comme ceux de Démosthènes et de Cicéron, composés comme des discours académiques : mais est-il question de *l'art de la*

voix et du geste ? Cet art, appelé déclamation, a le double
avantage de développer la voix, de la varier selon le sentiment qu'elle exprime (*Voyez* notre article *Gymnastique.*), et
de donner aux gestes une précision, un à propos qui contribuent puissamment à persuader. Si l'on cultivait avec plus de
soins cette partie de l'instruction qui joue le plus grand rôle
dans la vie des peuples, nous n'aurions pas à entendre quelquefois ces prononciations traînantes, désagréables; à voir
ces gesticulateurs frénétiques qui élèvent les mains sur leur
tête comme pour s'arracher les cheveux, qui ferment les
poings et jettent les bras en avant, comme pour frapper
leurs adversaires; c'est transformer la chaire et la tribune en
tréteaux de saltimbanques. Les meilleurs mets dégoûtent, a-t-
on dit, s'ils sont servis sur une table, dans des vases mal-
propres. Cet oubli n'est pas pardonnable, surtout dans les
écoles ecclésiastiques, où, pour annoncer la parole divine, il
faudrait un long apprentissage; aussi, voyez ce qu'il arrive :
il y a d'excellents prêtres, assez instruits, qui prêchent de
manière à rendre l'auditoire peu sensible aux vérités éternelles, car ils l'endorment profondément; mais un grand
nombre manquent, non-seulement de l'art du débit, mais
aussi de celui de composer leur sermon; ils commencent ordinairement à faire brûler dans les flammes, avant d'avoir
prouvé qu'il y a un enfer. Établissez d'abord la morale dans
toute sa pureté, et puis vous ferez du dogme; persuadez
avant de punir ceux qui ont le malheur de ne pas croire. Il
est certain que le peu d'éloquence des prédicateurs fait tort à
la religion; nous savons que les préceptes ne font pas plus les
orateurs que les poètes; l'éloquence est née avant la rhétorique; mais si les règles ne donnent pas les grands mouvements oratoires, elles dirigent le goût, apprennent au moins
à éviter les trivialités, à composer et à débiter un discours
avec convenance et dignité.

Pendant qu'on forme les jeunes gens à l'éloquence, il faudrait leur donner l'habitude de la concision dans le style,
leur ôter la présomption de croire que toutes les idées qui

leur passent par la tête sont de nature à produire un grand
effet sur l'auditoire ; c'est en les laissant s'égarer dans cette
voie de diffusion et de prolixité , c'est en oubliant ce précepte
du législateur du Parnasse,

> Ajoutez quelquefois et souvent effacez,

que le mot avocat est devenu synonyme de bavard , et que
c'est une croyance générale qu'ils embrouillent les questions
au lieu de les éclaircir. Il y a de ces harangueurs impitoya-
bles, pleins de mots, vides de choses et de pensées, qui disser-
tent des heures entières sur la pointe d'une épingle , et qui se
font moquer d'eux par les auditeurs les moins éclairés.

Si on les exerçait à des disputes publiques, si on les char-
geait de la défense d'un de leurs camarades, ce qui ne peut
que les préparer utilement aux plaidoyers du barreau , il serait important de réprimer de bonne heure l'âpreté, l'impo-
litesse que certains écoliers mettent dans les discussions, qui
doivent toujours être soutenues en termes honnêtes. Si on
inspirait à la jeunesse cette sage réserve qui convient à l'homme
bien élevé , nous ne verrions ni les disputes scientifiques et
littéraires dégénérer souvent en injurieuses personnalités , ni
ces défenseurs passionnés qui versent le fiel et l'aigreur sur
leurs adversaires , ni ces magistrats furibonds qui se répandent en invectives sur le prévenu , appellent sur sa tête la
sévérité des lois et la vengeance céleste, avant de savoir s'il
est coupable. Cent fois , cependant, le verdict du jury leur a
prouvé que la passion égare celui qu'elle subjugue , sans entraîner les esprits calmes.

Si nous n'avions pas dû , dans un ouvrage d'hygiène, nous
borner à l'exposition de quelques aperçus généraux , nous aurions examiné en détail toutes les parties qui composent l'enseignement public en France , nous aurions fait voir les rapports directs qu'elles devraient avoir avec la vie sociale ; comment toutes , prises séparément , ne devraient former qu'un
vaste ensemble qui contribuerait à améliorer la vie physique

et morale, et qu'au lieu de cela elles ne sont, par une mauvaise direction , qu'un *à parte* , qu'un hors-d'œuvre qui ne peuvent trouver leur application dans le monde ; car on apprend plus de choses vaines et futiles que de solides. Prenons l'enseignement de la philosophie. Il semble que cette science , la plus noble et la plus élevée, puisqu'elle apprend la manière de se conduire sagement , ait été livrée au galimathias et aux disputes des ergoteurs qui apprennent encore à faire des arguments en *ferison* , *baraco* , et mille autres d'une barbarie semblable , et l'on croit , avec toutes les subtilités d'une métaphysique entortillée, apprendre la philosophie ; on ne sait pas seulement comment on perçoit une impression , et nous défions l'argumentateur le plus délié de l'école de nous expliquer , nous ne disons pas le comment des conceptions intellectuelles, car l'esprit, malgré la faculté de généralisation, ne peut pénétrer le principe des choses , mais de quelle manière nous avons la notion des objets extérieurs, tant on les a occupés d'*onthologie, d'entités*, au lieu de s'en tenir à la connaissance des choses qui frappent les sens. Voilà pourquoi les sensualistes , tout en ayant le tort de ne voir dans la manifestation des phénomènes intellectuels que la matière, ont raison avec les spiritualistes qui ne considèrent pas l'organisation, et les embarrassent beaucoup.

Étudiez la philosophie à ses diverses phases de succession, elle n'offrira à votre méditation que des points obscurs ; tout est à refaire dans cette science. L'idéologie moderne, aussi peu certaine dans sa marche que l'ancienne, fait de vains efforts pour débrouiller le chaos de l'entendement , et depuis Aristote jusqu'à Destutt-de-Tracy et Laromiguière, nous ne croyons pas que deux métaphysiciens aient été d'accord ; chacun agrandit ou rapetisse à son gré la psychologie de l'homme.

Il faut débarrasser cette science de toutes les hypothèses qui l'obscurcissent ; la scholastique renverse quelquefois les notions les plus simples , car une secte de philosophes , Berkeley à leur tête, a nié l'existence des corps. Au lieu d'égarer les jeunes imaginations dans le dédale de la métaphysique, il faudrait, en philosophie comme en théologie, les ramener à l'étude de la morale, leur rendre ses préceptes d'une pratique facile ; qu'on ne croie pas que ce serait limiter l'esprit que de ne l'occuper que des choses d'application ; croit-on le développer beaucoup en l'entretenant de faits qu'il ne comprend pas ; non sans doute, on le fausse au contraire, tandis qu'on lui donne de la justesse en l'appliquant à des choses positives ; d'ailleurs, les sciences naturelles ont leur côté philosophique, et il y a de quoi réfléchir sur les forces, les lois qui régissent les corps organiques ou inorganiques dont elles s'occupent. Simplifiez donc votre enseignement classique, ne mettez pas que des mots dans l'esprit de vos élèves, ne vous contentez pas de ne leur donner que des notions vagues, imparfaites, qui ne leur serviront jamais, de les parer d'un vernis trompeur qui n'éblouit que les ignorants, et qui laisse à découvert l'inanité de votre instruction privilégiée. Le jour des réformes utiles est proche, ne vous raidissez pas contre le temps qui vous emporte, soyez sûrs que ce que vous ne voulez pas faire vaut beaucoup mieux que ce que vous faites, et que ce travail de régénération sociale fera la gloire d'hommes plus modestes que vous, et qui ne prendront pas la mesure de leur intelligence pour limite de celle des générations à venir.

Résumons-nous : Nous voudrions que l'enseignement public ne dégénérât pas en vaines théories ; qu'on ne consacrât pas à des choses stériles un temps précieux qu'on emploierait utilement à l'acquisition de toutes les connaissances qui sont de mise dans le monde ; nous voudrions qu'il fût l'initiation aux mœurs, aux usages, aux pratiques du milieu dans lequel on est appelé à vivre, qu'il fût en rapport avec les besoins de la vie ; qu'on mît plus de soins à en développer les parties qui sont d'une application plus générale et plus immédiate ; nous voudrions que si on s'obstine à refuser l'enseignement universitaire au peuple, on élevât au moins celui que le dédain aristocratique lui destine ; qu'il fût professionnel, c'est-à-dire qu'il mît à même d'exercer un métier avec intelligence, puisque l'on croit encore que ce serait ravaler les arts libéraux que de les mettre à la portée des masses: comme si les arts mécaniques n'étaient pas aussi honorables et plus indispensables, comme si les génies qui ont illustré les premiers étaient tous de haute naissance, et avaient eu besoin de vos leçons pour se faire un nom, tels que Descartes, Montaigne, J.-J. Rousseau, M. Lamennais, etc. ; nous voudrions enfin qu'on formât, comme à Sparte, par des moyens physiques, moraux et intellectuels, des citoyens à la patrie.

Qu'on nous dise donc si les jeunes gens qui quittent le collége et ne suivent plus aucune branche de l'enseignement supérieur ont conservé beaucoup des belles choses qu'ils ont apprises. Rentrés dans leurs foyers, occupés des choses positives de la vie, ils ne trouvent pas deux fois l'occasion d'appliquer leurs connaissances à leurs nouvelles relations ; il est certain qu'ils ont oublié jusqu'au latin qu'ils n'ont jamais su parler, et que ceux qui ont la science à cœur sont obligés de travailler à une instruction nouvelle qui leur sera d'autant plus profitable qu'elle s'éloignera davantage de celle qu'on leur a donnée, à réformer les mauvaises manières, le ton tranchant et la suffisance dont ils ont contracté l'habitude. Nous pourrions citer des poëtes qui, peu sensibles à la gloire d'obtenir les premières places, étaient les derniers de la classe, dominés qu'ils étaient par leur démon familier ; aujourd'hui ils font des vers harmonieux qui les dédommagent amplement des punitions de collége.

Le temps nous paraît arrivé de consulter un peu plus les aptitudes ; aujourd'hui que toutes les professions sont envahies, on n'y réussira qu'à la condition de les exercer avec habileté, et une fois que l'enseignement sera popularisé, que l'orgueil n'empêchera pas de prendre celle pour laquelle on aura du goût, on ne combattra plus la vocation d'un enfant, et on le laissera libre du choix d'un état ; alors il s'y livrera avec plaisir, parce qu'on ne le forcera pas de revêtir la toge quand il voudra ceindre l'épée. Il serait dans l'intérêt des familles et de la société que les hommes qui sont chargés de l'éducation des jeunes gens, qui ont dû étudier leurs goûts, leur capacité, en avertissent les parents qui pourraient peut-être, quoiqu'ils aient perdu une grande partie de leur autorité, diriger un fils dans la carrière qu'il veut embrasser; mais ce sont les fils qui gouvernent les pères, ils ne veulent plus suivre les conseils de l'expérience : c'était bon il y a cent ans; aujourd'hui ils apportent le science infuse en naissant. On recueille les fruits de l'orgueil que l'on a semé : la soumission, le respect des enfants aux pères, ce lien puissant d'harmonie dans la famille, n'existeront pas tant que l'instruction de l'un différera de celle de l'autre, et quand elle sera plus répandue, chaque père pourra devenir le précepteur de son fils.

Si nous n'avons pas parlé dans cet article des exercices du corps qui doivent alterner avec ceux de l'esprit, c'est que nous en avons traité dans notre article *Gymnastique.* C'est le seul moyen de développer l'organisation et de fortifier la santé, c'était ainsi que Lycurgue formait les Spartiates, et si nous ne conseillons pas de leur faire préparer leurs repas, de les faire coucher sur la terre pour s'endurcir aux travaux pénibles, il serait à désirer que leurs jeux fussent des exercices de courage qui rendissent le corps sain et robuste; cela est surtout indispensable pour les enfants des cités populeuses, qui sont ordinairement faibles et délicats.

Ce ne sera que quand on aura fait concourir tous les moyens qu'indique l'hygiène pour améliorer le physique et le moral, qu'on pourra dire de nous ce qu'on disait des Lacédémoniens : *Vous êtes les seuls qui fassiez des hommes.*

M.

CHAPITRE XVI.

Perfectionnement ou progrès social.

Pour prouver la nécessité du progrès ou perfectionnement social , il suffit de jeter un coup d'œil impartial sur la condition et la destinée de presque tous les peuples de la terre. Tous les observateurs sont unanimes pour reconnaître les imperfections , les abus et les vices de la plupart des institutions sous l'empire desquelles ils végètent depuis des siècles.

Partout, ou presque partout, le genre humain est dégradé, avili , dans la moitié au moins des êtres qui le composent. Notre espèce est plutôt agglomérée en troupeau, qu'organisée en véritable société. Quelques-uns ont été faits bergers , un plus grand nombre chiens de garde , tous les autres sont conduits, parqués, et souvent égorgés pour le plus grand avantage de ceux qui en sont devenus maîtres. Dans une société pareille , les lois de notre organisme ne pouvaient qu'être méconnues, violées, outragées. Notre instinct sympathique , véritable attraction sociale que Dieu a mise dans nos âmes, au lieu d'être favorisé, étendu, perfectionné , a été au contraire comprimé, refoulé, détérioré. L'homme a été condamné par le milieu social et politique dans lequel il a été forcé de vivre , à se renfermer dans son moi, à se replier, à se vautrer dans la fange de l'égoïsme.

Dans notre siècle , qu'on dit si avancé sous le rapport de la civilisation , l'on voit encore les vingt trentièmes des populations forcés de se placer sous la dépendance des autres , et de se livrer, en quelque sorte, à leur discrétion pour ne pas être exposés à mourir de faim, c'est-à-dire pour végéter misérablement. A la vérité , ce n'est plus l'esclavage et l'ilotisme des temps anciens , ni le servage de la glèbe du moyen-âge ; mais c'est un état non moins honteux , plus précaire , plus soucieux et mille fois plus dangereux. Le prolétaire n'est pas assuré de pouvoir y vivre trois jours de suite, alors que la maladie lui vient, que l'ouvrage lui manque, ou que la charité lui fait défaut. Les riches ont tous les moyens de s'entre-aider, de faire fructifier leurs richesses, et de multiplier leurs jouissances. Les hommes de peine, au contraire, se nuisent réciproquement. La misère des uns augmente la misère des autres ; elle établit la vileté dans le prix du travail ; elle donne naissance à des maladies physiques et morales qui se communiquent plus particulièrement à ceux qui végètent dans la même condition ; elle abâtardit et dégrade leur race. Ce n'est pas assez pour les pauvres d'être les moyens de fortune, les instruments de plaisir de ceux qui possèdent les richesses, il faut encore qu'ils supportent les plus grandes charges de la société, qu'ils paient la plus grosse partie des impôts, de ces impôts qui portent sur leur nécessaire, au lieu de frapper sur le superflu du riche. Ce n'est pas tout; qu'il arrive une épidémie meurtrière, c'est sur ces hommes encore qu'elle frappera, c'est parmi eux qu'elle moissonnera impitoyablement, parce que la force vitale nécessaire pour y résister est d'autant plus faible chez eux, qu'ils sont plus mal nourris, plus mal vêtus, et plus mal logés ; de sorte que les chances de maladies et de mort sont toujours chez les pauvres en proportion de leurs peines et de leurs privations ; mais le comble du malheur pour eux, c'est qu'il faut encore, alors qu'une guerre vient à se déclarer, que ce soient eux qui se battent et se fassent tuer pour la sûreté, la gloire de leurs dominateurs, ou pour l'indépendance d'une soi-disant patrie, dans laquelle ils ne possèdent pas même la portion de terrain nécessaire pour y placer la tombe de leurs familles. Pour des êtres aussi mal placés dans la hiérarchie sociale, il n'y a, il faut bien en convenir, ni véritable plaisir, ni gloire, ni honneur, ni dignité, ni bonheur à exister. Une situation aussi dégradante, et aussi malheureuse, ne doit point durer à perpétuité. Le créateur ne l'a point voulu, puisqu'il a fait ces hommes nos semblables.

Mais comment arriver à leur affranchissement, et sur quelles bases sociales et politiques fondera-t-on leur bien-être? C'est ici que la dissidence entre beaucoup de vrais philanthropes se manifeste de mille manières. Je ne dirai pas ce que les uns veulent, ce que les autres ne veulent pas, mon projet n'est pas de faire des volumes, mais je me hasarderai à exposer sommairement ce que depuis bien long-temps mes lectures et mon bon sens, aidé de quelques connaissances anthropologiques et historiques, me permettent de considérer comme ce qu'il y a de mieux à tenter. Mais avant d'expérimenter en grand, je me suis toujours dit qu'il ne fallait pas perdre de vue qu'en morale et en politique il y avait, comme en physique, des frottements et des résistances inévitables, dont il fallait nécessairement tenir compte; qu'il y avait erreur, imprudence et danger (au moins celui de ne pas réussir), à ne pas reconnaître que nous sommes circonscrits par un immense cercle d'obstacles de toute nature, à part même ceux qui dérivent des formes gouvernementales, des intérêts et des préjugés de la politique et de l'aristocratie; que malgré l'ardeur des désirs que nous éprouvons de voir au plus tôt améliorer le sort de nos semblables, il fallait, de toute nécessité, se résigner à subir cette loi aussi ancienne que le monde, qui veut que tout procède de germes, de linéaments, et se développe par couches successives, ou s'évolutionne gradativement, selon l'aide ou la défaveur des circonstances. Cela posé, il est évident que la réforme intellectuelle et morale des races humaines doit être la préface obligée, l'antécédent indispensable et nécessaire de la réforme sociale et politique; sans cela, cette dernière manquerait de base; elle n'aurait ni fixité, ni durée; elle ne serait pas même possible. Avant de recueillir il faut semer; avant de semer, il faut d'abord s'entendre sur le choix de la semence, puis ensuite bien disposer et préparer le terrain sur lequel on doit la répandre. Ici, le terrain, c'est le cœur, c'est l'esprit de l'homme, c'est même son physique; expliquons-nous sur cet objet qui est si important.

D'abord est-il bien vrai que cette réforme préparatoire dont nous parlons soit possible ? A mon avis nul doute ; car l'homme est de tous les êtres de la création celui qui est le plus modifiable. Il est susceptible d'être façonné et conduit par la force des habitudes, par l'instinct si puissant de l'imitation, par l'aiguillon du plaisir et de l'amour-propre, par le sentiment de l'honneur et celui de la crainte, par la passion de la gloire et celle de la vertu, par la religion du devoir et du dévoûment, et même par la raison pure. La physiologie nous explique comment et pourquoi il devient si souvent esclave d'un sentiment prédominant, d'une croyance enracinée; l'histoire à son tour nous fait voir les nations, comme les individus, subjuguées, entraînées par une idée exclusive, par une passion forte ; elle nous les fait voir subordonnant presque tous les actes de leur existence à l'empire de cette idée ou de cette passion. Voyez les Romains obéissant à la passion des conquêtes, et se dévouant à l'amour de la patrie pendant six cents ans ! Aujourd'hui, ce n'est plus l'esprit de conquête qu'il faut inculquer aux peuples, c'est le sentiment de bienveillance universelle.

Des moyens d'opérer le perfectionnement de la vie physique, morale et intellectuelle de l'homme, et de préparer par là sa réforme politique et sociale.

L'homme, comme nous l'avons dit, a trois modes d'existence, qui le rendent apte à éprouver toutes les influences et à subir toutes les directions dont nous venons de parler, savoir : le mode physique, le mode intellectuel, et le mode moral ou sympathique. Comme ces trois sortes de vie ou manières d'exister ont chacune leurs facultés, que chaque faculté a son organe, l'on conçoit qu'en développant certains organes, qu'en activant leur énergie par un exercice souvent répété et gradué, qu'en secondant cet exercice par un régime convenable et soutenu, l'on augmentera en proportion leurs facultés, et au point de déterminer et d'établir, si l'on persévère, la prédominance du mode particulier d'existence auquel ces facultés appartiennent ou correspondent. C'est ainsi qu'en mettant en action souvent et long-temps (sans toutefois aller trop loin , parce qu'alors on userait, on affaiblirait l'organe), la partie du cerveau qui préside au jugement , on développe cette faculté au point de lui faire exercer une grande influence sur tous les actes de la vie. Il en est de même de cette autre partie du système nerveux qui préside aux affections , aux sentiments qui rendent aimants, sensibles et bons ; si on la développe avec une certaine énergie, les actes de sensibilité, d'affection et de bonté , auront lieu en proportion. a perfection d'un système d'instruction et d'éducation consiste précisément à établir, *dans de justes mesures*, la prédominance ou la suprématie des plus importantes facultés morales et intellectuelles sur toutes les autres , particulièrement sur celles qu'on nomme généralement physiques , sans toutefois nuire à la santé. Cette prédominance une fois établie, il devient alors facile de diriger , dans l'intérêt social , comme dans l'intérêt privé, qui en devient inséparable, *les penchants*, *les idées et les passions des individus.*

Amélioration de la vie physique.

Mais comme la vie purement physique , c'est-à-dire celle qui préside aux actes qui ne peuvent se classer parmi ceux qu'on appelle nerveux et intellectuels , exerce cependant une haute influence sur les organes et les facultés qui sont du domaine de la vie intellectuelle et de la vie sympathique , il en résulte qu'en améliorant, en perfectionnant cette vie physique dans ses instruments , l'on perfectionnera aussi d'une manière indirecte celles sur lesquelles elle réagit puissamment. Par exemple , en fortifiant le système musculaire et ses dépendances par des exercices de gymnastique pris au grand air , en secondant ces exercices par un régime convenable, l'on parvient souvent à calmer l'irritabilité trop grande du système nerveux , à détruire même ses vicieuses susceptibilités ; par là on diminue ou l'on annule les dispositions aux spasmes, les tendances à l'impatience, à la colère, à la jalousie, etc. Si l'on agit en même temps sur le moral, si l'on fait intervenir la raison, l'effet en sera plus assuré.

Il y a long-temps que l'expérience a fait connaitre les modifications que l'on peut faire subir au tempérament, et par suite au caractère et aux passions par l'influence de la température ambiante, par celle de certains aliments, par le genre d'exercice, etc. La science médicale indique et règle l'emploi de tous ces moyens ; elle trace aussi la conduite à tenir pour éviter ou corriger le développement anormal ou prématuré de certains organes, et pour activer et régulariser celui de quelques autres, lorsqu'il se fait avec lenteur, faiblesse, ou irrégularité ; de manière qu'on arrive à établir une sorte d'équilibre qui, bien qu'il ait lieu dans les organes et les fonctions de la vie physique, se reproduit aussi dans les facultés morales et intellectuelles.

De ce qui précède, il résulte que la vie physique peut être fortifiée et perfectionnée par la juste application des principes de la science de l'homme ou de la partie de cette science qu'on nomme hygiène, c'est-à-dire par le bon emploi de la gymnastique, par l'usage permanent d'un air pur, par une bonne alimentation, une habitation saine, et principalement par *une occupation régulière*, qui soit de nature à stimuler légèrement l'esprit, et à dépenser suffisamment la force musculaire. Je le proclame de nouveau avec la plus complète conviction : de tous les moyens indiqués jusqu'à présent, il n'en est point qui soit plus utile au physique et même au moral de l'homme que le *travail*. Il n'y en a point en effet qui soit plus propre à prévenir, à corriger et à guérir ses vices de toute nature.

Le travail (*Voyez* ce mot) doit donc être la base d'un bon régime social, comme il est ou sera celle d'un bon régime pénitentiaire. Il favorise la nutrition des organes ; il entretient leur activité, développe leur adresse ; il établit l'équilibre dans les forces vitales ; il préserve ou guérit des congestions d'humeurs, si funestes même sous le rapport moral ; en même temps , il modére la sensibilité , calme les passions et prévient les anomalies de la vie sympathique ; enfin, le travail est le plus grand préservatif des écarts de l'imagination , et le plus grand remède que je connaisse pour guérir la pernicieuse influence des idées fixes.

Mais il faut pour produire ces bons effets qu'il soit *modéré* et *varié. Modéré,* car s'il ne l'était pas , il tourmenterait, il épuiserait, il abrègerait l'existence. *Varié,* car sans cette condition , il serait sans charme, il ennuierait, il dégoûterait. Les mêmes organes étant toujours exercés, il donnerait lieu à des disproportions dans leur développement, il romprait l'équilibre qui doit régner entre eux , il tendrait même à faire dégénérer la race sous le rapport de la beauté, de la régularité des formes, en même temps qu'il ferait des individus de vrais automates ou machines aptes seulement à un seul genre d'ouvrage. En résumé, tout homme doit, pour le perfectionnement de sa vie physique, se livrer au travail ; ce travail doit être proportionné à ses forces ; il ne doit pas être purement machinal. Il doit alterner avec des occupations de l'intellect , et surtout avec des instants de repos. Donc il faut à chacun plusieurs métiers ou arts. L'agriculture, dans ses diverses branches, toutes si importantes et si agréables, ainsi que les arts mécaniques qui s'y rattachent, est ce qui convient le mieux à la santé, aux mœurs et aux besoins de notre espèce.

Développement et perfectionnement de la vie intellectuel'e.

L'on doit commencer le développement de la vie intellectuelle par l'éducation des sens, parce qu'ils en sont les premiers instruments, les conduits par où lui arrivent les matériaux des idées, puis par l'exercice gradué et soutenu des diverses facultés qui la composent. Ces facultés doivent être exercées, cultivées dans l'ordre de leur apparition. D'abord c'est l'*attention*, c'est-à-dire la faculté qu'a notre esprit de s'arrêter, de se concentrer sur un seul objet, et de l'examiner de tout point; puis la mémoire, ensuite le jugement, etc. La première est éveillée, stimulée et fixée par tout ce qui fait naître le désir de connaître, par tout ce qui flatte l'esprit ou excite son intérêt. Mais comme l'on n'arrive à l'esprit que par l'intermédiaire des sens, il s'ensuit qu'il faut d'abord plaire à ceux-ci, les captiver et les fixer par des moyens variés : c'est ce qu'on fait pour les yeux, par des tableaux agréablement coloriés; pour les oreilles, par des sons bien modulés, ou par une accentuation qui excite vivement l'audition, comme le fait la déclamation. L'on ne sait pas assez quelle est l'influence des sons sur l'entendement, et combien d'idées, de connaissances de tout genre, l'on y ferait pénétrer sans effort, à l'aide de dessins, de tableaux, de la musique. Par exemple, rien n'est plus facile que de faire apprendre la géographie dans une cour ou un jardin érigé en mappemonde, où tout, comme dans la nature, est représenté en creux ou en relief. A l'aide de nouveaux procédés, l'on est parvenu à rendre l'étude des langues beaucoup moins difficile qu'anciennement ; c'est surtout en les parlant devant les élèves qu'on les leur apprend plus facilement.

Tout le monde sait comment on aide et on développe la mémoire : c'est surtout en l'exerçant souvent et agréablement, comme font les acteurs, qu'on y parvient.

Dans le cas où il s'agit de retenir des dates, des chiffres, des noms difficiles, etc., l'on peut recourir à quelques procédés de mnémonique.

Quant au jugement, ou plutôt quant aux diverses facultés qui, par leur ensemble, forment ce qu'on appelle de ce nom générique, on sait que ces facultés croissent en activité et en énergie par la culture des sciences exactes, la physique, la chimie, l'hygiène, les mathématiques, etc. (heureusement ces sciences sont celles qu'il importe le plus de savoir pour la satisfaction de nos premiers besoins), par l'étude des droits et devoirs de l'homme, par celle des faits historiques utiles, qui, étant groupés dans un ordre logique, forcent la faculté de comparer à s'exercer de manière à se fortifier et s'agrandir, ainsi que celle qui lie les effets aux causes, rattache le passé au présent, le présent à l'avenir (faculté de prévoir et de prévenir), etc..... De ces études diverses résultent aussi et par enchaînement le développement de la faculté d'ordre, d'arrangement, de classification et de méthode, et souvent aussi ce qu'on appelle l'esprit de prévoyance.

Du développement et du perfectionnement de la vie sympathique ou morale.

Ce mode de vie, comme nous l'avons déjà dit, a été généralement mal étudié, mal apprécié. La plupart des philosophes l'ont confondu avec la vie intellectuelle. D'autres l'ont considéré comme étant l'une de ses dépendances. Ces deux modes d'existence sont très-distincts par leurs organes et leurs foyers d'action, quelquefois ils sont fort indépendants l'un de l'autre, quoique cependant dans beaucoup de circonstances ils s'influencent réciproquement d'une manière très-active.

Cette vie sympathique ou affective se compose d'un ordre de phénomènes particuliers qui se sentent plutôt qu'ils ne s'expliquent. Elle se manifeste dès notre plus tendre enfance par des penchants instinctifs; par un attrait des appétits pour tel ou tel objet, sans qu'au préalable on ait vu ou connu ces objets (c'est ce que font certains petits d'animaux en se dirigeant vers le sein de leur mère avant d'avoir les yeux ouverts); par des sentiments variés d'affection, de convoitise ou de répulsion, indépendants des influences de l'intellect, ou de l'action des sens externes; par des déterminations souvent opposées à la raison et à la volonté; par des bizarreries de caractère, des passions sans cause apparente, etc.

Dans notre état actuel de société, la vie morale ou sympathique mériterait de recevoir des dénominations opposées à celles qu'elle porte, car cette vie n'est souvent ni morale ni sympathique. En effet, chez un fort grand nombre d'individus, elle ne signale guère son existence que par des penchants à l'égoïsme, à la jalousie, à la haine et parfois à la férocité, quoique ces mêmes individus soient, sous le rapport de l'intelligence, fort civilisés. Il en est qui sont en proie au sentiment de la cupidité la plus ignoble, d'autres à l'ambition la plus effrénée, et qui seraient cependant capables d'écrire comme Sénèque de fort belles pages contre la passion des richesses et la manie du pouvoir. C'est principalement par ce mode d'existence qu'on est entraîné à être sage ou désordonné, généreux ou harpagon, philanthrope ou égoïste, vicieux ou vertueux, bon ou méchant. Enfin, c'est sous l'influence de cette vie qu'on devient un Fénélon ou un cardinal Dubois, un Vincent de Paul ou un Torquemada, un Malesherbe ou un Terray, un Washington ou un Bonaparte.

L'on ne saurait donc trop et trop tôt s'occuper de l'éducation, car son but, son unique but, est de faire des hommes véritablement sociables, en donnant un utile développement à la sensibilité de leur vie sympathique et une bonne direction à leurs penchants instinctifs. En d'autres termes, il faut travailler sans relâche à développer dans chaque individu les sentiments de bonté, de bienveillance, d'abnégation et de dévoûment, de manière à détruire, ou au moins à neutraliser les sentiments opposés, leurs antagonistes. La difficulté est grande, car notre vie sympathique a été singulièrement pervertie par toutes les vicissitudes auxquelles notre espèce a été exposée, et surtout par les institutions qu'elle s'est imposées, ou que la force lui fait subir malgré elle. D'abord, dans les temps primitifs, le besoin a forcé l'homme à se rendre par sa force physique propriétaire exclusif et jaloux de tout ce qui était nécessaire à son existence. Ensuite, l'intérêt de famille, l'habitude qu'il a prise de posséder en maître sa compagne et ses enfants, l'ont rendu orgueilleux et personnel. Plus tard, les distinctions et les rivalités de tribus, les guerres qui ont été la suite de ces rivalités, l'ont rendu haineux et farouche. Vainqueur, il a érigé sa force en droit, il est devenu despote. Vaincu, il a été obligé de souscrire à son esclavage, il est devenu rampant et envieux. Toutes ces situations ont nécessairement concouru à renforcer son égoïsme primitif. Plus tard encore, quand les sociétés se sont étendues, aucune précaution n'ayant été prise pour assurer la vie et le bonheur de chaque associé, tout ayant été, au contraire, calculé dans l'intérêt exclusif des maîtres, l'instinct de la conservation et du bien-être a dû nécessairement réagir sur les opprimés, comme le sentiment de l'orgueil sur les oppresseurs, pour rendre encore plus actif le *moi* et le faire prédominer sur le sentiment de bienveillance et d'affection.

Pour améliorer la vie affective, il faut donc lutter contre des dispositions qui ont passé de père en fils, qui sont devenues en quelque façon organiques et héréditaires. Cela donne à penser qu'on ne réussira d'abord qu'incomplètement à moraliser la vie d'un certain nombre d'individus chez qui les penchants *égoïstes* se trouvent profondément enracinés, par la raison qu'on ne change ce qui tient à l'organisation que par degrés successifs ; souvent même l'on ne parvient à détruire certaines dispositions instinctives qu'au bout de plusieurs générations, un peu dans la première, puis un peu plus dans la seconde, ainsi de suite. Chez plusieurs quadrupèdes, l'instinct sauvage ne disparaît qu'à la quatrième ou cinquième génération ; il en faut trois pour civiliser complètement la race de plusieurs palmipèdes.

Parmi les moyens qu'il convient d'employer pour moraliser la vie affective, il faut mettre au premier rang ceux qui rapprochent les hommes et tendent à les faire vivre sous le *niveau de l'égalité*, ceux qui font naître dans leurs cœurs des émotions touchantes et généreuses, et qui donnent de l'expansibilité aux sentiments d'affection et de bienveillance. Tels sont les exemples et les récits dramatiques de belles et nobles actions, d'actes de générosité, de grandeur d'âme et de dévoûment sublime. La poésie, la déclamation, et surtout la musique et la religion, sont quatre puissances moralisantes qui, entre les mains d'un maître éclairé, suffiraient seules pour faire et parfaire l'éducation la plus morale et la plus sociale des cœurs les plus rebelles.

C'est principalement dans les premières époques de la jeunesse qu'on a plus de chances pour réussir à perfectionner la vie sympathique. Si c'est en masse ou par groupes nombreux qu'on veut travailler à cette œuvre, il est indispensable de commencer d'abord par se former un noyau d'élèves purs, qui, à raison de la puissance d'imitation qui existe particulièrement chez les enfants, deviendront des modèles pour ceux qu'on réunira autour d'eux. Mais il importe surtout que le maître qui les dirige soit lui-même bienveillant, pour qu'il use sans peine à leur égard de ces bons soins, de ces louanges délicates, de ces procédés affectueux qui subjuguent le cœur et y font naître le sentiment de l'amitié. Cela obtenu, il doit successivement et avec opportunité soumettre leur système nerveux et sympathique à ces touchantes impressions dont nous venons de parler, en commençant d'abord par celles qui sont de nature à faire naître le sentiment social de la compassion, sentiment qui, étant développé suffisamment, tend à annuler, ou au moins à contrebalancer son antagoniste, celui de la crainte. L'histoire d'infortunes intéressantes, les tableaux de scènes touchantes, et au besoin le spectacle vivant de la douleur, voilà ce qui sert à atteindre ce but. Plus tard, il leur parle de gloire et d'honneur, il leur fait faire connaissance avec ces nobles sentiments, dans la personne de ceux qui se sont illustrés, illeur fait voir qu'on arrive à la gloire et qu'on mérite des honneurs par des inventions utiles et une conduite de dévoûment, tout aussi bien que par des actes de courage et d'héroïsme. Aux beaux traits, aux nobles actions des grands hommes, qui leur ont valu une glorieuse immortalité, il oppose adroitement la honte et l'opprobre dont est souillée la mémoire de ceux qui ont fait des choses honteuses et infamantes. C'est ainsi qu'il les enflamme de la passion des grandes choses, qu'il sait faire palpiter leur cœur au nom de patrie, de liberté et d'humanité, et qu'il les enthousiasme pour le beau, l'utile et le vrai.

Enfin, le moment arrive pour le maître d'exciter dans ses élèves le sentiment sublime de l'admiration religieuse, sentiment qui par sa nature tient autant à la vie intellectuelle qu'à la vie affective. Il y parvient en leur faisant observer l'enchaînement et les rapports si bien calculés qui existent entre tous les règnes de la nature, en passant en revue cette série aussi surprenante que variée de moyens qui ont été mis à la disposition des êtres vivants, pour leur accroissement, leur conservation et leur propagation, en leur donnant une idée de ces lois qui président aux phénomènes célestes, etc. Bientôt à ce sentiment vient se joindre celui de la reconnaissance pour l'auteur et l'ordonnateur de tant de merveilles, si le maître a su leur faire sentir tous les avantages qui sont accordés à notre espèce au milieu de tous les autres êtres de la création, sur lesquels elle règne en maître par la puissance de son âme intelligente. C'est ici qu'on peut leur parler de dignité morale, de liberté, d'indépendance, et de cette force de caractère qui nous permet de commander à nos passions et de régner sur nous-mêmes comme sur tout ce qui nous entoure. Alors on arrive à développer ces sentiments de haute philosophie religieuse, ce besoin d'aimer, de croire et d'espérer en Dieu, qui servent plus tard de base, d'appui et de régulateur à *notre vie morale.*

Nous en avons assez dit pour faire sentir qu'en agissant tour à tour ou simultanément sur nos trois modes d'existence, par tous les moyens que nous n'avons indiqués que fort incomplètement, l'on arrivera à modifier dans un but humanitaire et social, non-seulement un très-grand nombre des êtres de la génération présente, mais encore leurs descendants, c'est-à-dire que la race humaine se perfectionnera par les mêmes moyens que ceux qui perfectionnent l'individu. Il y aurait encore un autre moyen puissant d'améliorer les générations futures ; il consisterait dans le croisement des races, au moins dans celui des variétés de races ; mais comme les individus qu'il conviendrait d'unir ainsi habitent souvent très-loin les uns des autres, l'on pourrait se borner à établir ce croisement entre les individus de tempérament et de caractère opposés ; en d'autres termes, il faudrait que les époux

fussent, par rapport à leur organisation et à leurs passions,
dans un état d'antagonisme. Les lumières, en se répandant,
feront à l'avenir considérer les mariages sous d'autres aspects
que ceux sous lesquels on les a envisagés jusqu'à présent. L'on
ne se mariera plus, quand on sera devenu plus éclairé et plus
moral, dans un intérêt de vanité ou de fortune, ou par caprice, comme on le fait aujourd'hui. L'on songera un peu
plus, il faut l'espérer, à la santé et aux qualités morales de
ses enfants. L'on n'oubliera pas que la plupart des vices physiques et moraux sont héréditaires. En attendant que le but
du mariage soit mieux compris et mieux rempli, tâchons
toujours, par une bonne et solide éducation, d'imprimer à
l'organisme des enfants des modifications qui soient telles
qu'elles puissent améliorer leur caractère, leurs passions et
leur santé. Alors, l'on n'aura pas seulement travaillé pour
leur bien-être, mais aussi pour celui de leur postérité.

L'expérience a prouvé, en effet, que toute modification
profonde que l'on fait subir progressivement aux organes est
susceptible de se transmettre par la génération, toutefois
quand cette modification n'est pas trop contraire aux lois de
l'organisme. C'est ainsi qu'on est arrivé à faire perdre par
degrés successifs à beaucoup d'animaux leur instinct primitif
et les habitudes de leur vie sauvage, qu'on a changé leur caractère, et qu'en continuant la même éducation à leurs descendants, l'on a fini par donner à leur race des penchants opposés à ceux qu'ils tenaient de leur première nature. C'est
de cette manière qu'on est parvenu à métamorphoser l'instinct
primordial et féroce du chien en véritable dévoûment social,
ce qui fait que cet animal, aujourd'hui, vit en quelque façon
plus pour celui auquel il s'est attaché que pour lui-même.
Ainsi l'instinct sympathique et bienveillant de l'homme étant
successivement et avec persévérance *cultivé et développé dans
l'individu et sa lignée*, pourra à la suite devenir assez prédominant pour affaiblir, et peut-être même annuler la puissance du moi, ou tout au moins lui donner une direction
telle, qu'il s'aimera dans ses semblables et trouvera l'une de

ses plus douces jouissances à leur faire du bien , et même à se dévouer s'il le faut pour leur bonheur. C'est alors qu'il sera devenu un être éminemment social , très-disposé à se placer sous des institutions qui auront pour but d'établir et de faire régner sans perturbation *l'égalité , dans son acception la plus large possible.*

CHAPITRE XVII.

De la forme gouvernementale.

Lorsque j'exposais ces idées , il y a plusieurs années , j'ajoutais que tout gouvernement qui permet le travail préparatoire qui doit précéder , en partie au moins, toute réforme politique fondamentale , doit être toléré, et a droit à une soumission non servile , mais digne, raisonnée et opposante quand les circonstances l'exigent ; opposante dans un but d'amélioration , et non de destruction. Cette tolérance pour les gouvernements, je la veux , non pas seulement parce que la généralité des hommes est de cet avis, non pas à cause de ce principe de souveraineté populaire qui veut que les minorités n'imposent pas la loi aux majorités, lors même qu'un hasard , un heureux coup de main leur en donnerait la puissance , mais surtout à cause qu'un changement brusque et profond dans le système gouvernemental en vigueur interromprait pour long-temps la réforme morale, que je désire avant tout, et sans laquelle une révolution ne serait qu'une horrible catastrophe.

Ce ne serait pas en France uniquement que le travail civilisateur de l'éducation serait suspendu , ce serait dans toute l'Europe.

A l'aurore d'une nouvelle révolution, il y aurait à l'instant rupture de toutes nos relations politiques , ligue de toutes les aristocraties et de tous les despotismes européens contre nous. Cette ligue aurait pour auxiliaire tous les préjugés religieux, tous les intérêts froissés, tous les partis vaincus, en un mot, tout ce qui a eu ou aurait à souffrir d'une révolution.

L'ancien régime, réveillé dans ses espérances, et le nouveau, armé de ses terreurs, se trouveraient en présence pour se combattre avec fureur. L'étranger, avec ses immenses armées, organisées et disciplinées, tomberait sur notre nouvelle France divisée. Nos notabilités financières et industrielles, épouvantées des suites d'une pareille lutte, s'enfuieraient ou se cacheraient avec leurs capitaux. L'on pressent ce qui arriverait au commerce, à l'agriculture, et à toutes les industries! Toutes les capacités qui dirigent ces sources de richesses et de bien-être, tous les capitaux qui les vivifient, tous les bras qui les font mouvoir, recevraient une autre direction ou disparaîtraient. De là, une détresse, une misère, qu'on ne peut calculer. La guerre au dehors, la guerre au dedans; plus d'instruction que celle des camps et des champs de bataille... Alors, quelle démoralisation! et cette démoralisation serait d'autant plus affreuse que, dans une pareille lutte, les passions les plus fanatiques et les plus acharnées joueraient nécessairement le plus grand rôle; que, de tous côtés, les résistances devenant extrêmes, chaque parti se verrait contraint de recourir à des moyens analogues pour les vaincre. Alors que n'aurait-on pas à craindre pour les saintes lois de l'humanité et de la justice! et quel triste enseignement le peuple en recevrait! Sa civilisation en serait reculée de plus d'un siècle, et puis, qui peut nous répondre qu'une guerre, commencée au nom de la liberté, ne finirait pas au profit du despotisme?

C'est donc par des moyens pacifiques que doit s'opérer la réforme politique, surtout si l'on tient à ce qu'elle soit durable. En attendant, si les gouvernements veulent prolonger leur existence, et tiennent à ne pas mourir de mort violente, il faut qu'ils aient pitié des populations laborieuses, qu'ils n'oublient pas que le premier de leurs droits est celui qu'elles ont de vivre; qu'il est urgent de rendre les charges qui pèsent sur elles moins lourdes, d'abaisser au moins ces impôts qui renchérissent leurs substances nutritives. C'est d'ailleurs l'intérêt de tous. La prospérité d'un pays tient à sa richesse ; celle-ci est le produit du travail, et le travail le résultat des forces qu'on a à y dépenser. Or, comme les forces sont en proportion de la bonté du régime alimentaire qu'on suit, il en résulte qu'il importe à tous que les travailleurs soient confortablement nourris : donc, plus d'impôts sur les céréales, les viandes ; très-peu aussi sur le vin (parce qu'il est tout à la fois stimulant et aliment des forces vitales de l'ouvrier), et très-peu aussi sur le sel, qui est le condiment indispensable à leur nourriture, et sans lequel elle ne serait pas digestible.

Le premier devoir d'un gouvernement est de donner aux classes ouvrières le *pabulum corporis et animi*, l'aliment du corps par le travail, celui de l'âme par l'éducation et l'instruction. Quant au travail qui doit procurer aux indigents l'alimentation qui leur est indispensable, les gouvernements en ont toujours en disponibilité. Il y a toujours des routes à faire, des canaux à creuser, des chemins vicinaux à établir ou à entretenir, etc., et pour payer ces travaux à leur juste valeur, ne peut-on pas faire contribuer toutes les classes aisées qui en profitent le plus ? Il y a autre chose à faire aussi en faveur de ceux qui, par leurs labeurs, nourrissent et enrichissent la société. Expliquons-nous.

Si le riche a le droit de tirer parti de son or, et d'être favorisé dans ses entreprises commerciales et industrielles, comme il l'est en effet par l'établissement de banques, de bourses, de tarifs de douane, par les primes, les débouchés qu'on lui ouvre pour le placement de ses marchandises et de son argent, le pauvre n'a-t-il pas aussi de son côté le droit d'utiliser ses bras, d'être protégé et favorisé dans le bon emploi de sa force musculaire, c'est-à-dire dans l'application de cette force à la production ? Cette force n'est-elle pas pour lui et la société un capital tout aussi important, tout aussi respectable et tout aussi sacré que celui de l'argent ? Il faut donc, je le répète, qu'on l'aide à utiliser ce capital, le seul qu'il possède ; je dis plus, c'est qu'il faut qu'il lui soit, non-seulement possible, *mais facile*, d'en tirer une rente qui soit au moins suffisante pour son entretien et celui de sa famille. Cette possibilité de vivre avec son travail fait son droit, et la garantie de ce droit est le devoir sacré de tout gouvernement, c'est de plus son intérêt.

Il est, selon moi, des principes qu'on méconnaît ou qu'on applique mal. Dans toute production, il y a au moins trois sortes de capitaux d'engagés : l'argent qui sert à acquérir ou à établir l'entreprise, l'esprit qui la dirige, et la force musculaire ou main-d'œuvre qui la fait mouvoir. Chacun de ces capitaux ne doit-il pas donner droit à une part proportionnelle au profit commun qu'il sert à produire, et selon au reste les chances, risques, etc., que court chacun d'eux ? En d'autres termes, les bénéfices d'une entreprise ne devraient-ils pas être considérés comme un dividende général, et donner lieu à un partage qui serait établi d'après la valeur relative de chaque capital, laquelle serait estimée amiablement, ou par le moyen d'un jury, au choix des parties intéressées ? Mais comme celui qui n'a pour tout capital que sa main-d'œuvre ou son génie industriel ne pourrait vivre alors que l'entreprise éprouverait des pertes, ne vaudrait-il pas mieux pour les possesseurs de ces deux sortes de capitaux, qu'une faible rétribution leur fût assurée jour par jour (rétribution qui serait cependant suffisante pour les faire vivre), et en outre une part dans les profits éventuels, laquelle serait en rapport avec ces mêmes profits, et à la valeur estimée et convenue de chaque espèce de capital ? Par ces moyens, le travail cesserait d'être avili, la dignité humaine serait respectée, et la justice distributive, c'est-à-dire le principe d'égalité, cesserait être violée. L'on ne verrait plus ces collisions entre les hommes de salaire et ceux qui les emploient, et l'harmonie de la société ne serait plus exposée à être violemment troublée.

Quant à l'instruction et à l'éducation, le devoir du gouvernement est de la répandre gratuitement dans ce qu'elle a d'essentiellement utile à tous, savoir, les connaissances premières et la morale ; je vais plus loin, il faut qu'il contraigne à l'accepter. Un père est condamné à nourrir ses enfants ; quand il se refuse à ce qu'on leur donne l'aliment de l'esprit, il est tout aussi coupable que s'il refusait l'aliment du corps ; il faut que, légalement, il puisse être puni de son refus. Personne n'a le droit de répandre dans la société une maladie physique ; pour la même raison, il ne doit pas être permis de la souiller par les vices de l'ignorance. Il faut restreindre toute liberté de mal faire ; et quelle plus mauvaise action que celle qui aurait pour résultat d'annuler les plus nobles facultés de la nature humaine ? Il faut donc punir par une amende tous les parents qui se refuseraient à envoyer leurs enfants aux lieux où se donne l'instruction gratuite.

Mais, me dira-t-on, toutes ces améliorations que vous proposez et que vous espérez, il ne faut pas les attendre des gouvernements tels qu'ils sont constitués; elles ne sont pas possibles sous leur règne. Je réponds que, malgré leur mauvais vouloir, l'esprit humain ira toujours en avant, que l'imprimerie continuera toujours à fonctionner, la presse à discuter, et que, malgré l'opposition des gouvernants, et peut-être à cause même de cette opposition, les lumières tendront toujours à se répandre davantage, et la civilisation marchera de plus en plus, en dépit des obstacles, vers l'égalité dans les destinées sociales : c'est une tendance de notre nature, un besoin impérieux qui se fait d'autant plus sentir qu'il est moins satisfait. D'ailleurs la révolution française s'est levée comme un soleil, pour parcourir le monde, l'éclairer et le vivifier, et il n'y a pas de Josué qui puisse aujourd'hui suspendre son cours et son action.

Mais enfin, quand sera-t-on assez éclairé pour qu'il y ait opportunité à tenter des réformes politiques ? Selon quel mode alors devrait-on les réaliser ?

Quant à la première question, je réponds : je l'ignore ; quant à la deuxième, je dis qu'il y a, avant de se prononcer, bien des esprits à mettre d'accord, bien des calculs à faire, bien des expériences en petit à tenter ; qu'en attendant on a le temps d'y réfléchir.

Tout ce que je sais, c'est que pour la plus grande partie de la génération présente, la république a peu d'attraits; elle paraît même lui être antipathique. Il n'y a pas d'ailleurs assez de républicains dignes de ce nom, qui soient par leurs vertus, leurs lumières et surtout par leur union, capables de la faire marcher et vivre au milieu de ce troupeau d'égoïstes et de rapaces qui dominent et exploitent la société. Il ne faut pas se le dissimuler, ce mode de gouvernement a maintenant pour adversaires déclarés presque tous ceux qui sont en possession des monopoles, des places, du sol et de la haute industrie.

Puis, la république, c'est le suffrage universel direct ou indirect. Eh bien! aujourd'hui ce serait là l'abime où elle viendrait s'engloutir. Sans doute, tous les hommes ont des droits égaux : oui, je le reconnais ; mais je n'admets pas qu'ils soient tous placés dans des conditions convenables et nécessaires pour les exercer avec connaissance de cause, et d'une manière utile pour eux et la société. La théorie me fait bien sentir l'importance d'une organisation qui permettrait de faire dériver toutes les fonctions du libre suffrage de tous ceux qui ont intérêt à ce qu'elles soient bien exercées, mais bientôt la pratique vient me démontrer que la théorie se fait illusion, qu'elle ne voit pas, ne juge pas le peuple tel qu'il est, tel que l'ont fait dix-neuf siècles de servitude et d'ignorance. A ceux qui douteraient de la véritable situation dans laquelle il se trouve, je puis dire : J'ai passé quarante ans de ma vie avec le peuple parce que je l'aime ; je l'ai beaucoup étudié, et sous bien des rapports, et dans bien des contrées ; partout j'ai reconnu qu'il avait de bien bonnes qualités, il est vrai, mais aussi qu'il était ignorant de ses droits et de ses devoirs, insouciant de son avenir, préoccupé seulement de son présent qu'il consume en travaux pénibles, et en plaisirs matériels ; que partout, quand il est religieux, il est courbé sous le joug de son pasteur ; quand il ne l'est pas, il est ou le complaisant docile du riche qui lui donne du travail ou du pain, ou l'esclave du puissant qui le protège ou le tyrannise ; que partout, enfin, on le voit ravalé dans sa dignité, privé de lumière, et tout-à-fait sans indépendance. Le peuple, ainsi fait, doit, jusqu'à sa réforme intellectuelle, être considéré en général comme un véritable mineur, à l'exemple des femmes et des enfants. Après cet historique, je ferai cette question :

Le pouvoir, pour être bon et utile, ne doit-il pas être pur et éclairé ? Ce sont là des conditions de rigueur. Eh bien ! est-il possible qu'il soit pur et éclairé quand il émane de sources qui ne le sont pas ? Ainsi, je répète encore ici que l'émancipation morale et intellectuelle du peuple doit précéder son émancipation politique et sociale.

En attendant, tout roi, tout empereur, tout despote même, qui à un cœur philanthrope réunirait une tête capable et une volonté énergique, réaliserait pour moi la république, parce qu'il ferait converger les forces individuelles vers un but sociétaire, vers l'intérêt général. Mais il faudrait qu'il fût bien puissant pour qu'en agissant de cette manière il ne se fît pas détrôner par les intérêts aristocratiques. Je n'ignore pas qu'il y a peu de chances de voir apparaître un roi pareil ; l'histoire de quinze siècles de monarchie ne compte pas six rois qui aient mérité d'être classés parmi les bienfaiteurs de leur pays. Mais il faut faire la part des circonstances et de l'époque ; chacun subit l'influence de son siècle. Quand les peuples sont ignorants et corrompus, il est difficile que les rois élevés dans leur atmosphère ne le soient pas eux-mêmes! Les républiques anciennes, qu'on nous fait tant admirer dans nos livres classiques, ne se sont-elles pas livrées aux excès les plus épouvantables de la tyrannie et du despotisme ? N'avaient-elles pas consacré l'ilotisme et l'esclavage, la propriété de l'homme par l'homme ? La race patricienne ne s'arrogeait-elle pas tous les avantages sociaux ? Les républiques modernes (les États-Unis exceptés) ont-elles été autre chose que le règne des privilégiés ?

Je conviens sans peine que si un roi de notre époque voulait que son gouvernement fût réellement fondé sur le principe

de la distinction des pouvoirs ; que s'il admettait une large
élection, ou, mieux encore, le mélange du concours avec
l'élection, pour toutes les fonctions importantes, le libre contrôle de la presse, avec une bonne et solide organisation
de l'instruction et de l'éducation populaires, que ce roi-là
vaudrait mieux que celui qui avec de très-bonnes intentions
voudrait tout faire par lui-même. Un roi pareil réaliserait autant que possible ce qu'on appelle la monarchie *représentative*
constitutionnelle ; mais ce genre mixte de gouvernement,
avec les vices de notre temps, ne fonctionnerait pas encore
bien, parce que les éléments de sa formation et de son action
n'auraient pas été d'avance préparés et épurés convenablement.
Enfin, admettons l'hypothèse que nous sommes arrivés, sans
les transitions que je crois nécessaires à une époque de rénovation politique, soit, d'une part, par la caducité des grands
obstacles, soit, d'un autre côté, par la volonté plus énergique
des masses populaires, alors est-ce la république une et indi-
visible qu'il faudrait d'abord établir ? Avant de répondre af-
firmativement, ne faudrait-il pas examiner si ce mode de
gouvernement est bien celui qui convient le mieux, qui est
le plus applicable à cette collection d'individus si disparates
d'origine, d'intérêts et de mœurs, qu'on appelle la nation
française ?

La dictature d'un homme puissant par la capacité, la volonté, et plus encore par sa haute moralité philanthropique,
ne serait-elle pas nécessaire avant l'établissement définitif de
tout autre gouvernement ? Je le crois. Pendant l'exercice de
cette dictature, l'on ferait, selon une méthode expérimentale
bien calculée d'avance, des essais de gouvernement en petit.
L'on fonderait des colonies ou associations agricoles et industrielles, les unes selon le mode hiérarchique régimentaire,
avec l'élection des officiers dirigeants au choix de tous, d'autres, selon le système perfectionné de Fourrier, d'autres encore d'après les principes plus ou moins modifiés de Darwin,
de Bugnet, d'Owen, etc. Bien entendu qu'avant de commencer ces essais, l'on en préparerait pacifiquement les élé-

ments, et l'on en règlerait le mode constitutif ; puis, après un consciencieux examen des résultats obtenus, l'on se prononcerait plus aisément sur la forme et la constitution d'un gouvernement général définitif. Peut-être ce gouvernement général ne devrait-il être autre chose qu'une espèce de jury exécutif central, élu par les délégués de toutes les communes, colonies ou groupes sociétaires, et chargé de mettre en vigueur l'assurance mutuelle qu'ils contracteraient entre eux, et qui aurait pour but d'éloigner tous les obstacles, de combattre tous les ennemis communs, et de mettre à terme les entreprises d'un intérêt général, et le tout selon les règles d'un pacte constitutif général.

En attendant la réalisation de cette utopie ou de toute autre, que les hommes de bien ne laissent point refroidir leur zèle, et qu'ils continuent avec dévoûment à répandre les idées justes, les pensées généreuses, et à faire naître tous les nobles sentiments sans lesquels il n'y aura jamais de bons citoyens. Une fois qu'on sera parvenu à incarner ces idées justes, à identifier ces sentiments généreux avec une grande partie de la génération naissante, il deviendra facile de concilier la théorie avec la pratique, de rapprocher les intérêts dissidents, de rallier les opinions divergentes ; l'on pourra s'entendre enfin pour préparer et formuler de bonnes institutions. C'est alors que la presse, si débile aujourd'hui dans son action sur les esprits, deviendra l'immense levier d'Archimède ; il aura pour puissance les lumières, pour point d'appui la volonté du peuple ; il soulèvera le monde, pour en faire disparaître ce qui le gêne ou l'opprime.

FIN.

Table des Matières

CONTENUES DANS LE DEUXIÈME VOLUME.

FIN DE LA TABLE.

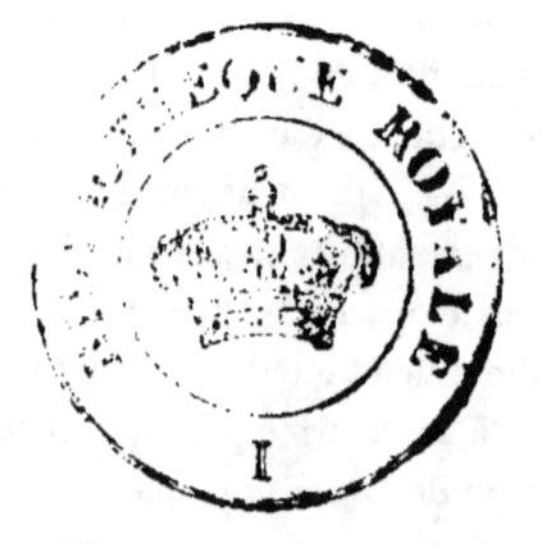